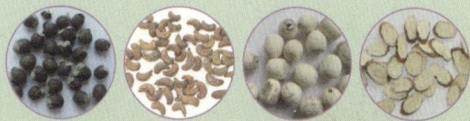

周芳　周重建　主编

中国土单方

彩图版

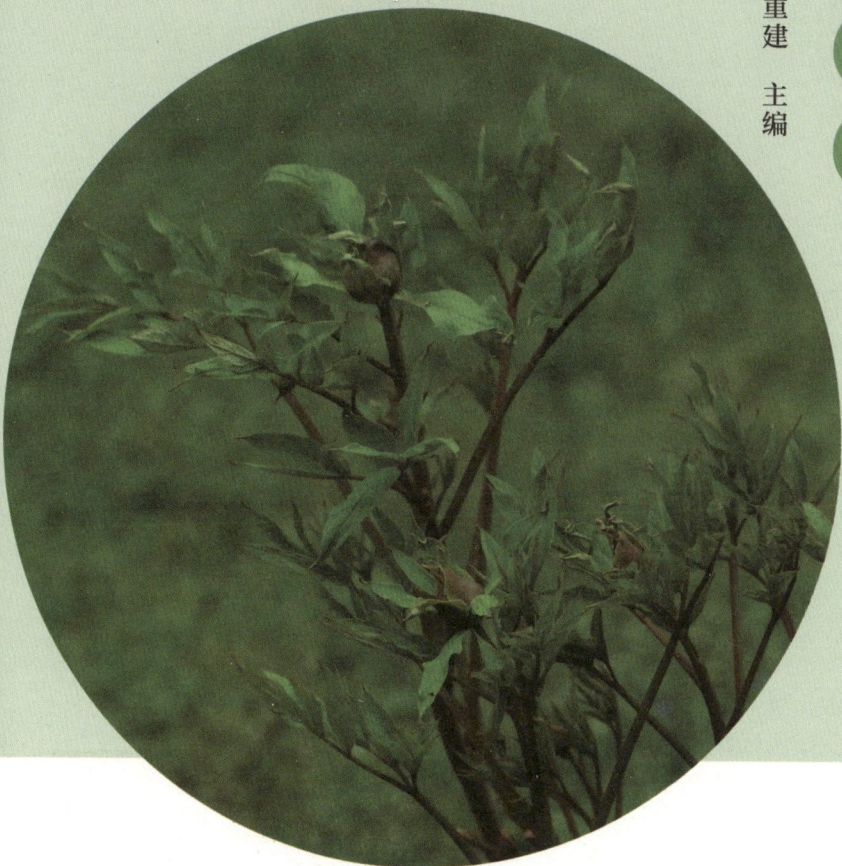

贵州科技出版社

图书在版编目（CIP）数据

中国土单方：彩图版 / 周芳，周重建主编 .

贵阳：贵州科技出版社，2024.8. -- ISBN 978-7-5532-
1421-4

Ⅰ . R289.5

中国国家版本馆 CIP 数据核字第 2024NN6829 号

中国土单方　彩图版
ZHONGGUO TUDANFANG CAITUBAN

出版发行	贵州科技出版社	
地　　址	贵阳市中天会展城会展东路 A 座（邮政编码：550081）	
网　　址	https://www.gzstph.com	
出 版 人	王立红	
责任编辑	陈　晏	
封面设计	黄　辉	
经　　销	全国各地新华书店	
印　　刷	三河市兴达印务有限公司	
版　　次	2024 年 8 月第 1 版	
印　　次	2024 年 8 月第 1 次	
字　　数	300 千字	
印　　张	18	
开　　本	787 mm×1092 mm　1/16	
书　　号	ISBN 978-7-5532-1421-4	
定　　价	69.00 元	

《中国土单方 彩图版》 编委会

前言

　　在传统医学的浩瀚海洋中，民间医药如同一颗璀璨的明珠，凝聚了无数先人的智慧与经验。它不仅承载着丰富的历史文化价值，更是守护现代社会人类健康的宝贵资源。《中国土单方　彩图版》正是基于这一理念，致力于将散见于民间的疗效确切的土单方进行系统搜集、整理和编撰，以图文并茂的形式呈现给广大读者，旨在让这些珍贵的遗产得以更好地保护、传播和应用。

　　在现代医疗技术日益发达、医疗体系日益完善的背景下，人们对健康的关注却似乎从未减少，许多慢性病和疑难杂症依然困扰着人们的生活。而传统民间医药，以其独特的诊疗方法和丰富的实践经验，为解决这些问题提供了新的思路和可能。然而，由于种种原因，这些宝贵的资源往往散落于各地，未能得到充分的发掘和应用。因此，我们决心将这些散落的珍珠串联起来，形成一部系统完备且实用的民间土单方大全。

　　本书在编纂过程中，我们注重土单方的筛选和验证工作。通过广泛征集、严格筛选和反复验证，确保每一个药方都具有确切的疗效和可靠的安全性。同时，我们邀请了多位中医药领域的专家学者参与审定工作，确保药方的科学性和权威性。另外，需要特别说明的是，国家一级、二级保护野生动物严禁入药。本书收录的秘方中涉及鹿茸、鹿角、鹿角霜、麝香、穿山甲、羚羊角等药材的，因这些药材来源于国家法律法规明令禁止捕捉的野生动物，故使用时应以人工繁殖且获得入药许可的物种来代替。根据《国家保护的有益的或者有重要经济、科学研究价值的陆生野生动物名录》中规定的"三有"动物名录，包括但不限于麻雀、青蛙、壁虎、蟾蜍、野鸡、野兔和各种蛇类等共计1924种野生动物，禁止非法捕猎和交易。书中涉及"三有"动物的药方为尊重古方来源进行照录，但在实际使用中禁止使用野生动物，可用具有相似功能的药物替换。

为了让读者更好地理解和掌握这些药方，我们采用了彩图版的形式进行呈现，通过生动形象的插图和清晰的步骤说明，使读者能够一目了然地了解药方的材料和使用方法。同时，我们还对药方的适应证等进行了详细的介绍，帮助读者更好地了解药方的作用和应用范围。

本书是一本集科学性、实用性、通俗性于一体的中医药文化科普书籍，适合广大读者阅读和使用。无论是家庭日常保健还是疾病辅助治疗，本书都能提供有效的帮助和指导。

本书的出版得到了社会各界的广泛关注和支持。我们希望通过它的发行，能够让更多的人了解和认识传统民间医药的价值和魅力，推动传统医药文化的传承和发展。同时，我们也期待它能够为广大读者提供一些实用的健康建议和方法，帮助他们更好地维护自身和家人的健康。

在未来的日子里，我们将继续致力于传统医药的研究和推广工作，不断更新和完善这本书的内容，为读者提供更多更好的健康资源和服务。我们相信，在广大读者的支持和鼓励下，传统民间医药一定能够焕发出新的生机和活力，为人类的健康事业做出更大的贡献。

在此，我们衷心感谢为这本书的编纂和出版付出辛勤努力的所有人，感谢他们为传统医药文化的传承和发展所做的贡献。同时，我们也期待广大读者的宝贵意见和建议，让我们共同携手，为传统医药的未来而努力！

本书编委会
2024 年 5 月

目录

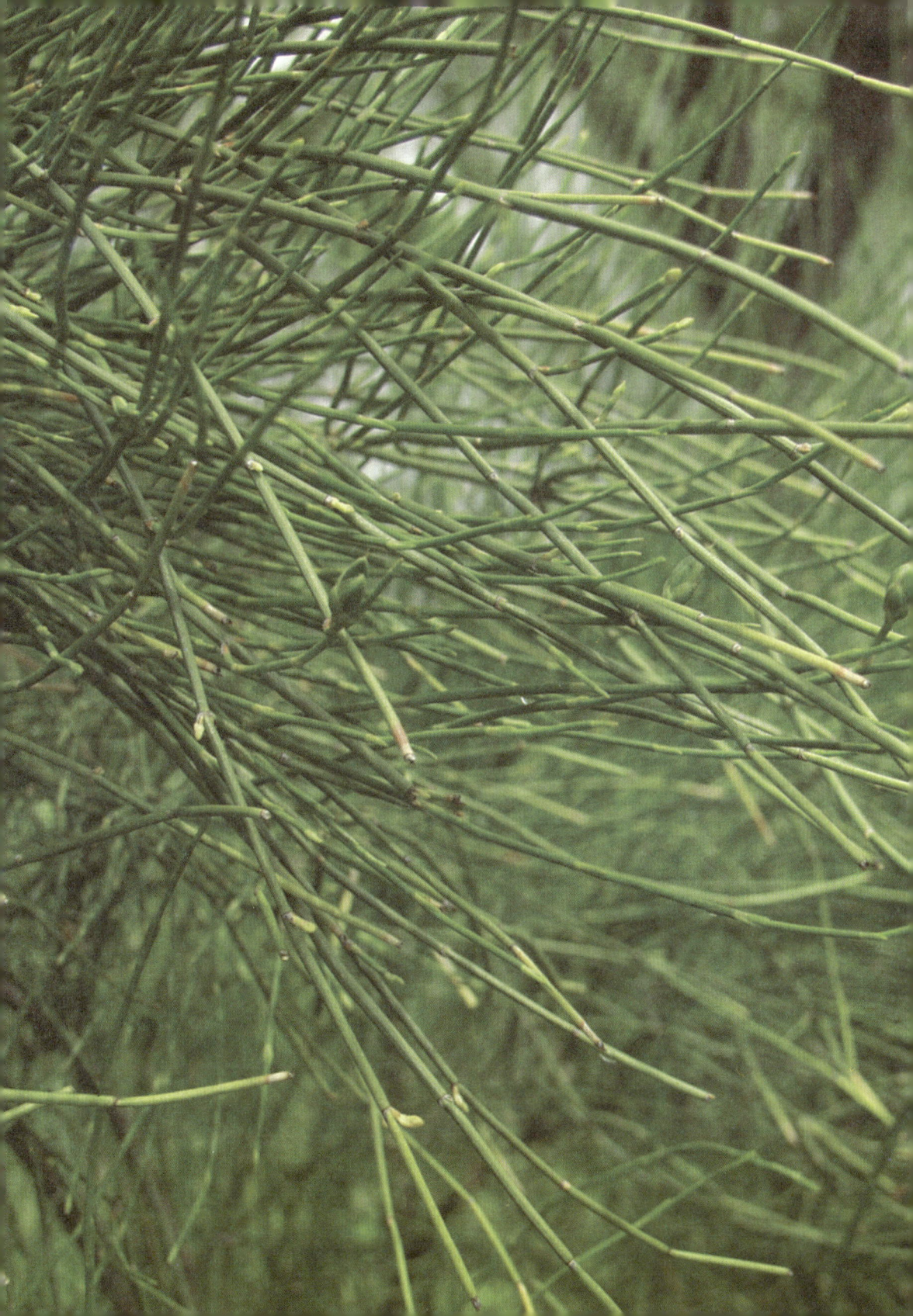

麻黄

别　　名	龙沙、卑相、狗骨、卑盐。
来　　源	本品为麻黄科植物草麻黄、中麻黄或木贼麻黄。
生境分布	生长于晒干的山冈、高地上，或田野、干枯的河床中。主产于吉林、辽宁、内蒙古、河北、河南、山西等地。
采收加工	秋季采割绿色的草质茎，晒干，除去木质茎、残根及杂质，切段。
性味归经	味辛、微苦，性温。归肺、膀胱经。
功效主治	发汗散寒，宣肺平喘，利水消肿。主治风寒感冒、胸闷喘咳、顽癣。蜜麻黄润肺止咳，多用于表证已解，气喘咳嗽。
使用注意	本品发汗宣肺力强，表虚自汗、阴虚盗汗及肺肾虚喘者均当慎用。

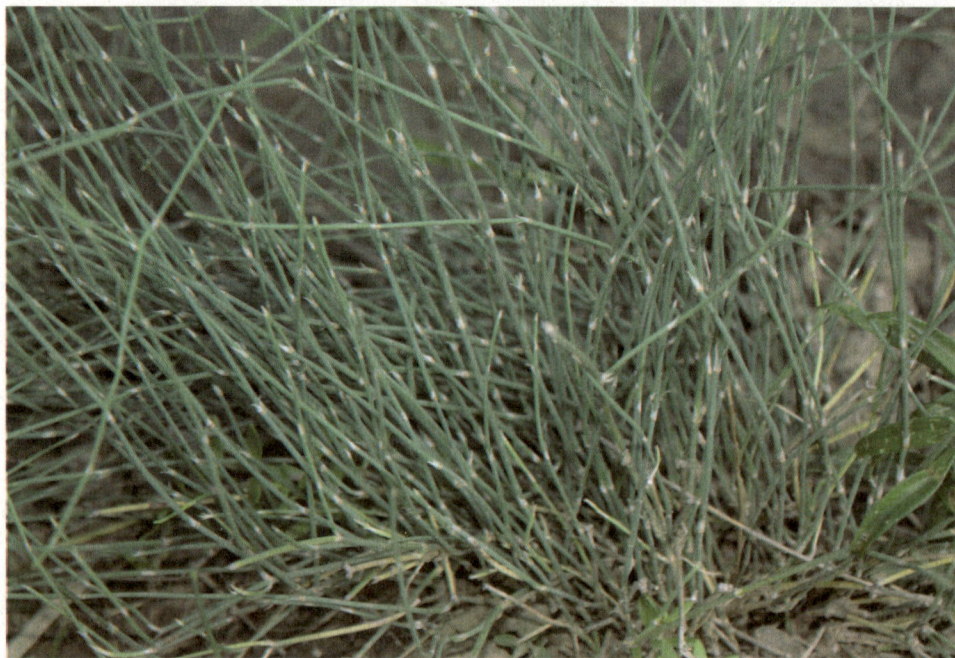

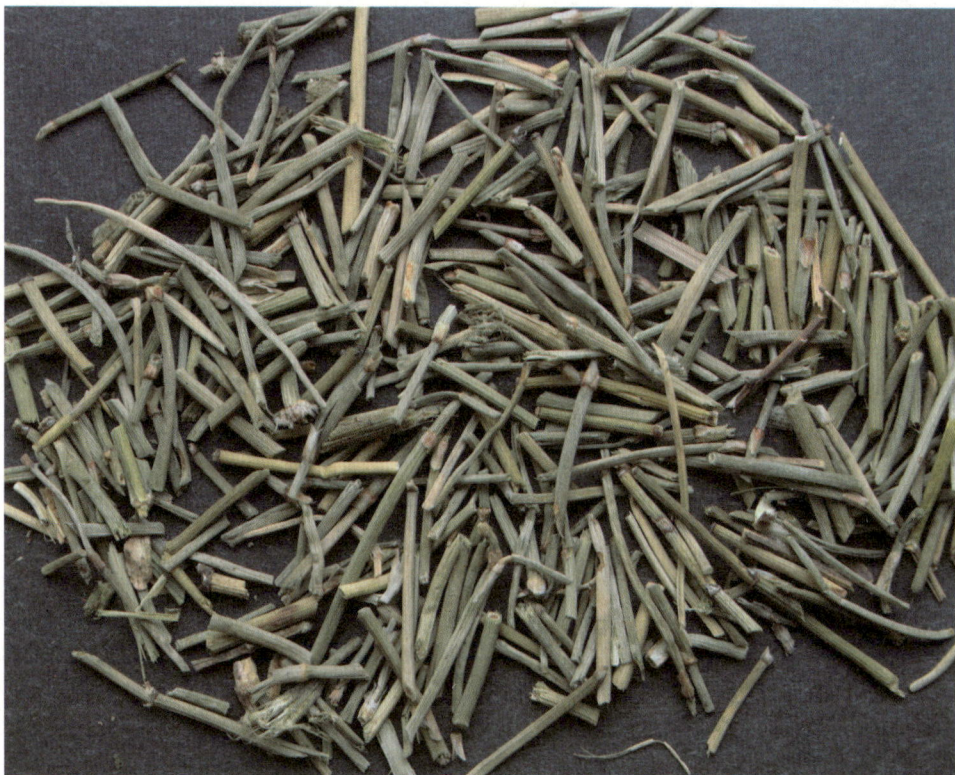

土单方精选

方一

组成	麻黄 15 克。
制法	清水 1 小碗，武火煎沸后再煮 5 分钟，温服。
用法	每天 1 剂，一般连服 10 剂左右。
主治	顽癣。

方二

组成	麻黄 10 克，白胡椒粉 3 克。
制法	麻黄加工成细粉，加白胡椒粉混匀。
用法	每用 1 克置于黑膏药中，趁热合拢贴一侧或两侧肺俞穴，每天或隔日换药 1 次。
主治	风寒咳嗽。

桂枝

别　　名	柳桂、嫩桂枝。
来　　源	本品为樟科植物肉桂。
生境分布	生长于常绿阔叶林中，但多为栽培。主产于广东、广西、云南等地。
采收加工	春、夏二季采收，去叶晒干或切片晒干。以幼嫩、色棕红、气香者为佳。
性味归经	味辛、甘，性温。归心、肺、膀胱经。
功效主治	发汗解肌，温通经脉，助阳化气，平冲降逆。主治风寒感冒、脘腹冷痛、血寒经闭、关节痹痛、疝气、冻疮、小儿遗尿。
使用注意	本品辛温助热，易伤阴动血，外感热病、阴虚火旺、血热妄行者均当忌用。孕妇及月经过多者慎用。

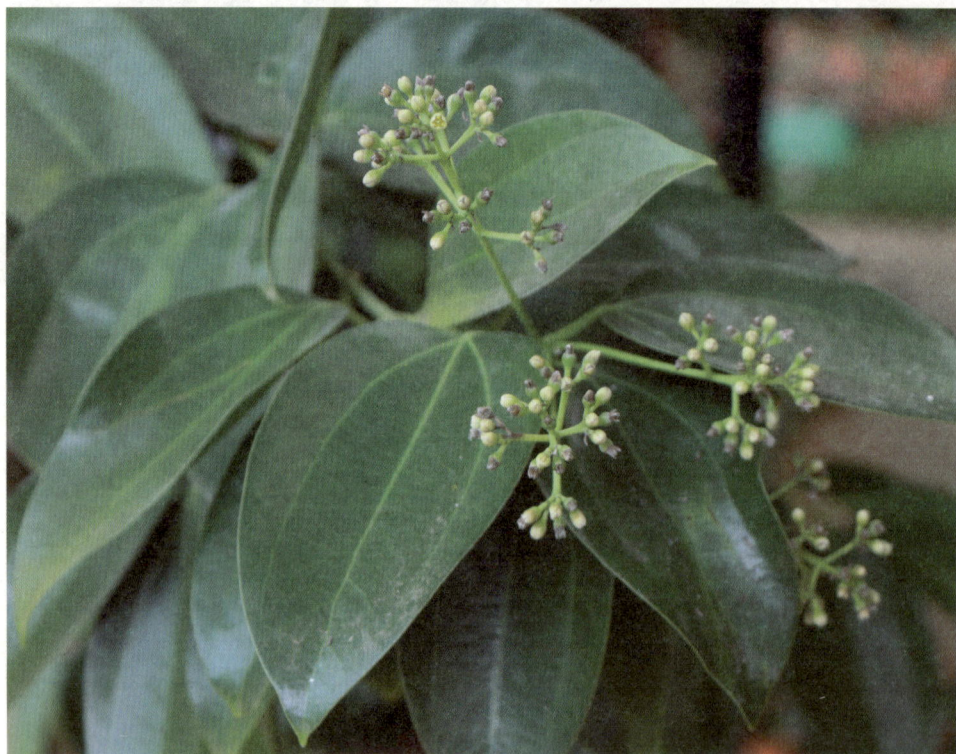

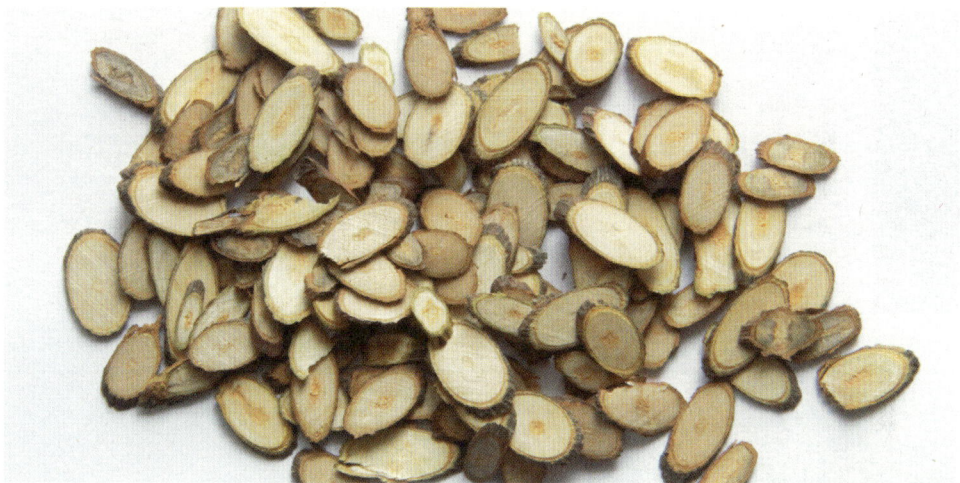

土单方精选

方一

组成　桂枝 20 克，黑色大蜘蛛 10 克。

制法　将桂枝和黑色大蜘蛛（去头足，焙干），共研为细末，过筛，瓶装密封备用。

用法　每次服 0.25 克／千克体重，早、晚各 1 次，用开水、奶粉或稀粥送服，连用 2～4 周。

主治　小儿腹股沟斜疝。

方二

组成　桂枝 60 克。

制法　桂枝加 1 000 毫升水，武火（即大火）煎 10 分钟后晾温。

用法　浸洗患处，每次 10～15 分钟，每天早、晚各 1 次。

主治　冻疮。

方三

组成　桂枝若干。

制法　将桂枝磨粉用适量食醋调成饼状。

用法　睡前用温水熨脐 10 分钟，后贴于脐部，用纱布固定，晨起取下，每晚 1 次。

主治　小儿遗尿。

紫苏叶

别　　名	苏叶、全紫苏、紫苏叶。
来　　源	本品为唇形科植物紫苏。
生境分布	生长于山地、路旁、村边或荒地，多为栽培。主产于江苏、湖北、湖南、浙江、山东、四川等地。
采收加工	九月（白露前后）枝叶茂盛，花序刚长出时采收，阴干。
性味归经	味辛，性温。归肺、脾经。
功效主治	发散风寒，开宣肺气。主治风寒表证、咳嗽痰多、胸脘胀满、恶心呕吐、腹痛吐泻、胎气不和、宫颈出血、寻常疣、鱼疣痣、食鱼蟹中毒等。
使用注意	脾虚便溏者慎用。

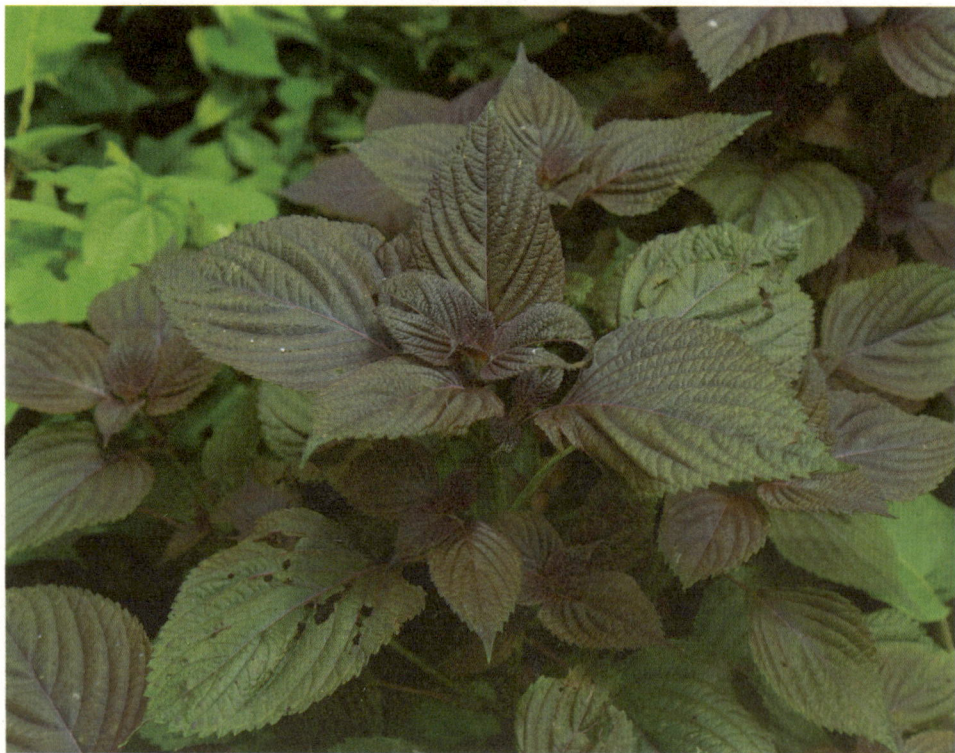

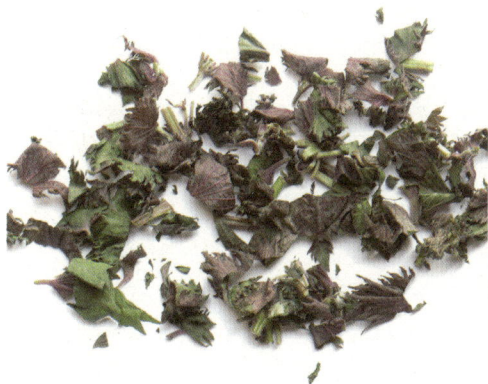

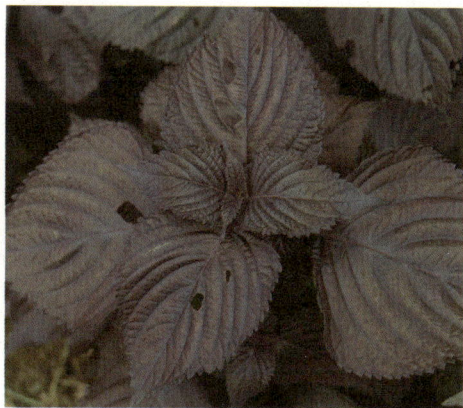

土单方精选

方一

组成　鲜紫苏叶适量。

制法　紫苏叶洗净。

用法　先将患处消毒，用注射针头挑破疣体，取洗净的鲜紫苏叶与适量盐一起揉擦疣体 10 ~ 15 分钟，擦后可用敷料包扎，嘱病人自己每天用该法揉擦 1 次，但不需消毒及再挑破疣体，也不必包扎。每天 1 次，每次 10 ~ 15 分钟，一般连用 3 次。

主治　寻常疣。

方二

组成　紫苏叶适量。

制法　将紫苏叶制成提取液（1 毫升含生药 2 克）。

用法　患处消毒后以此液浸润棉球或纱布，敷于宫颈出血处。

主治　宫颈出血。

方三

组成　鲜紫苏叶 5 克。

制法　紫苏叶洗净。

用法　先用 75% 医用酒精擦鱼疣痣，进行消毒，再将鱼疣痣用无菌剪或刀削去老皮（出血为止），然后用洗净的鲜紫苏叶擦患处（以浆汁变干为度）。每天 2 次。

主治　鱼疣痣。

生姜

别　　名	姜根、母姜、鲜姜。
来　　源	本品为姜科植物姜。
生境分布	生长于阳光充足、排水良好的沙质地。全国大部分地区均有栽培，主产于四川、贵州等地。
采收加工	秋、冬二季采挖，除去须根及泥沙，切片，生用。
性味归经	味辛，性微温。归肺、脾、胃经。
功效主治	解表散寒，温中止呕，化痰止咳，解鱼蟹毒。主治风寒感冒、胃寒呕吐、寒痰咳嗽、呃逆、开水烫伤、火烫伤。
使用注意	本品助火伤阴，故热盛及阴虚内热者忌用。

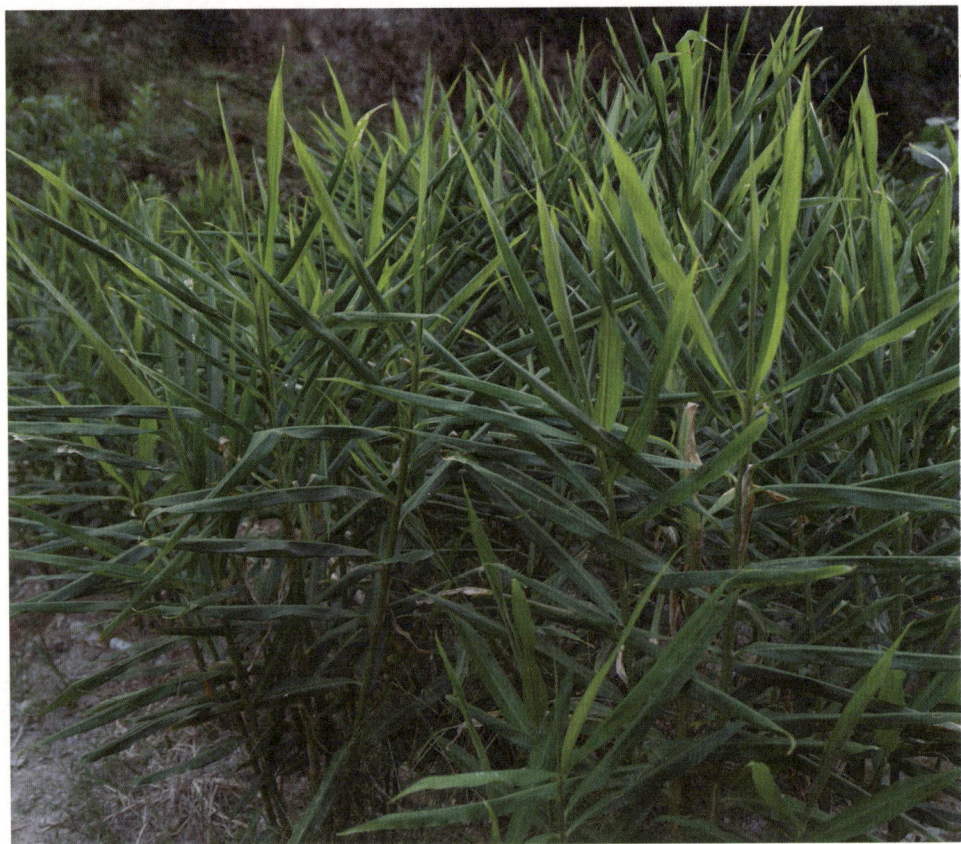

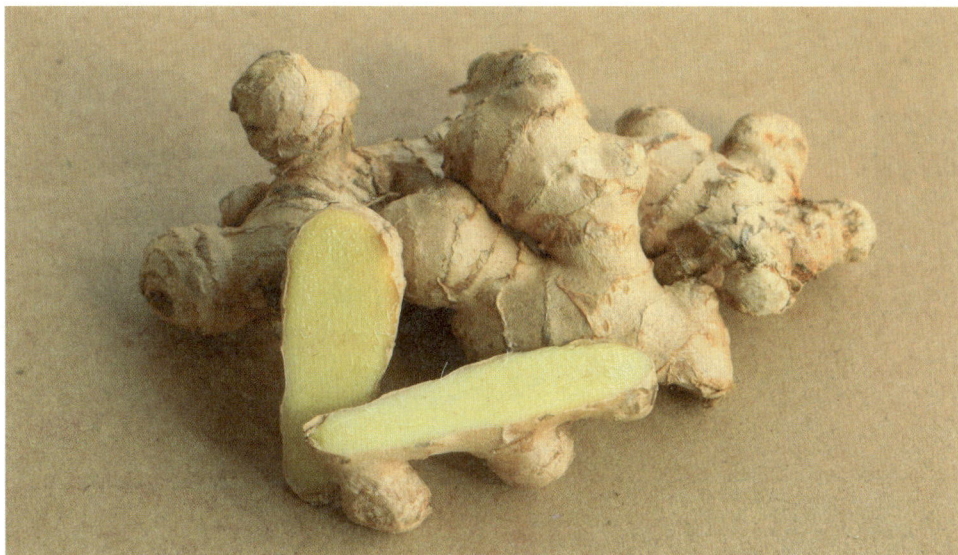

土单方精选

方一

组成 生姜 1 块。

制法 将生姜洗净，切成薄片。

用法 用时取生姜片放入口中咀嚼，边嚼边咽姜汁，一般嚼 1 ~ 3 片后呃逆可止。伴有急性口腔炎、咽喉炎者慎用。

主治 呃逆。

方二

组成 生姜适量。

制法 取 3 块如鸡蛋黄大的生姜，去皮，切碎，放鸡蛋 1 个搅拌均匀，再放入油中煎成黄色。

用法 趁热吃，每天晨起 1 次，7 天为 1 个疗程。

主治 咳喘。

方三

组成 生姜适量。

制法 将生姜捣烂榨汁。

用法 用棉签蘸姜汁敷于患处，灼伤轻者，敷药 1 次即可。严重者可用纱布蘸姜汁湿敷 24 ~ 48 小时后取下，让创面自行结痂，待脱落痊愈。

主治 开水烫伤、火烫伤。

防风

别　　名	回云、铜芸、屏风。
来　　源	本品为伞形科植物防风。
生境分布	生长于丘陵地带的山坡草丛中，或田边、路旁，或高山的中、下部。主产于内蒙古、河北、山东、河南、陕西、山西、湖南等地。
采收加工	春、秋二季采挖未抽花茎的植株根，除去须根及泥沙，晒干。
性味归经	味辛、甘，性微温。归膀胱、肝、脾经。
功效主治	祛风解表，胜湿止痛，止痉。主治感冒头痛、风湿痹痛、风疹瘙痒、破伤风。
使用注意	本品药性偏温，阴血亏虚、热病动风者忌用。

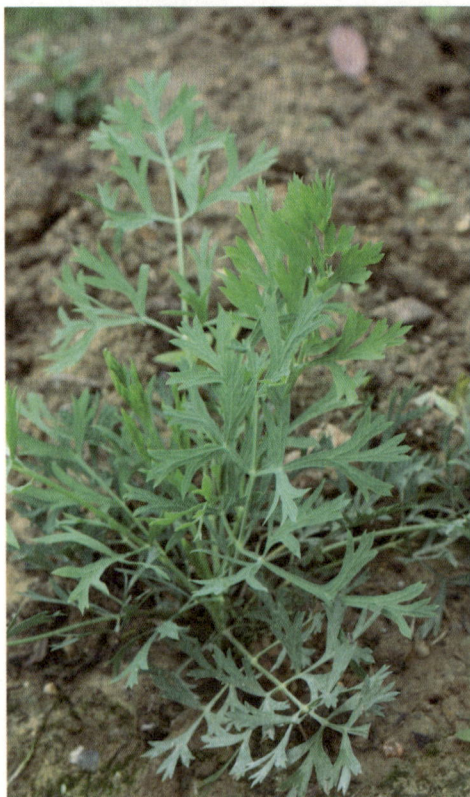

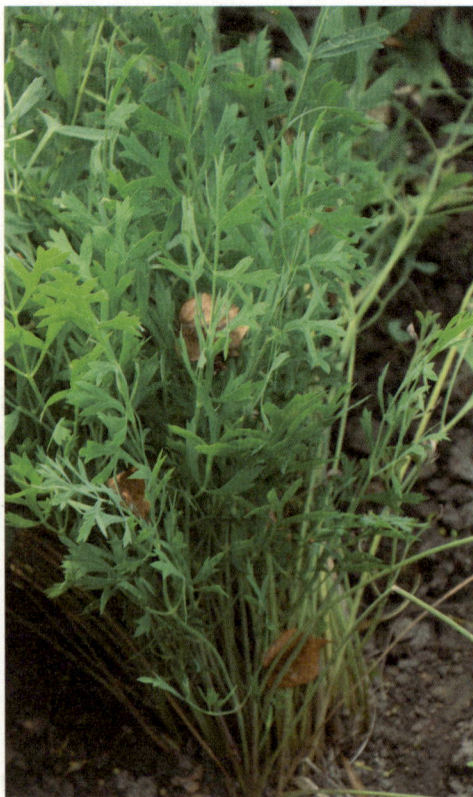

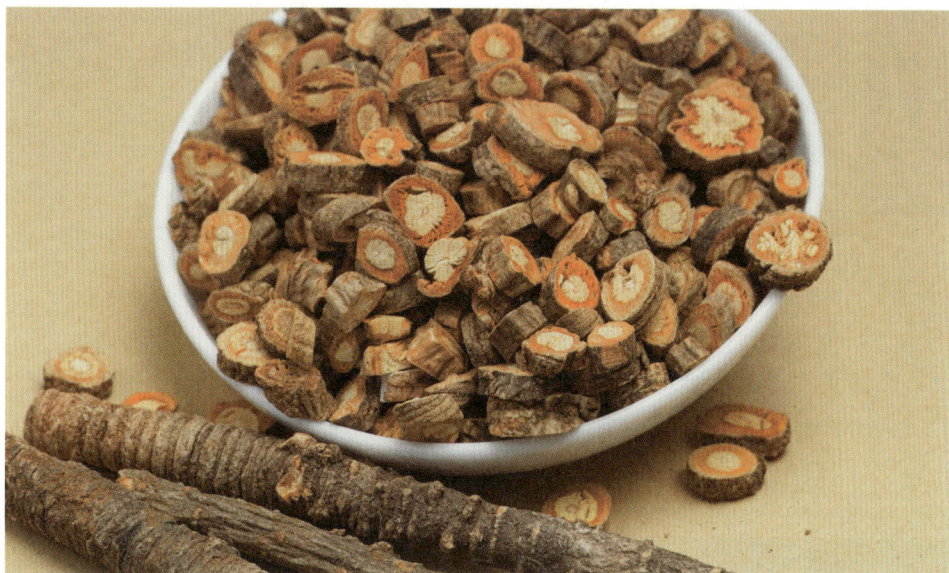

土单方精选

方一

组成　防风 10 ～ 15 克，粳米 50 ～ 100 克，葱白 3 段。

制法　先将防风用水煮 20 分钟，去渣取汁。用煮出的汁加适量清水熬粥，待粥将熟时加入 3 段葱白，煮成稀粥。

用法　趁热服食。

主治　风寒感冒，对老幼体弱者尤为适宜。

方二

组成　防风 5 克。

制法　将防风和适量茶叶放入茶杯中，加沸水密封浸泡片刻。

用法　代茶频饮，每天 1 剂。

主治　感冒。

方三

组成　防风适量。

制法　将防风研为细末。

用法　每次 10 克，放入水中足浴，每晚 1 次。

主治　感冒。

白芷

别　　名	芳香、泽芬、苻蓠、香白芷。
来　　源	本品为伞形科植物白芷或杭白芷。
生境分布	生长于山地林缘。产于河南长葛、禹州的习称禹白芷；产于河北安国的习称祁白芷。
采收加工	夏、秋季叶黄时采挖，除去须根及泥沙，晒干或低温晒干。
性味归经	味辛，性温。归胃、大肠、肺经。
功效主治	解表散寒，祛风止痛，宣通鼻窍，燥湿止带，消肿排脓。主治感冒头痛、眉棱骨痛、鼻塞流涕、头风、眩晕、牙痛、带下、白癜风、膝关节积液、急、慢性肠炎等。
使用注意	本品辛香温燥，阴虚血热者忌用。

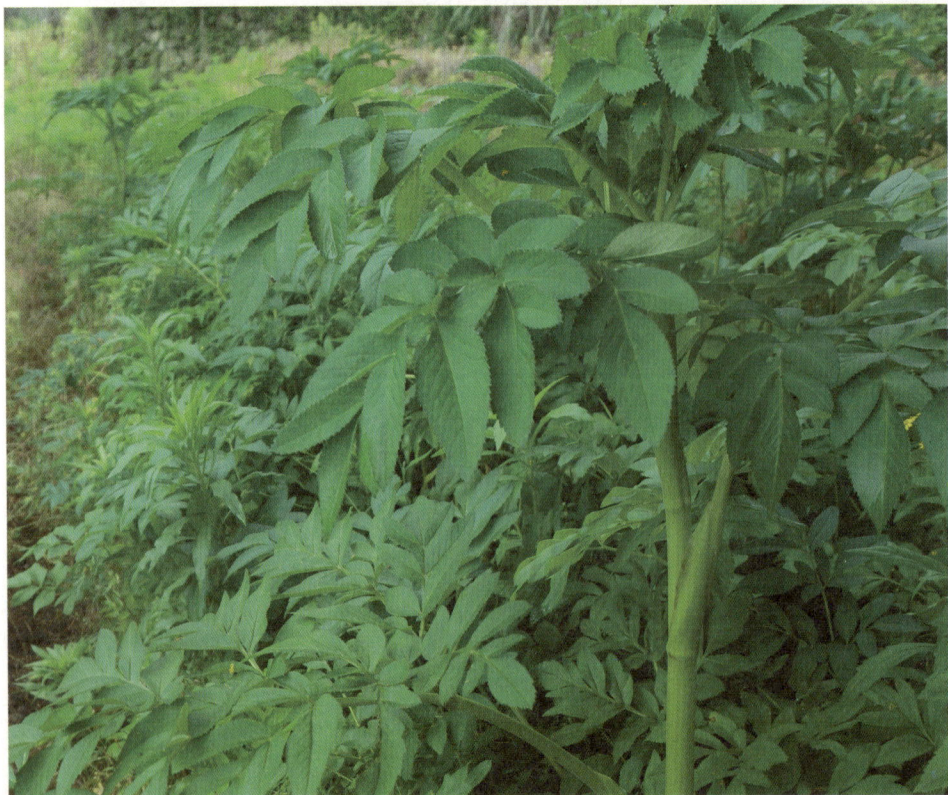

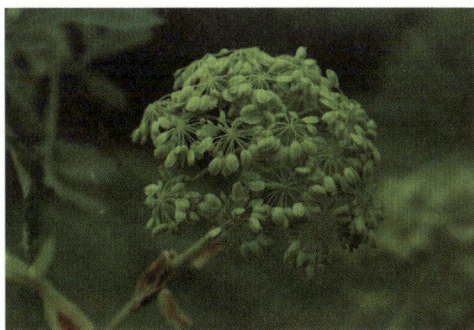

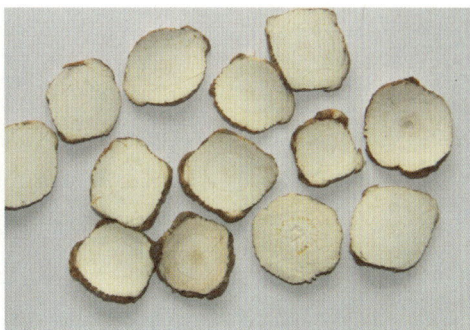

土单方精选

方一

组成　白芷适量。

制法　将白芷洗净晒干，研为细末，和适量蜂蜜做成丸子，如弹子大。

用法　每次嚼服 1 丸，以清茶或荆芥汤化下，每天 2 次。

主治　头风、眩晕。

方二

组成　白芷适量。

制法　将白芷研为极细末，用适量黄酒调为粥状。

用法　敷于患处，每天换药 1 次。

主治　膝关节积液。

方三

组成　白芷 20 克。

制法　将白芷煎汤 100 ~ 200 毫升，去渣加入 30 克打碎的补脾益肠丸，再煎数分钟，晾温。

用法　每晚临睡前灌肠一次，15 天为 1 个疗程。

主治　急、慢性肠炎。

方四

组成　白芷 100 克。

制法　将白芷研为粗粒，放入 500 毫升 70% 酒精内浸泡 10 天后过滤，滤液加入 50 毫升氮酮备用。

用法　于患处用棉签搽药液，每天 2 次，搽药后适度日晒。

主治　白癜风。

细辛

别　　名	少辛、小辛、细条、细草、山人参、独叶草、金盆草。
来　　源	本品为马兜铃科植物北细辛、汉城细辛或华细辛。前二种习称"辽细辛"。
生境分布	生长于林下腐殖层深厚的阴湿处，常见于针阔叶混交林或阔叶林下、茂密的灌丛中、山沟旁稍湿润处、林缘或山坡疏林下。主产于吉林、辽宁、黑龙江等地。
采收加工	夏季果熟期或初秋采挖，除净泥沙，阴干。
性味归经	味辛，性温。归心、肺、肾经。
功效主治	祛风散寒，祛风止痛，通窍，温肺化饮。主治风寒感冒、头痛、牙痛、口腔炎、肿块、阳痿、风湿痹痛、痰饮喘咳等。
使用注意	阴虚阳亢头痛，肺燥伤阴干咳者忌用。不宜与藜芦同用。

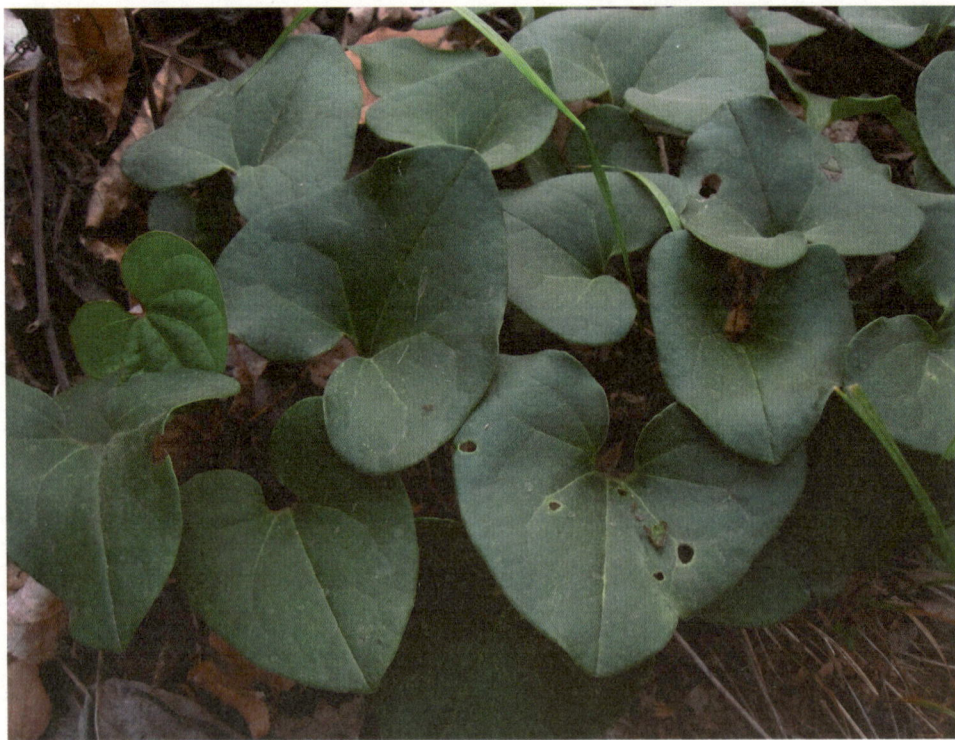

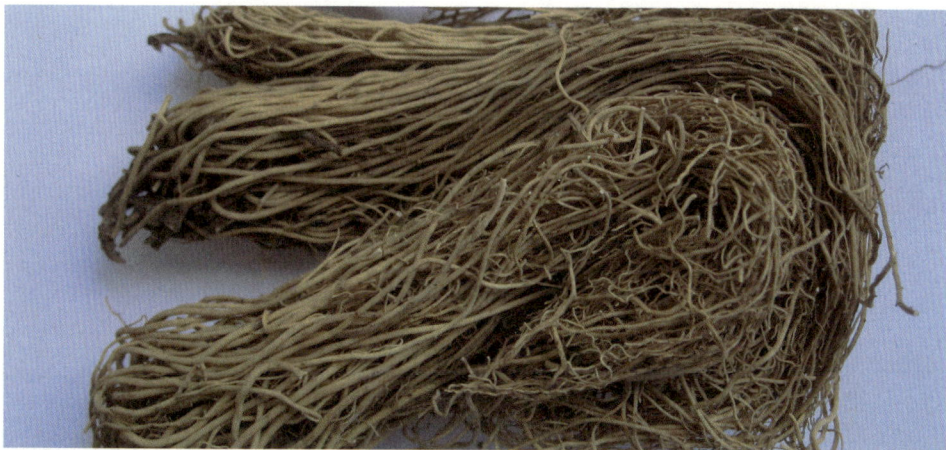

土单方精选

方一

组成　细辛 50 克。

制法　将细辛研为细末，每次用细辛末 9~15 克加水，再加少量甘油或蜂蜜，调成糊状。

用法　将调好的药糊抹在纱布上，贴于脐部，用胶布密封，每天 1 次，至少贴 3 天。对顽固性病例可连续贴敷 2 次。

主治　口腔炎。

方二

组成　细辛 30 克

制法　将细辛研为极细末。

用法　在肿块及其周围敷一层薄薄的细辛末，用胶布贴封患处不漏气，外加热水袋热敷。

主治　肌内注射所致局部肿块。

方三

组成　细辛 150 克。

制法　取细辛，每天用 10 克泡水 1 杯。

用法　口服，连泡 3 次，连用 1 个月。

主治　阳痿，阴茎痿软、举而不坚、甚至不能勃起，伴有头晕、失眠多梦、腰痛遗精等。

辛夷

别　　名	房木、木笔花、姜朴花、毛辛夷、紫玉兰。
来　　源	本品为木兰科植物望春花、玉兰或武当玉兰。
生境分布	生长于较温暖地带，野生较少，多为庭院栽培。主产于河南、安徽、湖北、四川、陕西等地。
采收加工	冬末春初花未开放时采收，除去枝梗，阴干。
性味归经	味辛，性温。归肺、胃经。
功效主治	散风寒，通鼻窍。主治风寒头痛、鼻塞流涕、鼻鼽、鼻渊。
使用注意	阴虚火旺者忌用。

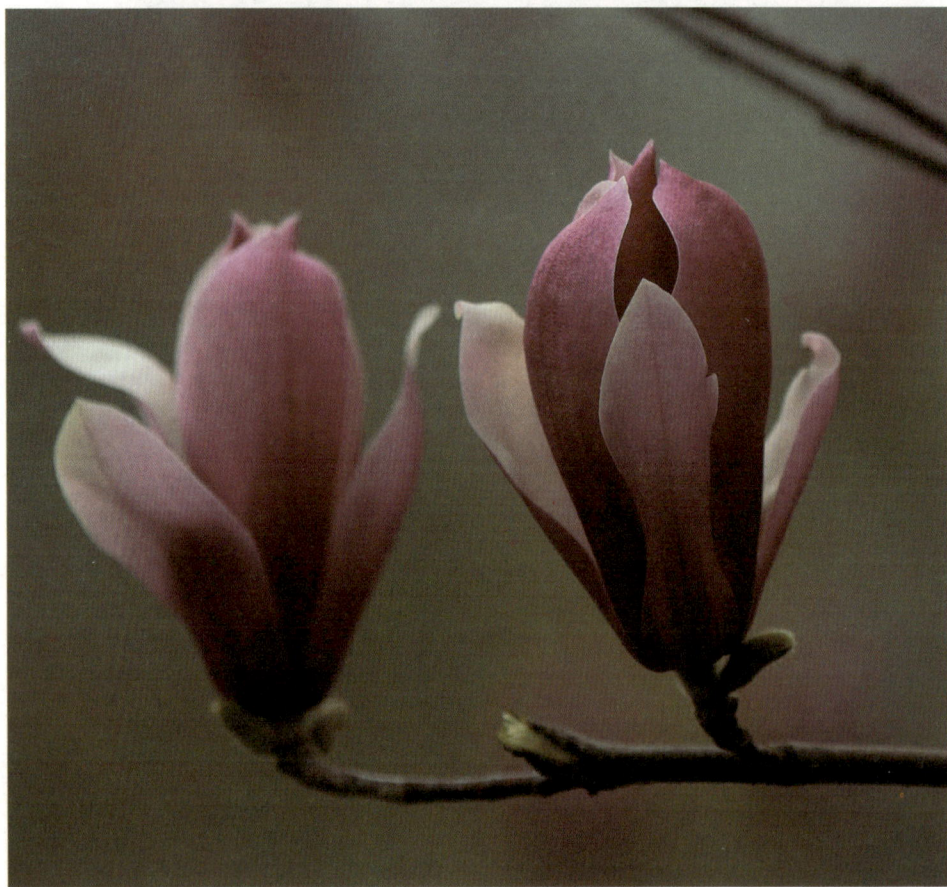

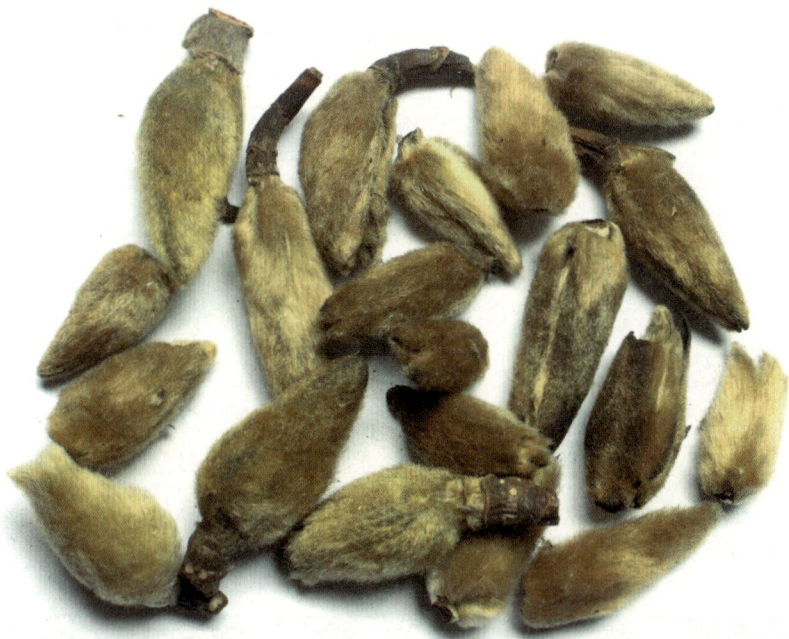

土单方精选

方一

组成 辛夷 50 克。

制法 研碎辛夷，用适量医用酒精浸泡 3 天，然后过滤，滤液加热浓缩为黏稠状浸膏，将此浸膏与 20 克无水羊毛脂混合均匀，再加 100 克凡士林调匀，即为辛夷浸膏。

用法 用时将此膏均匀地抹在纱布条上，放入鼻腔 2～3 小时后取出，每天或隔天 1 次，10 次为 1 个疗程。

主治 肥厚性鼻炎。

方二

组成 辛夷 3 克。

制法 将辛夷用开水冲泡。

用法 频饮，每天 1～2 次。

主治 变应性鼻炎。

薄荷

别　　名	南薄荷、蕃荷菜、土薄荷、仁丹草、猫儿薄荷。
来　　源	本品为唇形科植物薄荷。
生境分布	生长于河旁、山野湿地。主产于江苏、浙江、湖南等地。
采收加工	夏、秋二季茎叶茂盛或花开至三轮时，选晴天，分次采割，晒干或阴干。
性味归经	味辛，性凉。归肺、肝经。
功效主治	疏散风热，清利头目，利咽，透疹，疏肝行气。主治风热感冒、风温初起、头痛、目赤、喉痹、口疮、风疹、麻疹、胸胁胀闷、结膜炎、肥胖等。
使用注意	本品芳香辛散，发汗耗气，故体虚多汗者不宜使用。

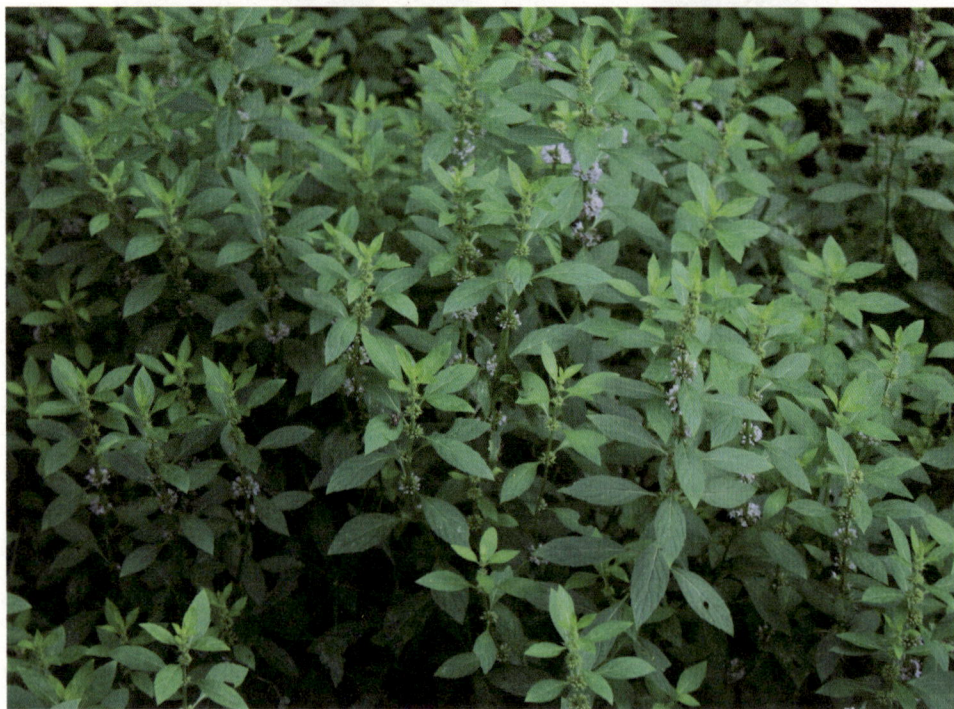

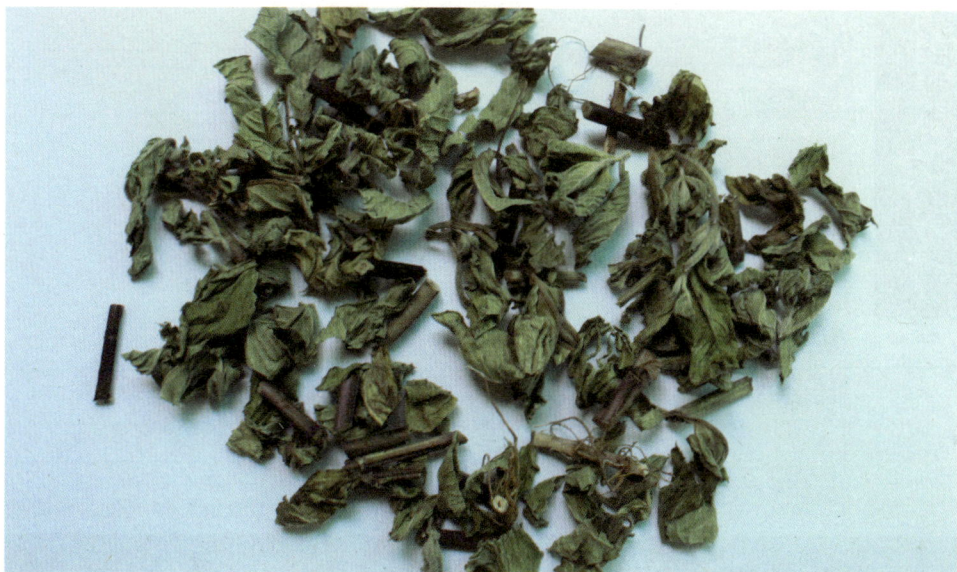

土单方精选

方一

组成 鲜薄荷叶适量。

制法 将薄荷叶用冷开水洗净后，浸入适量牛乳中 10～30 分钟。

用法 患眼用生理盐水冲洗后，取浸泡好的薄荷叶盖于眼上，间隔 10 分钟更换 1 叶，每天数次。

主治 结膜炎。

方二

组成 薄荷适量。

制法 薄荷炒干研为细末，用适量米汤调成糊状。

用法 每次口服 6 克，每天 3 次。

主治 肥胖。

方三

组成 鲜薄荷叶适量。

制法 用开水冲泡鲜薄荷叶。

用法 每天早、晚饭后喝 1 杯。

主治 感冒，症见口干、咽喉痛、无痰。

牛蒡子

别　　名	牛子、恶实、鼠黏子、大力子。
来　　源	本品为菊科植物牛蒡。
生境分布	生长于沟谷林边、荒山草地中。主产于吉林、辽宁、黑龙江、浙江等地。
采收加工	秋季果实成熟时采收果序。晒干，打下果实，除去杂质，再晒干。
性味归经	味辛、苦，性寒。归肺、胃经。
功效主治	疏散风热，宣肺透疹，解毒利咽。主治风热感冒、咳嗽痰多、猩红热、风疹、习惯性便秘、偏头痛、鼻炎、鼻窦炎等。
使用注意	本品性寒，滑肠通便，气虚便溏者慎用。

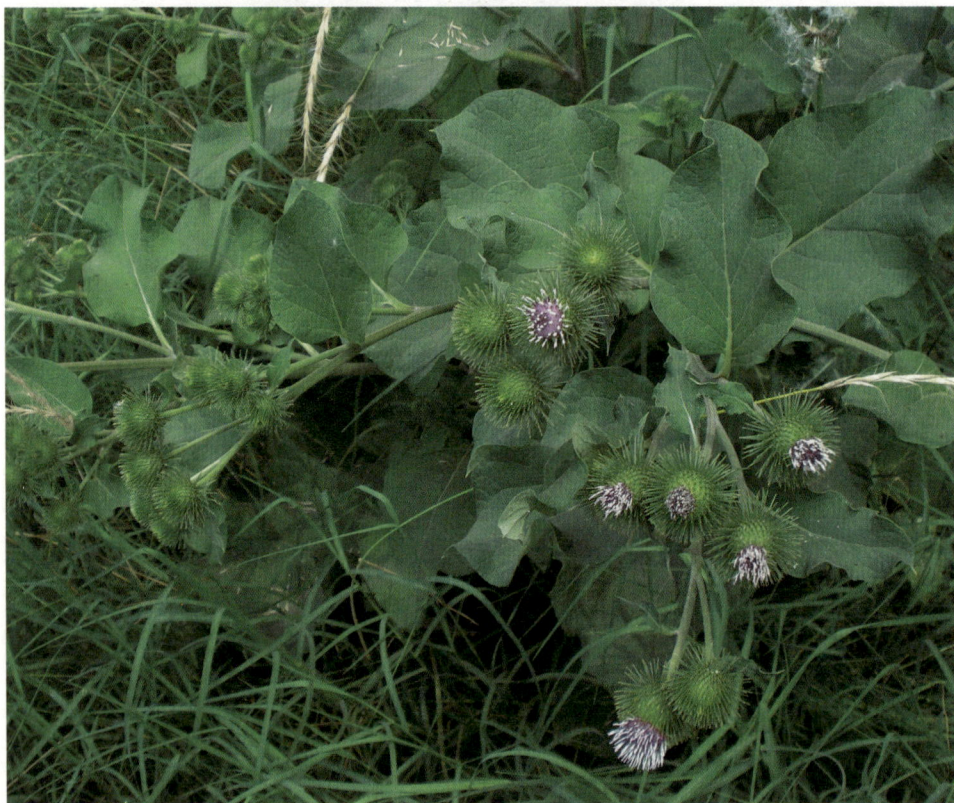

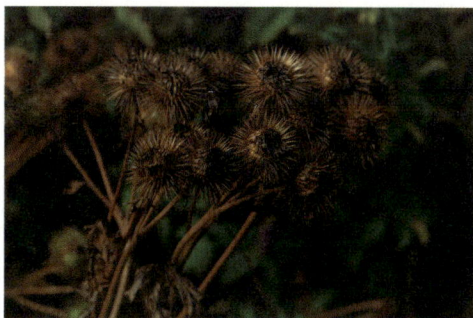

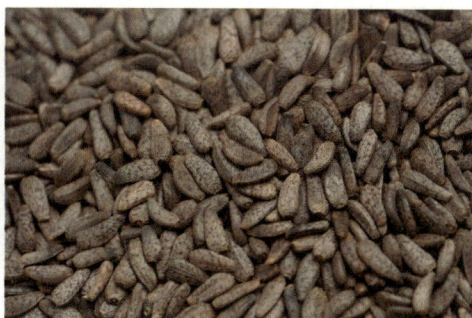

土单方精选

方一

组成　牛蒡子适量。

制法　将牛蒡子炒制后研为末，过筛，储存备用。

用法　2～5岁每次1克，5～9岁每次1.5克，10～15岁每次2克，成人每次3克，每天3次，饭后用温水送服，共服2天。

主治　猩红热（疾病流行期间，除服药预防外，仍应注意控制传染源，切断传播途径等）。

方二

组成　牛蒡子15克。

制法　将牛蒡子捣碎用500毫升开水冲泡20分钟。

用法　代茶饮服，每天3次，10天为1个疗程。

主治　习惯性便秘。

方三

组成　牛蒡子适量。

制法　将牛蒡子炒制后研为细末。

用法　每次用开水冲服1.5克，以白酒为引，每天1次，服后盖被发汗。

主治　偏头痛。

方四

组成　牛蒡子20克。

制法　水煎。

用法　频服，每天1剂。

主治　鼻炎、鼻窦炎。

菊花

别　　名	菊华、金菊、真菊、日精、节花、九华、金蕊、药菊、甘菊。
来　　源	本品为菊科植物菊。
生境分布	生长于山坡草地、田边及路旁。菊花多为栽培，全国大部分地区均有种植。主产于安徽、浙江、河南、四川等地。
采收加工	秋末霜降前后花盛开时分批采收，阴干或烘干。
性味归经	味甘、苦，性微寒。归肺、肝经。
功效主治	散风清热，清肝明目，清热解毒。主治风热感冒、头痛眩晕、目赤肿痛、眼目昏花、疮痈肿毒、失眠、寻常疣。
使用注意	本品寒凉，气虚胃寒、食减泄泻者慎服。

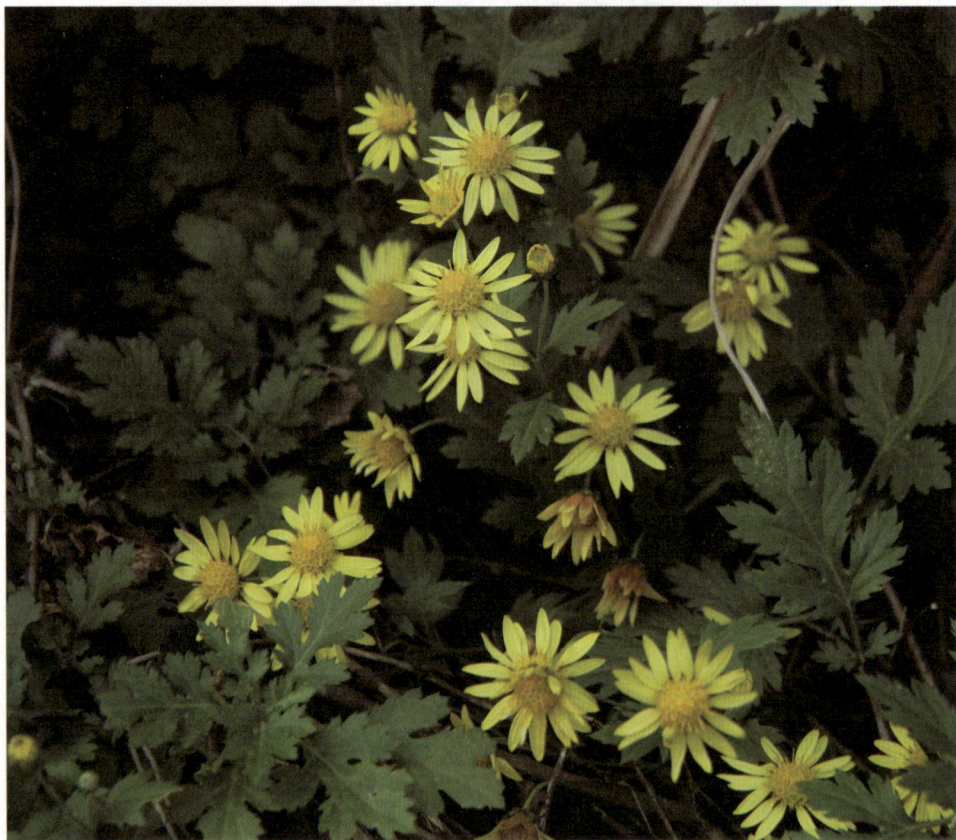

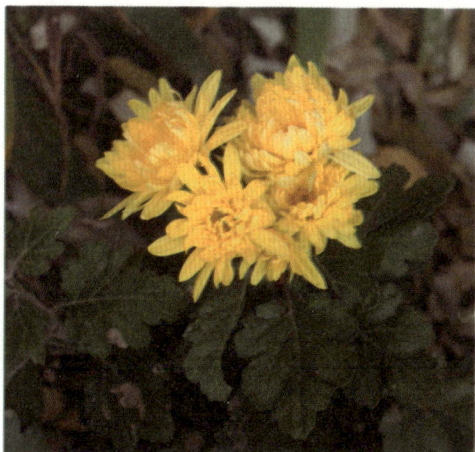

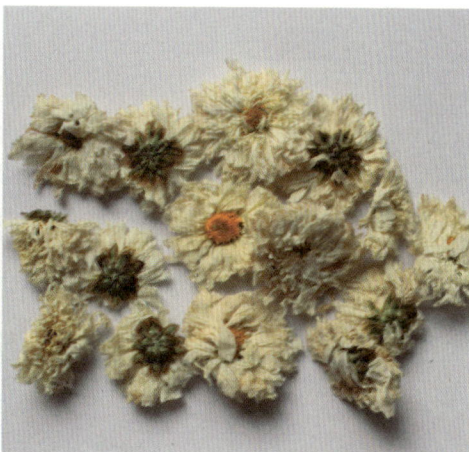

土单方精选

方一

组成　杭菊花 20 克。

制法　将杭菊花用 1 000 毫升开水冲泡。

用法　分 3 次饮用，连服 2 个月为 1 个疗程，或代茶常年饮用。

主治　偏头痛、失眠。

方二

组成　菊花 300 克。

制法　水煎 2 次，将药液合并浓缩至 500 毫升。

用法　每次服 25 毫升，每天 2 次，连服 2 个月为 1 个疗程。

主治　冠心病、心绞痛，症见心悸、胸闷，甚则心前区疼痛、心慌气急、头晕头痛、四肢麻木等。

方三

组成　菊花 30 克。

制法　将菊花放入约 100 毫升的 30 度白酒中，浸泡 3 天后去渣，浸出液可加适量开水、白糖顿服。

用法　每天 1 次，连服 3 天为 1 个疗程。疗程结束观察 3 天，若无疗效再开始下一个疗程。

主治　寻常疣。

柴胡

别　　名	菇草、山菜、芷胡、地熏、柴草。
来　　源	本品为伞形科植物柴胡或狭叶柴胡。按性状不同，分别习称"北柴胡"和"南柴胡"。
生境分布	生长于较晒干的山坡、林中空隙地上，草丛中，路边或沟边。主产于河北、河南、辽宁、湖北、陕西等地。
采收加工	春、秋二季采挖，除去茎叶及泥沙，晒干。
性味归经	味辛、苦，性微寒。归肝、胆、肺经。
功效主治	疏散退热，疏肝解郁，升举阳气。主治感冒发热、寒热往来、胸胁胀痛、月经不调、子宫脱垂、直肠脱垂、乳汁自溢。
使用注意	柴胡其性升散，古人有"柴胡劫肝阴"之说，阴虚阳亢，肝风内动，阴虚火旺及气机上逆者慎用或忌用。

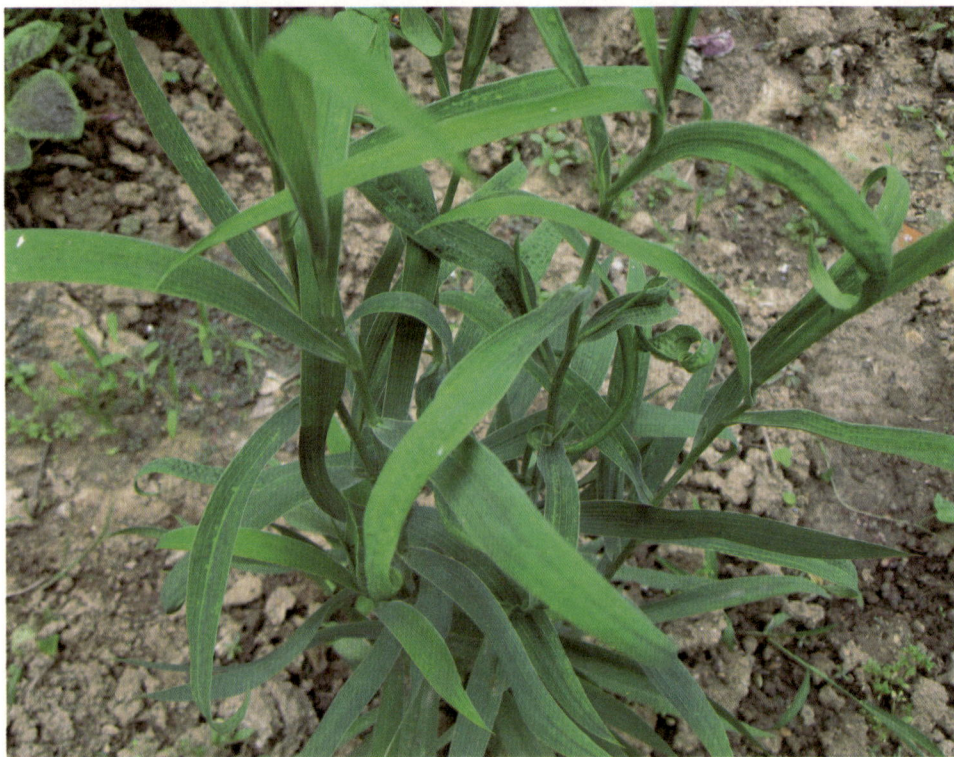

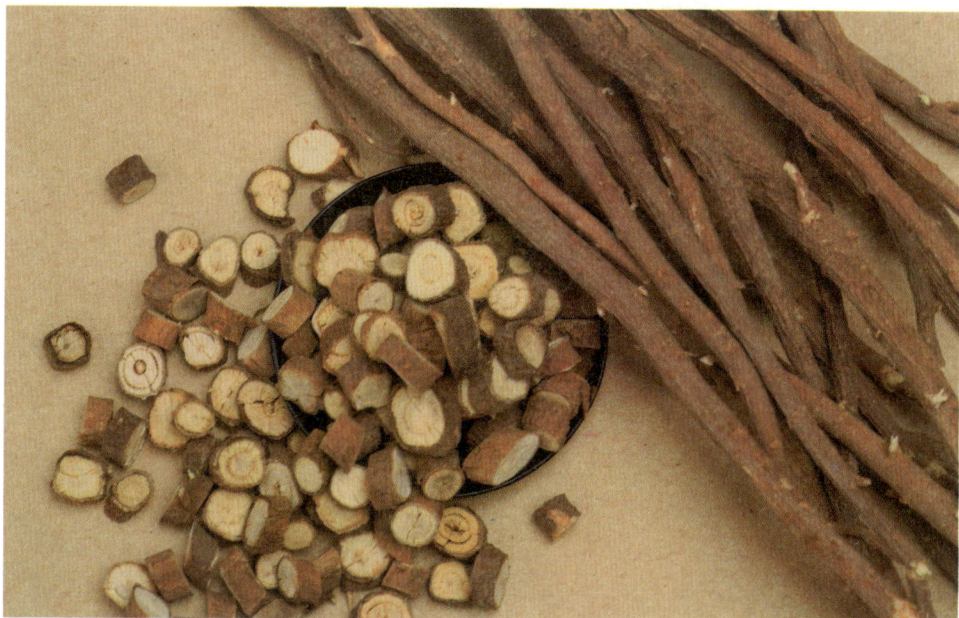

土单方精选

方一		
组成	柴胡9～30克。	
制法	将柴胡与公鸡（约500克）一起炖煮。	
用法	每天1剂。	
主治	久疟不愈、身体虚羸、小便清长。	

方二		
组成	柴胡9克，郁金、莲子适量。	
制法	将柴胡与郁金、莲子一起水煎。	
用法	每天1次。	
主治	乳汁自溢。	

升麻

别　名	周麻、周升麻、绿升麻、鸡骨升麻、鬼脸升麻。
来　源	本品为毛茛科植物大三叶升麻、兴安升麻或升麻。
生境分布	生长于山坡、沙地。主产于黑龙江、吉林、辽宁等地。
采收加工	秋季采挖，除去泥沙，晒至须根干时，除去须根。
性味归经	味辛、微甘，性微寒。归肺、脾、胃、大肠经。
功效主治	发表透疹，清热解毒，升举阳气。主治风热头痛、齿痛、口疮、咽喉肿痛、麻疹不透、阳毒发斑、直肠脱垂、子宫脱垂。
使用注意	麻疹已透、阴虚火旺、阴虚阳亢者忌用。

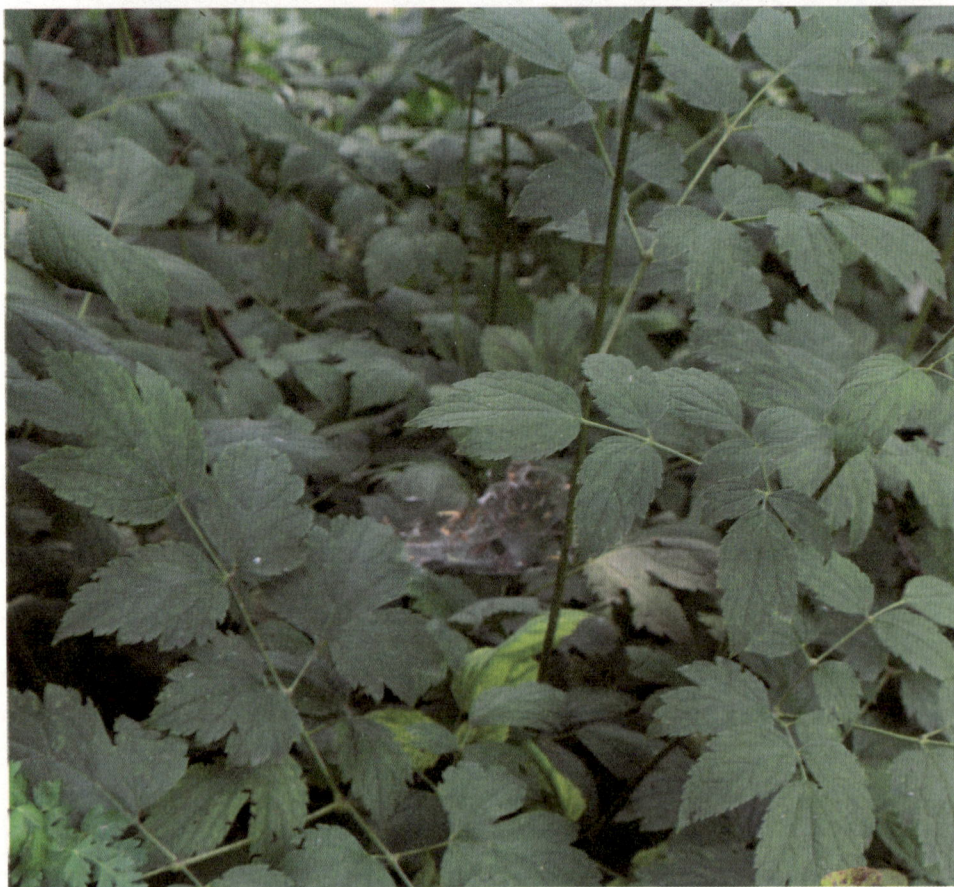

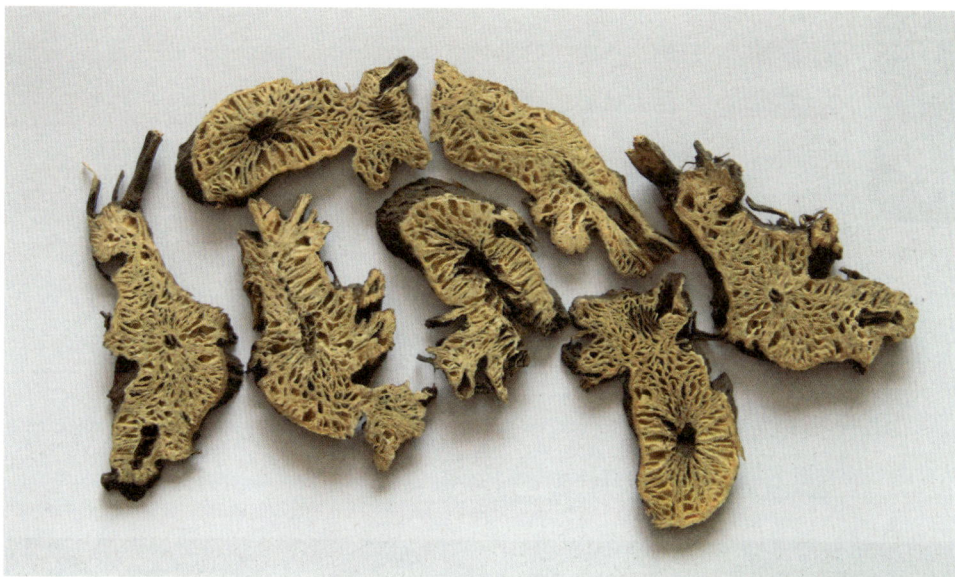

土单方精选

方一

组成 升麻 10 克。

制法 将升麻用纱布包好，与 30 克大枣、500 克猪大肠一起炖煮。

用法 炖熟后去升麻，调味，分 3 次服用。

主治 直肠脱垂。

方二

组成 升麻 6 克。

制法 将升麻与 16 克牡蛎共研为细末。

用法 分 2 次服，10 天为 1 个疗程。

主治 子宫脱垂伴中气下陷下证。

方三

组成 升麻 4 克。

制法 将鸡蛋顶端钻 1 个小孔，放入研为细末的升麻并搅匀，以纸蘸水将孔盖严，孔口朝上入蒸笼内蒸熟，去壳内服。

用法 早、晚各 1 次，10 天为 1 个疗程，每个疗程间隔 2 天。

主治 子宫脱垂。

葛根

别　　名	甘葛、干葛、野葛、粉葛、葛子根、黄葛根、葛麻茹。
来　　源	本品为豆科植物野葛。
生境分布	生长于山坡、平原上。主产于湖南、浙江、河南、广西、广东、四川等地。
采收加工	秋、冬二季采挖，趁鲜切成厚片或小块，晾干。
性味归经	味甘、辛，性凉。归脾、胃、肺经。
功效主治	解肌退热，生津止渴，透疹，升阳止泻，通经活络。主治外感发热头痛、动脉粥样硬化、口渴、高血压、麻疹不透、水痘、泄泻、眩晕头痛、中风偏瘫、胸痹心痛、酒毒伤中。
使用注意	表虚多汗、胃寒者慎用。

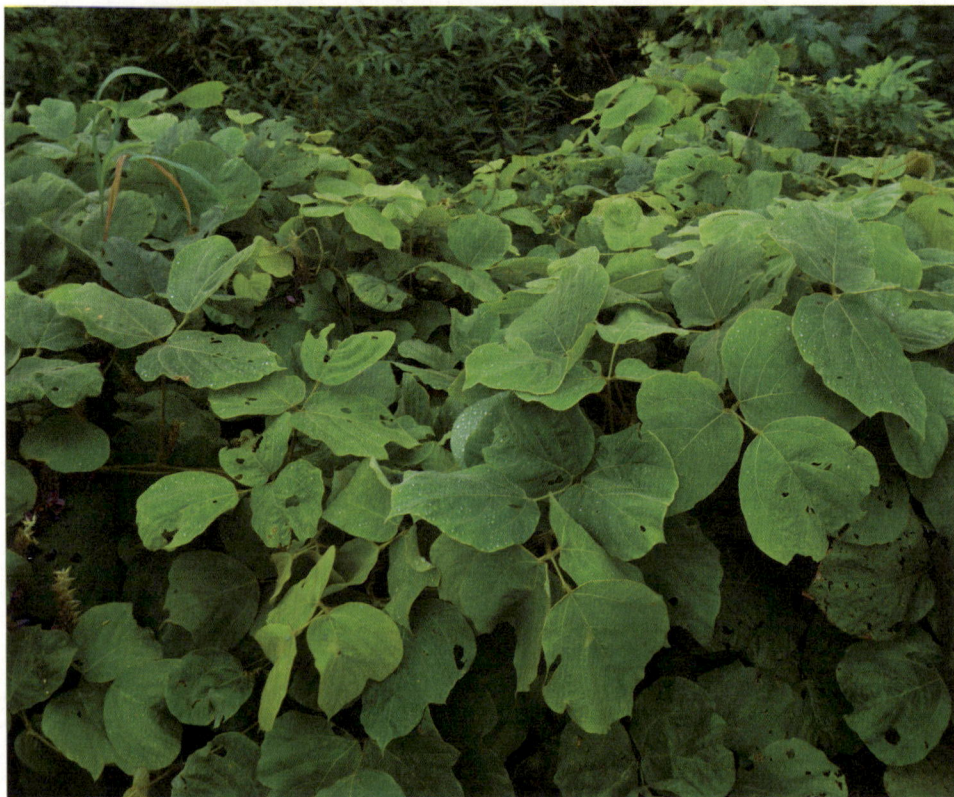

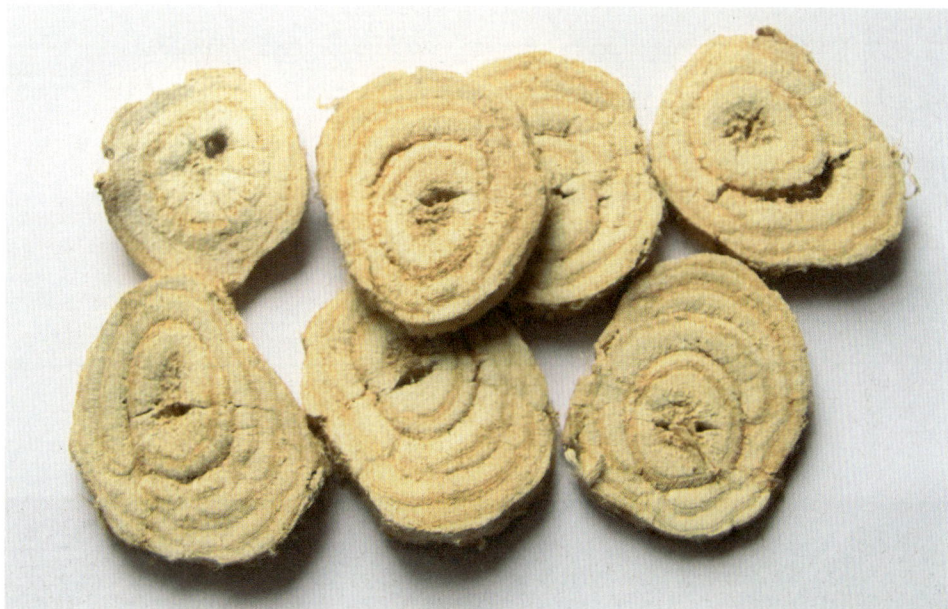

土单方精选

方一

组成	葛根 15 ~ 30 克。
制法	水煎。
用法	每天 1 剂。
主治	高血压，并可改善头晕、头痛、肢麻、耳鸣、颈项强痛等。

方二

组成	葛根 30 克。
制法	水煎。
用法	分 2 次服，每天 1 剂，1 个月为 1 个疗程。
主治	动脉粥样硬化。

方三

组成	葛根 30 ~ 50 克。
制法	将葛根研为末与适量白糖用开水调为糊状。
用法	每天 1 剂，连用 3 ~ 5 剂。
主治	水痘伴发热、头痛。

木贼

别　名	锉草、擦草、无心草、木贼草、节骨草、节节草。
来　源	本品为木贼科植物木贼。
生境分布	生长于河岸湿地、溪边等阴湿的环境中。主产于陕西、吉林、辽宁、湖北、黑龙江等地。
采收加工	夏、秋二季采割，除去杂质，晒干或阴干。
性味归经	味甘、苦，性平。归肺、肝经。
功效主治	疏散风热，明目退翳。主治风热目赤、迎风流泪、小儿疳积、消化不良、脱肛、经期延长、目生云翳。
使用注意	气血虚者慎服。

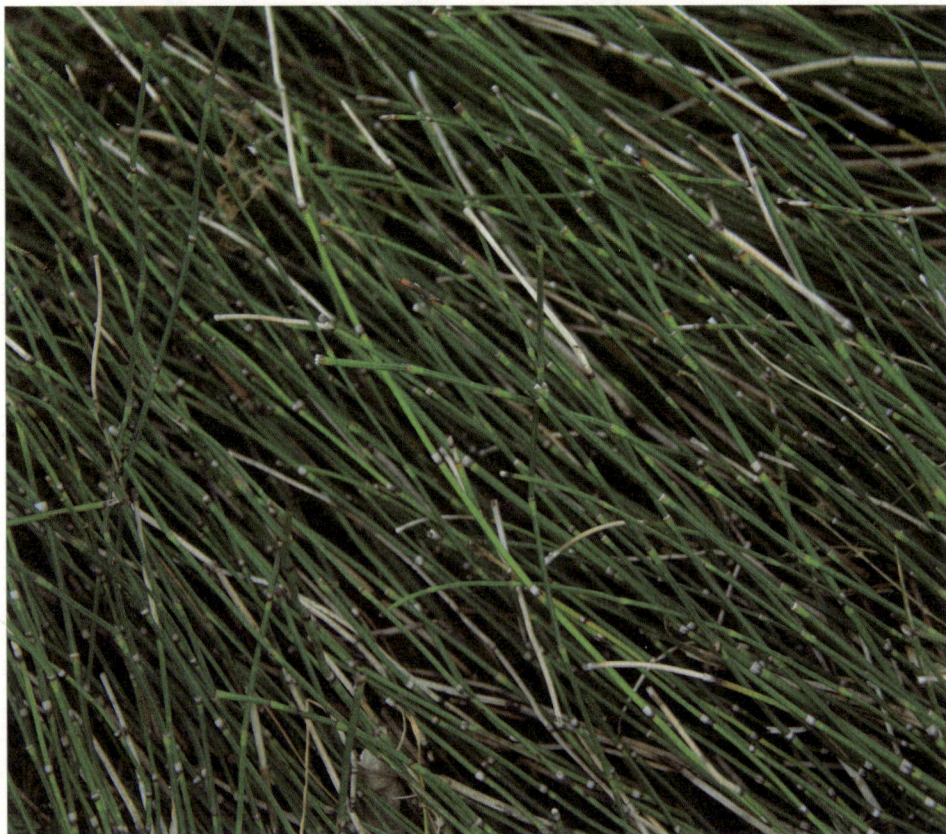

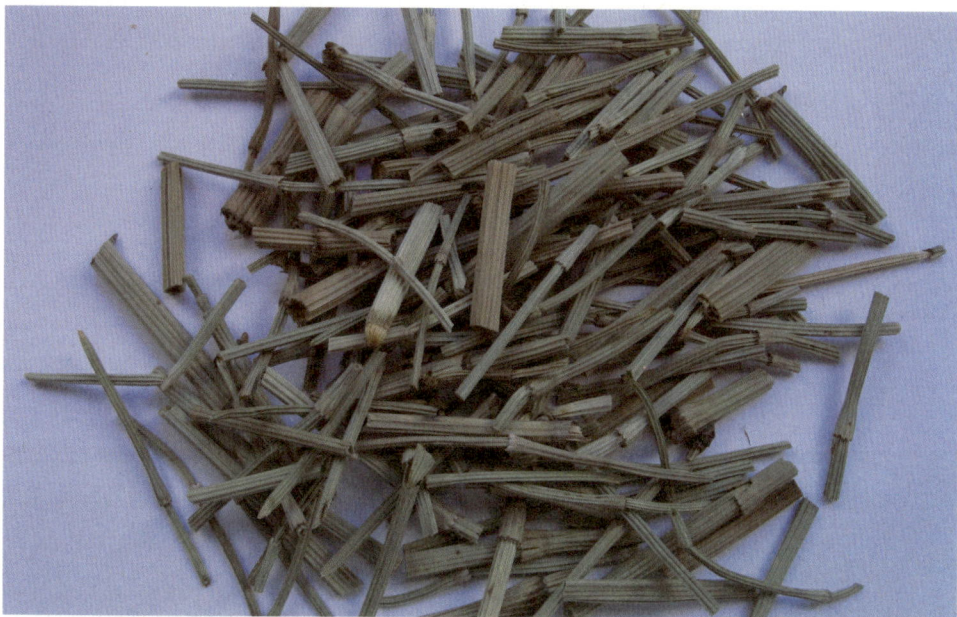

土单方精选

方一

组成　木贼适量。

制法　将木贼焙干研为细末。

用法　开水冲服，每次 1.5 克，每天 1～2 次。

主治　小儿疳积、消化不良、腹胀痞块。

方二

组成　木贼适量。

制法　将木贼煅烧（存性）后，研为细末。

用法　敷于肛门，并适量塞入体内。

主治　脱肛。

方三

组成　木贼 11 克。

制法　将木贼炒至半焦后水煎。

用法　每天 1 次。

主治　经期延长。

谷精草

别　　名	戴星草、天星草、文星草、移星草、流星草、谷精子。
来　　源	本品为谷精草科植物谷精草。
生境分布	生长于溪沟、田边阴湿地带。主产于江苏、浙江、湖北等地。
采收加工	秋季采收，将花序连同花茎拔出，晒干。
性味归经	味辛、甘，性平。归肝、肺经。
功效主治	疏散风热，明目退翳。主治风热目赤、肿痛畏光、眼生翳膜、风热头痛。
使用注意	阴虚血亏之眼疾者不宜用。

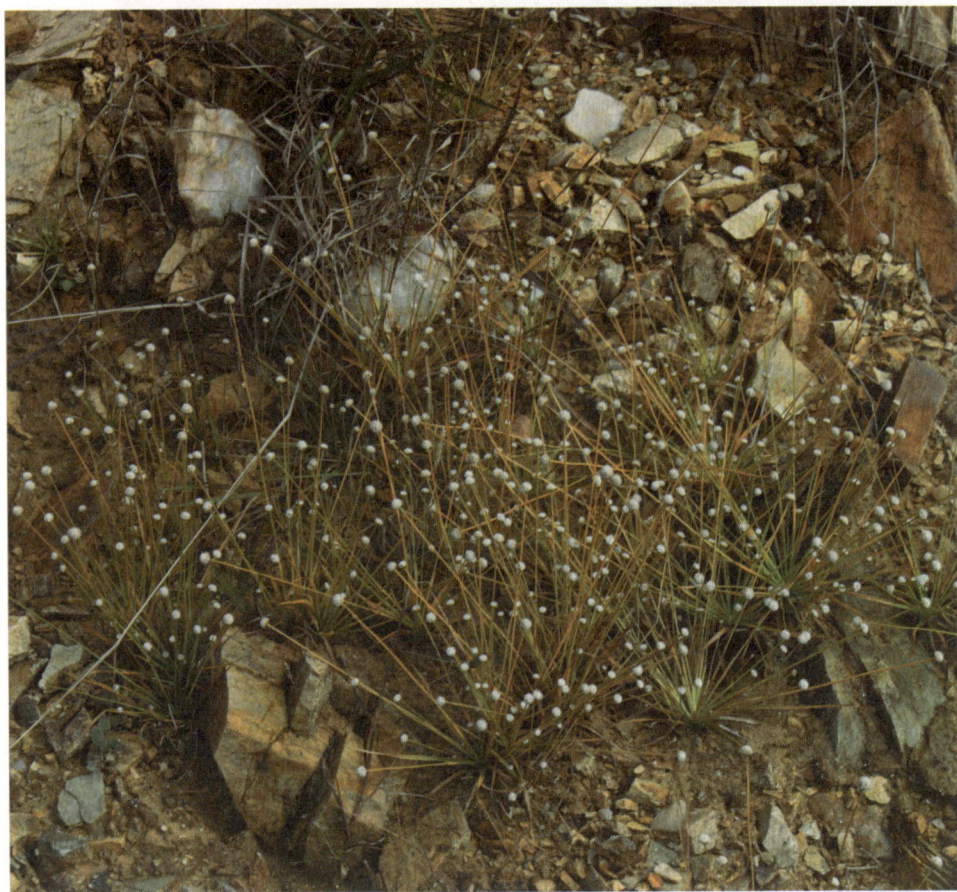

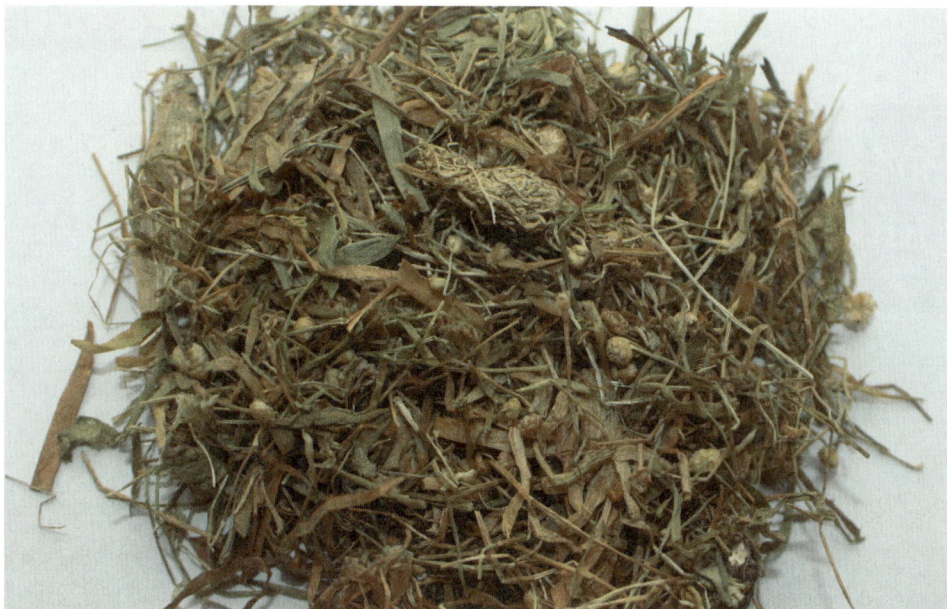

土单方精选

方一

组成	谷精草 30 克，羊肝 150 克。
制法	将谷精草洗净切细，用纱布包好，与洗净、切片的羊肝一起入锅煨汤。
用法	吃肝喝汤，每天 1 剂。
主治	急性结膜炎（风热上攻）、目赤肿痛、目生翳膜、视物模糊、头痛头胀。

方二

组成	谷精草适量，猪肝适量。
制法	将谷精草研为细末，猪肝切片煮熟。
用法	以猪肝片蘸食。
主治	痘疹入眼。

方三

组成	谷精草 25 克，柿饼 7 个。
制法	谷精草加柿饼用水煎 2 沸，晾凉后再煎，共煎 6 次。
用法	吃柿饼喝汤，每天 1 剂，连服 7 天。
主治	麻疹后目生翳膜。

清热药·清热泻火药土单方精选

知母

别　　名	毛知母、地参、水须、淮知母、穿地龙。
来　　源	本品为百合科植物知母。
生境分布	生长于山地、晒干丘陵或草原地带。主产于山西、河北、内蒙古等地。
采收加工	春、秋二季采挖，除去须根及泥沙，晒干；或除去外皮，晒干。
性味归经	味苦、甘，性寒。归肺、胃、肾经。
功效主治	清热泻火，滋阴润燥。主治外感热病、产后癃闭、甲疽、紫癜风、肺热燥咳、骨蒸潮热、妊娠不足月腹痛欲产、肠燥便秘。
使用注意	本品性寒质润，有滑肠作用，故脾虚便溏者不宜用。

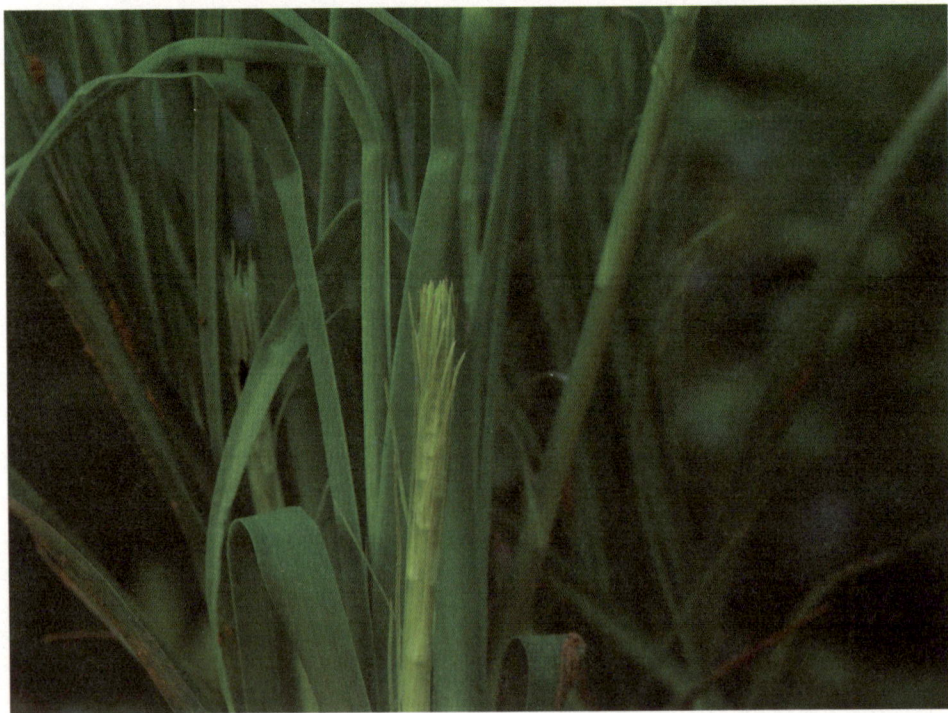

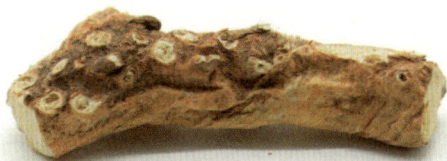

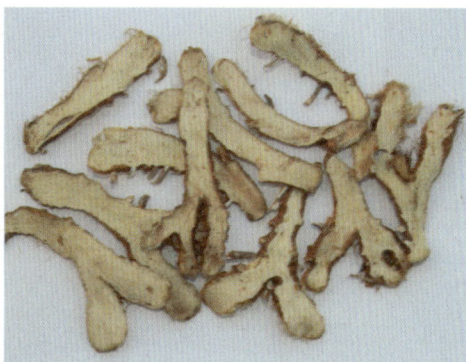

土单方精选

方一

组成　知母 30 克。

制法　水煎。

用法　餐前服，每天 1 次。

主治　产后癃闭。

方二

组成　知母适量。

制法　将知母煅烧（存性），研为细末。

用法　敷患处。

主治　甲疽。

方三

组成　知母 100 克。

制法　将知母研为细末，和适量蜂蜜做成丸子，如梧桐子大。

用法　每服二十丸，伴米粥服下。

主治　妊娠不足月，腹痛欲产。

方四

组成　知母适量。

制法　将知母与适量醋一起研磨。

用法　搽患处。

主治　紫癜风。

芦根

别　　名	苇根、芦头、苇子根、甜梗子、芦茅根、芦柴头。
来　　源	本品为禾本科植物芦苇。
生境分布	生长于池沼地、河溪地、湖边及河流两岸沙地及湿地等处。全国大部地区均产。多为野生。
采收加工	全年均可采挖，除去芽、须根及膜状叶，鲜用或晒干。
性味归经	味甘，性寒。归肺、胃经。
功效主治	清热泻火，生津止渴，除烦，止呕，利尿。主治热病烦渴、肺热咳嗽、肺痈吐脓、胃热呕哕、热淋涩痛、口舌生疮。
使用注意	脾胃虚寒者忌用。

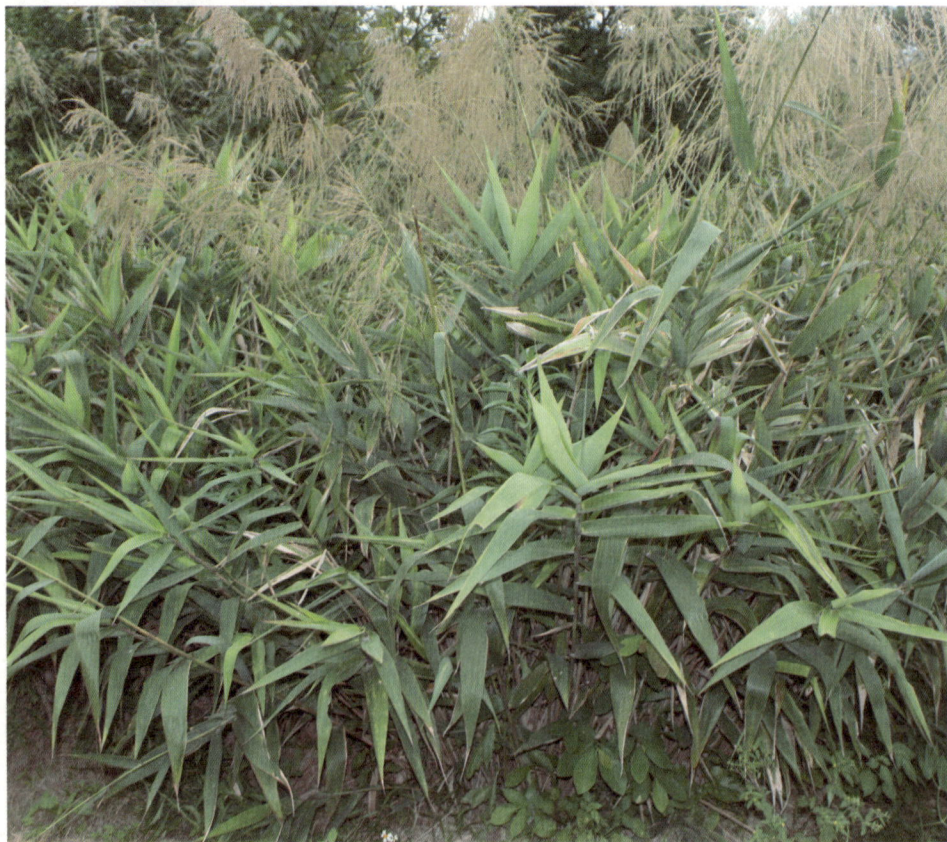

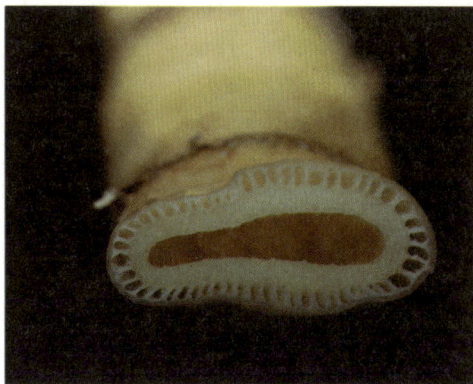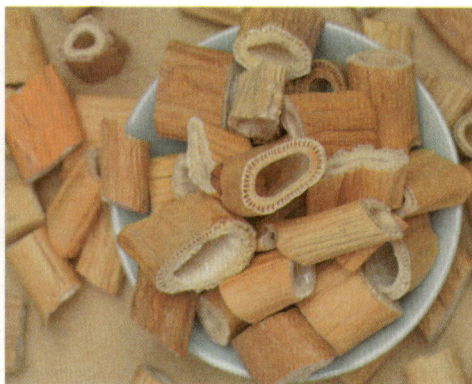

土单方精选

方一

组成　鲜芦根 30 ～ 50 克。

制法　水煎。

用法　每天 1 剂，分 2 次服。

主治　胃热呕吐。

方二

组成　鲜芦根适量。

制法　水煎。

用法　每天 1 剂，分 2 次服。

主治　风热头痛。

方三

组成　芦根 10 ～ 20 克。

制法　将芦根切成段，用第二次淘米的水煎汤。

用法　每天 1 剂，分 2 ～ 3 次服。

主治　水痘。

方四

组成　鲜芦根 30 克。

制法　水煎。

用法　每天 1 剂，代茶频饮。

主治　口舌生疮。

淡竹叶

别　　名	山鸡米、长竹叶、竹叶麦冬。
来　　源	本品为禾本科植物淡竹叶。
生境分布	生长于林下或沟边阴湿处。主产于浙江、安徽、湖南、四川、湖北、广东、江西等地。
采收加工	夏季未抽花穗前采割，晒干。
性味归经	味甘、淡，性寒。归心、胃、小肠经。
功效主治	清热泻火，除烦止渴，利尿通淋。主治热病烦渴、小便赤涩淋痛、口舌生疮、膀胱炎、产后血气暴虚、蚂蟥叮咬等。
使用注意	患虚寒证者忌用。

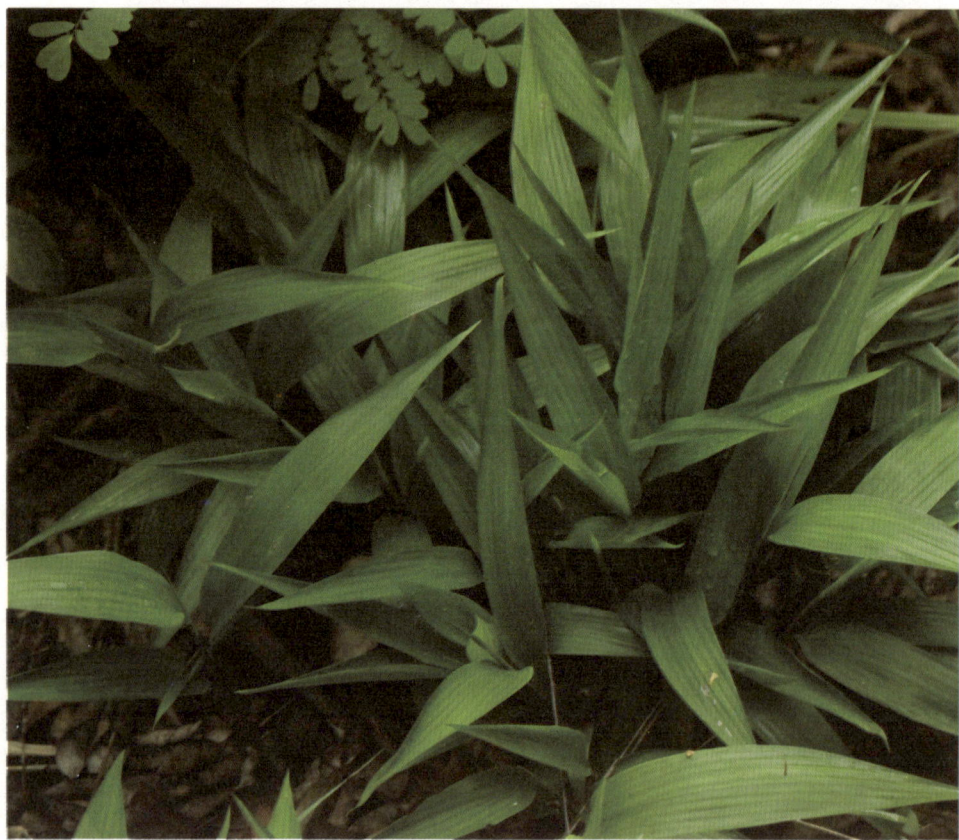

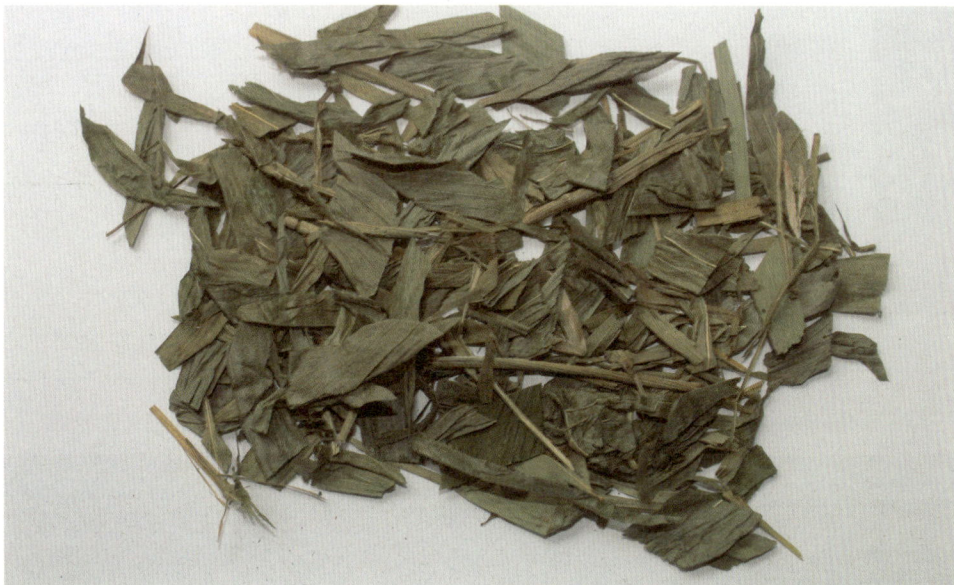

土单方精选

方一

组成	淡竹叶 250 克。
制法	水煎。
用法	每天 1 剂，代茶频饮。
主治	膀胱炎。

方二

组成	淡竹叶适量。
制法	水煎。
用法	每次 300 毫升，每天服 3 ~ 4 次。
主治	产后血气暴虚、汗出。

方三

组成	淡竹叶适量。
制法	将淡竹叶烧成炭，研为细末。亦可将嫩淡竹叶捣烂。
用法	敷于患处。
主治	蚂蟥叮伤伴流血不止。

夏枯草

别　　名	羊肠菜、铁色草、春夏草、夏枯头、棒槌草、白花草。
来　　源	本品为唇形科植物夏枯草。
生境分布	生长于荒地或路旁草丛中。分布于全国各地。
采收加工	夏季果穗呈棕红色时采收，除去杂质，晒干。
性味归经	味辛、苦，性寒。归肝、胆经。
功效主治	清肝泻火，明目，散结消肿。主治目赤肿痛、目珠夜痛、头痛眩晕、细菌性痢疾、花斑癣、高血压、乳癖、乳房肿痛。
使用注意	脾胃虚弱者慎用。

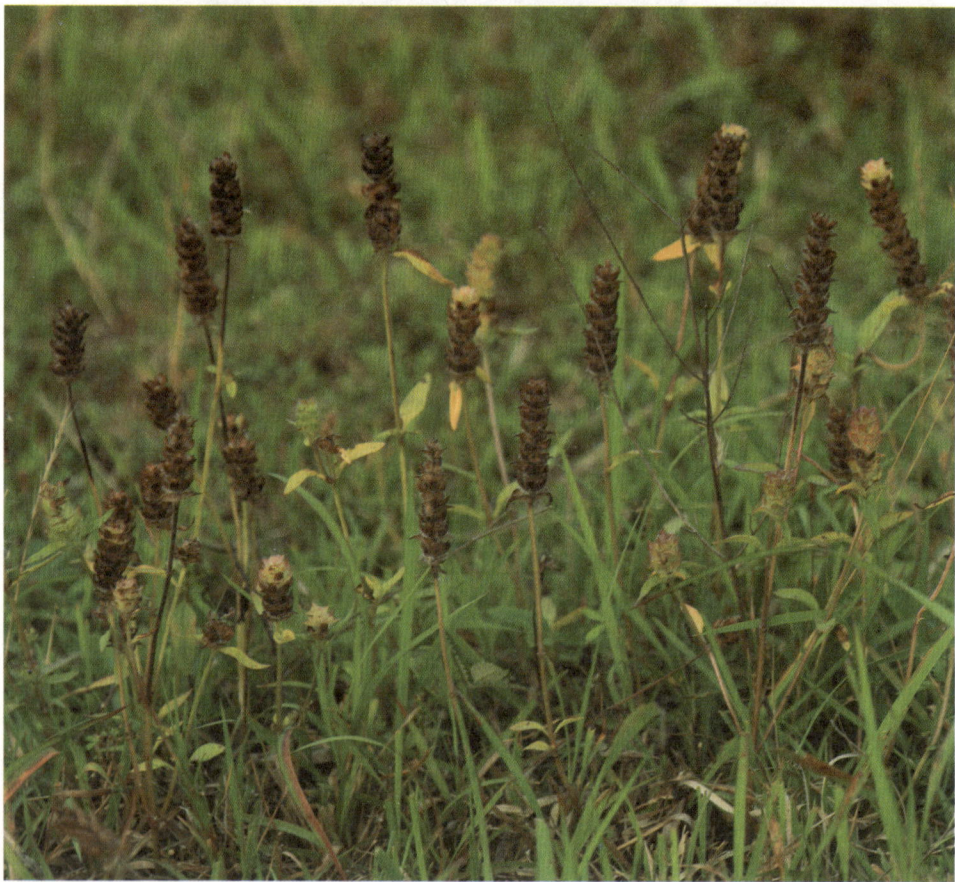

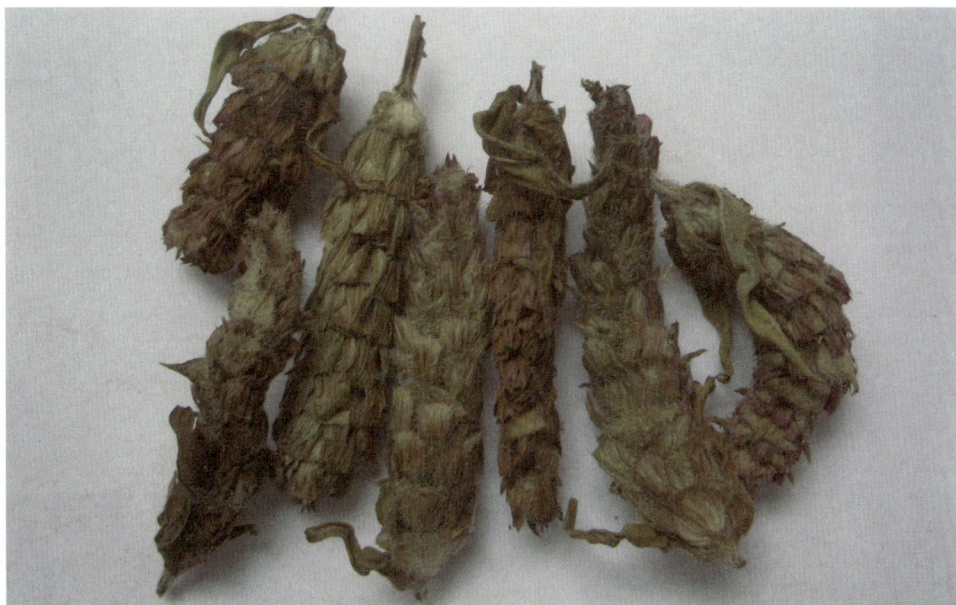

土单方精选

方一

组成　夏枯草 10 ~ 20 克。

制法　水煎。

用法　每天 1 剂，分 2 ~ 3 次服，连服 5 ~ 7 天。

主治　细菌性痢疾。

方二

组成　夏枯草 60 ~ 90 克。

制法　水煎为浓汁。

用法　洗患处，每天 1 剂，连洗用 10 ~ 15 天。

主治　花斑癣。

方三

组成　夏枯草 15 ~ 30 克。

制法　水煎。

用法　每天 1 剂，分 3 次服。

主治　高血压，肝气郁结伴头痛。

决明子

别　　名	羊明、决明、草决明、羊角豆、还瞳子、假绿豆。
来　　源	本品为豆科植物决明。
生境分布	生长于村边、路旁和旷野等处。主产于安徽、江苏、浙江、广东、广西、四川等地。
采收加工	秋季采收成熟果实，晒干，取出种子，除去杂质。
性味归经	味甘、苦、咸，性微寒。归肝、大肠经。
功效主治	清热明目，润肠通便。主治目赤涩痛、畏光多泪、头痛眩晕、目暗不明、大便秘结、高脂血症、男性乳房发育等。
使用注意	气虚便溏者不宜用。

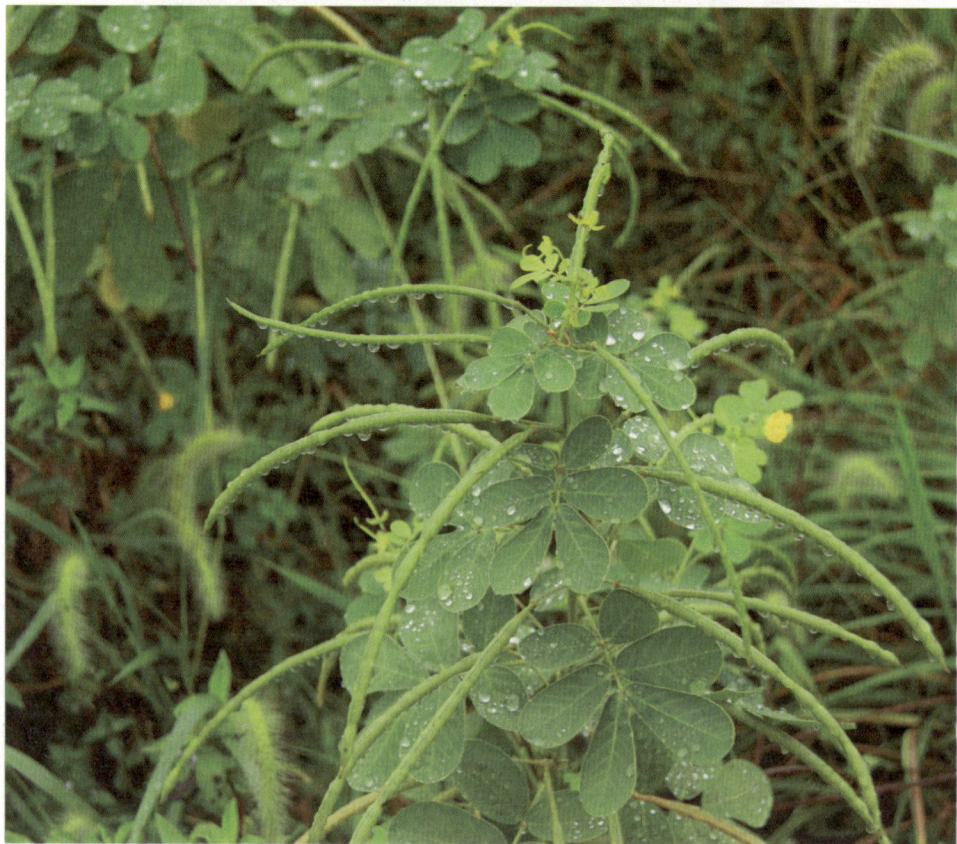

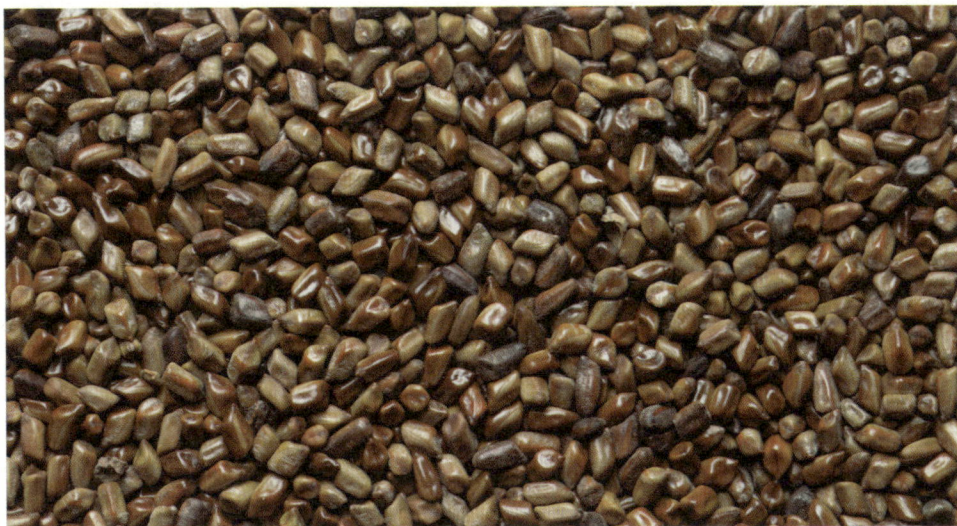

土单方精选

方一

组成　决明子 20 克。

制法　用 500 毫升开水冲泡决明子。

用法　每天 1 剂，代茶饮用。

主治　高脂血症。

方二

组成　决明子适量。

制法　将决明子炒制后研碎，备用。

用法　每次取 10 ~ 15 克，水煎 10 分钟左右，加入蜂蜜 20 ~ 30 克搅匀，每晚 1 剂，或早、晚分服，亦可代茶饮。

主治　习惯性便秘。

方三

组成　决明子 300 克。

制法　1. 每次取决明子 25 ~ 50 克，用适量开水冲泡；2. 将决明子研为粉末。

用法　开水冲泡，代茶饮用（对应制法 1）；每次 25 克，每天 2 次，开水冲服（对应制法 2）。

主治　男性乳房发育。

青葙子

别　　名	草决明、牛尾花子、狗尾巴子、野鸡冠花子。
来　　源	本品为苋科植物青葙。
生境分布	生长于平原或山坡上。全国大部分地区均有栽培。
采收加工	秋季果实成熟时采割植株或摘取果穗，晒干，收集种子，除去杂质。
性味归经	味苦，性微寒。归肝经。
功效主治	清肝泻火，明目退翳。主治肝热目赤、目生翳膜、视物昏花、肝火眩晕、荨麻疹、赤白带下、高血压等。
使用注意	本品有扩散瞳孔的作用，青光眼患者禁用。

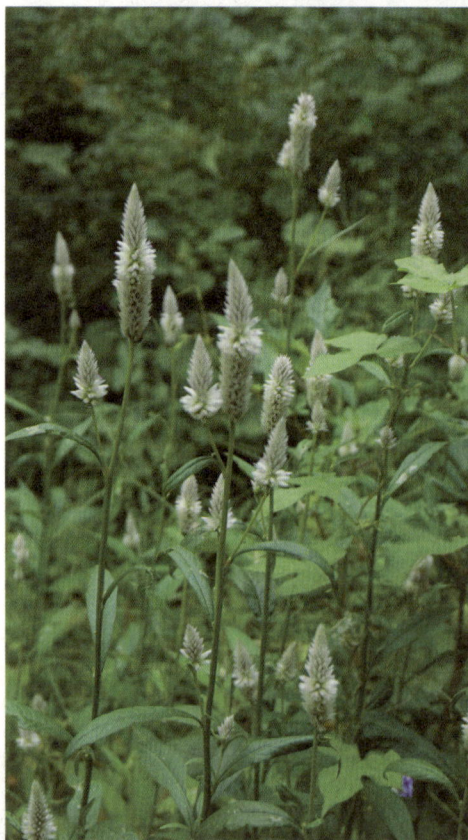

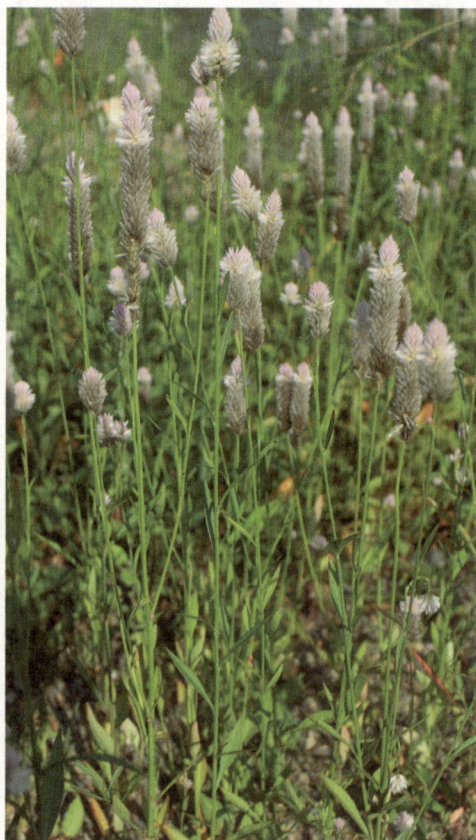

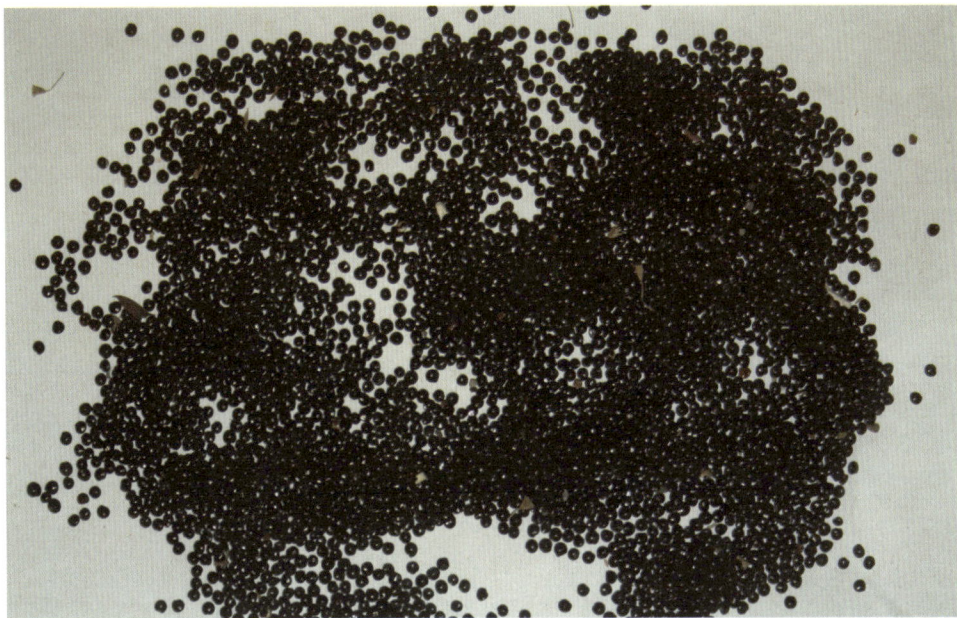

土单方精选

方一		
组成	青葙子9克。	
制法	水煎。	
用法	每天1剂，代茶饮。	
主治	荨麻疹。	

方二		
组成	青葙子30克。	
制法	将青葙子研为细末，备用。	
用法	每次9克，每天2次，用温水或糖水送服。	
主治	赤白带下。	

方三		
组成	青葙子30克。	
制法	水煎2次，混匀药液。	
用法	分3次服，7天为1个疗程。	
主治	高血压。	

黄芩

别　名	宿肠、腐肠、条芩、子芩、黄金茶根、土金茶根。
来　源	本品为唇形科植物黄芩。
生境分布	生长于山顶、林缘、路旁、山坡等向阳的地方。主产于河北、山西、内蒙古等地。
采收加工	春、秋二季采挖，除去须根及泥沙，晒后除去粗皮，继续晒干。
性味归经	味苦，性寒。归肺、胆、脾、大肠、小肠经。
功效主治	清热燥湿，泻火解毒，止血，安胎。主治胸闷呕恶、湿热痞满、泻痢、黄疸、肺热咳嗽、高热烦渴、血热吐衄、痈肿疮毒、胎动不安、月经不调、崩漏等。
使用注意	本品苦寒伤胃，脾胃虚寒者不宜使用。

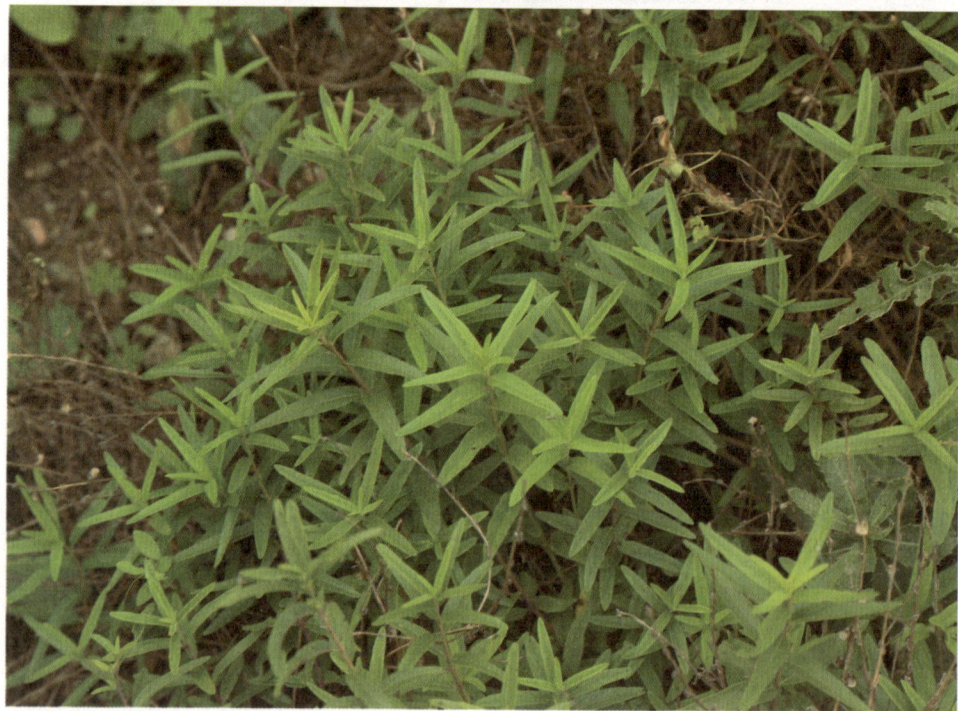

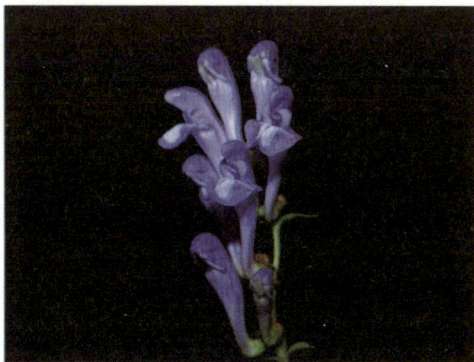

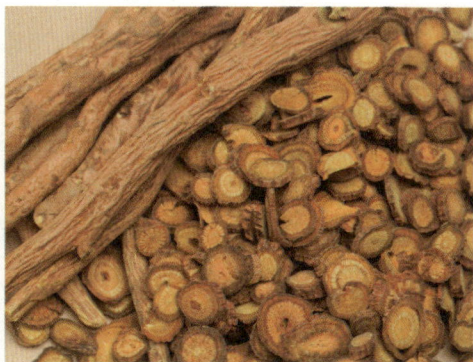

土单方精选

方一

组成	黄芩 6 ~ 9 克。
制法	水煎。
用法	每天 1 剂。
主治	肺热咳嗽。

方二

组成	黄芩适量。
制法	将黄芩研为细末，备用。
用法	开水冲服，每次 2 ~ 3 克，每天 1 ~ 2 次。
主治	崩漏。

方三

组成	黄芩 60 克。
制法	将黄芩用适量米醋浸泡 7 天，炙干为末，和适量醋做成丸子，如绿豆大。
用法	白酒送服，每次 6 克，每天 2 次。
主治	月经失调。

方四

组成	黄芩 120 克。
制法	将黄芩切片，加陈醋 250 克浸 7 天，去醋后焙干，研为细末，再加面粉 250 克和做成丸子。
用法	开水送服，每天早、晚各服 6 克。
主治	崩漏。

黄连

别　　名	味连、支连、王连、云连、雅连、川连。
来　　源	本品为毛茛科植物黄连、三角叶黄连或云南黄连。以上三种分别习称"味连""雅连""云连"。
生境分布	生长于海拔 1 000～1 900 米的山谷、凉湿荫蔽的密林中，也有栽培品。主产于四川、湖北、山西、甘肃等地。
采收加工	秋季采挖，除去须根及泥沙，晒干，除去残留须根。
性味归经	味苦，性寒。归心、脾、胃、肝、胆、大肠经。
功效主治	清热燥湿，泻火解毒。主治湿热痞满、呕吐吞酸、泻痢、黄疸、高热神昏、心火亢盛、心烦不寐、心悸不宁、血热吐衄、目赤、牙痛、消渴、痈肿疔疮、湿疹、湿疮、耳道流脓。酒黄连善清上焦火热，用于目赤、口疮；姜黄连清胃、和胃止呕，用于寒热互结、湿热中阻、痞满呕吐；萸黄连疏肝、和胃止呕，用于肝胃不和、呕吐吞酸、酒渣鼻等。
使用注意	本品大苦大寒，过服、久服易伤脾胃，脾胃虚寒者忌用；苦燥易伤阴津，阴虚津伤者慎用。

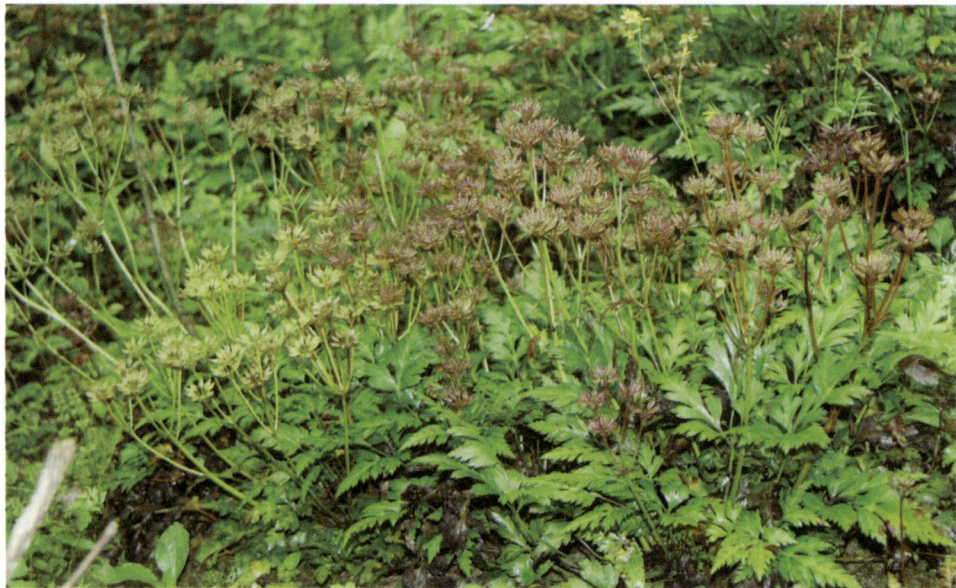

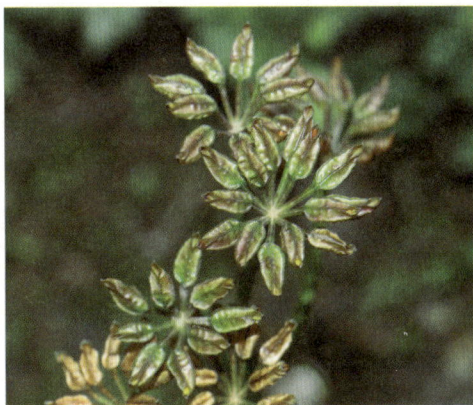

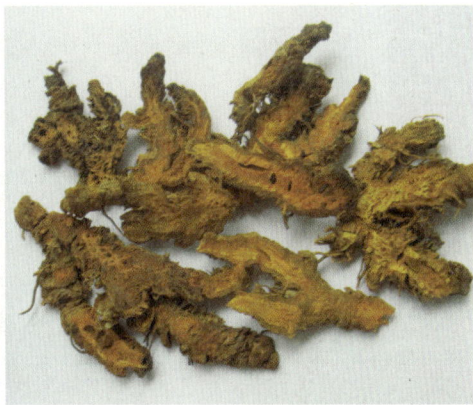

土单方精选

方一

组成	黄连 3 克。
制法	水煎。
用法	每天 1 剂，分 2 ~ 3 次服。
主治	痢疾。

方二

组成	黄连 30 克。
制法	将黄连研成细末，用适量香油调匀。
用法	搽患处，每天数次。
主治	黄水疮。

方三

组成	黄连 6 ~ 9 克。
制法	将黄连水煎为浓汁去渣，加入适量蜂蜜调匀。
用法	每天 1 剂，分 3 次服。
主治	湿疹。

方四

组成	黄连 20 克。
制法	将黄连研成细末，加冬瓜汁 30 克一起调成膏状。
用法	搽患处，每天 1 次。
主治	酒渣鼻。

黄柏

别　　名	元柏、黄皮树、檗木。
来　　源	本品为芸香科植物黄皮树。
生境分布	生长于沟边、路旁，或土壤比较肥沃的潮湿地中。主产于四川、湖北、贵州、云南、江西、浙江等地。
采收加工	剥取树皮后，除去粗皮，晒干。
性味归经	味苦，性寒。归肾、膀胱经。
功效主治	清热燥湿，泻火除蒸，解毒疗疮。主治湿热泻痢、黄疸尿赤、带下阴痒、热淋涩痛、脚气痿躄、骨蒸劳热、盗汗、遗精、疮疡肿毒、湿疹瘙痒、甲沟通炎、神经性皮炎。盐黄柏滋阴降火，用于阴虚火旺、盗汗骨蒸。
使用注意	本品苦寒伤胃，脾胃虚寒者忌用。

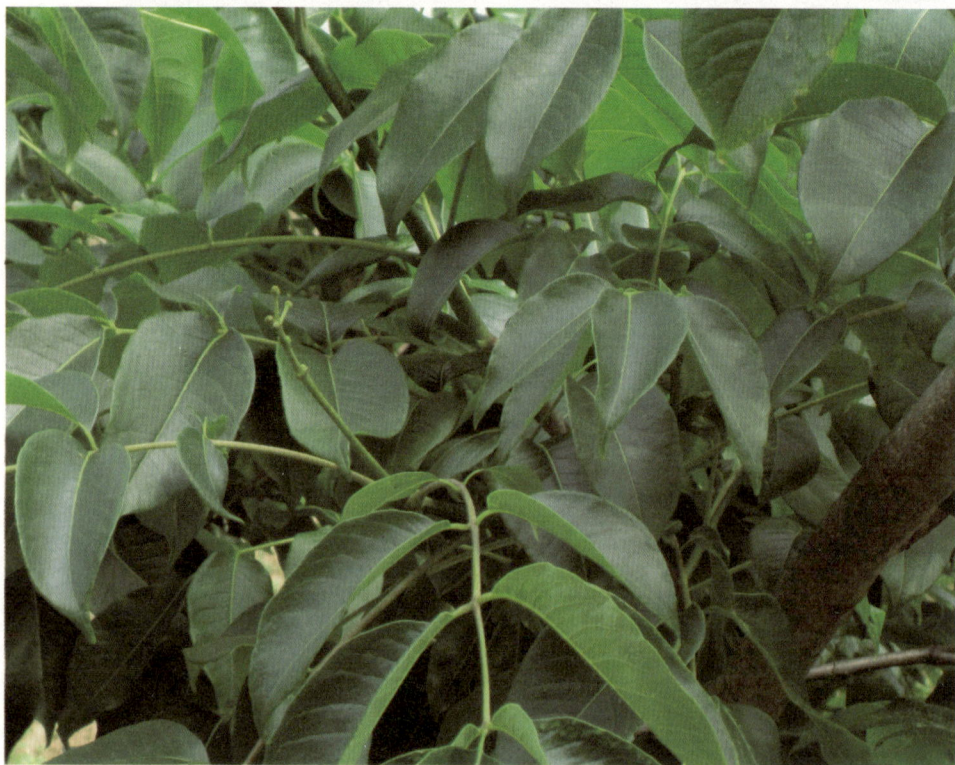

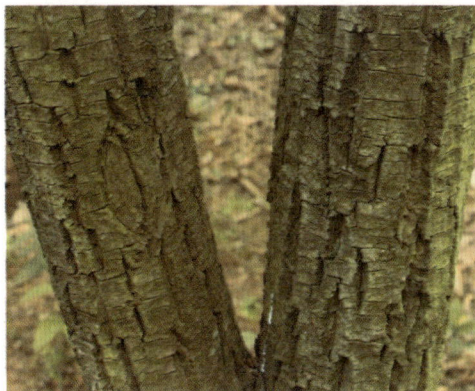

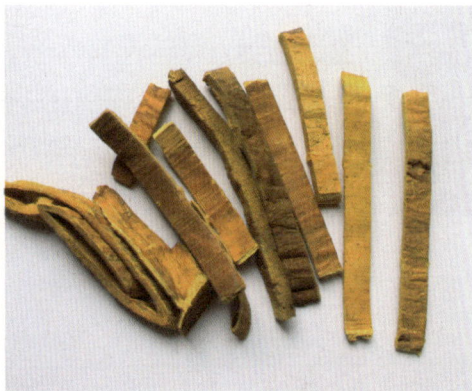

土单方精选

方一

组成	黄柏 100 克。
制法	将黄柏研为细末。
用法	每次 2 克，每天 2 次。
主治	湿热下注证，阴虚火旺之痿证。

方二

组成	黄柏 30 克。
制法	将黄柏用清水洗净，加 200 毫升水，煎取 50 毫升汤汁。
用法	将患处洗净，用浸了药液的脱脂棉包裹患处，外用塑料薄膜包裹，再用胶布固定。
主治	甲沟炎。

方三

组成	黄柏 50 克。
制法	将黄柏放入 200 毫升食醋中浸泡 6 ~ 7 天，用纱布过滤，滤液分装于容量为 5 毫升的小瓶中备用。
用法	用时将患处用温水洗净，用竹签蘸药液点搽患处。搽药部位呈灰白色，这是高浓度的醋精导致的脱水。脱水使患部萎缩、角质层剥落，从而使患处苔藓样的鳞屑脱落。连用 1 ~ 2 周苔藓样的鳞屑将脱落，新的皮肤长出，即为痊愈。
主治	神经性皮炎。

龙胆

别　　名	胆草、草龙胆、山龙胆、水龙胆、龙须草、龙胆草。
来　　源	本品为龙胆科植物条叶龙胆、龙胆、三花龙胆。
生境分布	生长于山坡草地上、河滩灌丛中、路边以及林下草甸。主产于黑龙江、辽宁、吉林等地。
采收加工	春、秋二季采挖，洗净，晒干。
性味归经	味苦，性寒。归肝、胆经。
功效主治	清热燥湿，泻肝胆火。主治湿热黄疸、阴肿阴痒、湿疹瘙痒、肝火目赤、耳鸣耳聋、惊风抽搐、癫狂病、下消化道出血。
使用注意	脾胃虚寒者不宜用；阴虚津伤者慎用。

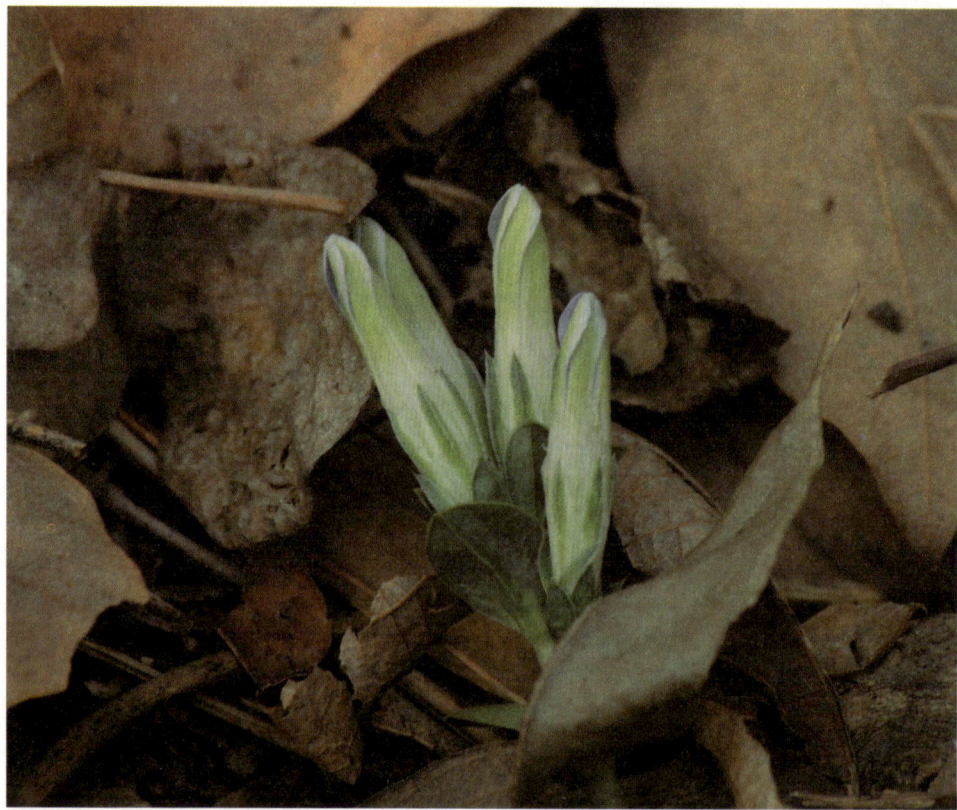

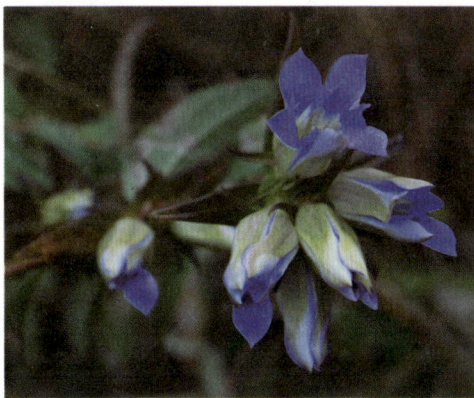
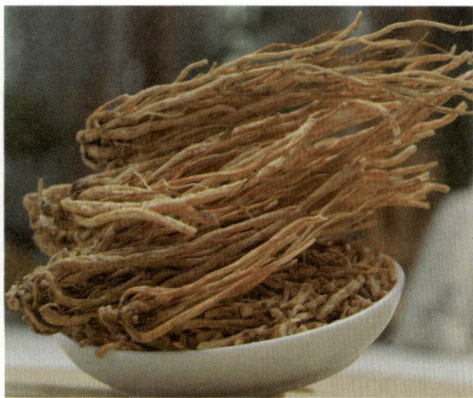

土单方精选

方一
- **组成** 龙胆15克。
- **制法** 水煎。
- **用法** 每天1剂，分2次服。
- **主治** 癫狂病。

方二
- **组成** 龙胆15～30克。
- **制法** 水煎。
- **用法** 每天1剂，熏洗阴部，连用3～5天。
- **主治** 外阴瘙痒。

方三
- **组成** 龙胆9～15克。
- **制法** 将龙胆研成细末。
- **用法** 每次3克，每天2次，早、晚各1次，用清茶送服。
- **主治** 急性结膜炎。

方四
- **组成** 龙胆适量。
- **制法** 将龙胆切细，加5 000毫升水煎至2 500毫升。
- **用法** 口服，每天5次。
- **主治** 下消化道出血。

苦参

别　　名	苦骨、牛参、川参、地骨、地参、山槐根、凤凰爪。
来　　源	本品为豆科植物苦参。
生境分布	生长于沙地或向阳山坡的草丛中及溪沟边。分布于全国各地。
采收加工	春、秋二季采挖，除去根头及小须根，洗净，晒干；或趁鲜切片，晒干。
性味归经	味苦，性寒。归心、肝、胃、大肠、膀胱经。
功效主治	清热燥湿，杀虫，利尿。主治热痢、便血、黄疸尿闭、赤白带下、阴肿阴痒、湿疹、湿疮、皮肤瘙痒、疥癣麻风、滴虫性阴道炎、细菌性痢疾、失眠、期前收缩。
使用注意	脾胃虚寒者忌用。

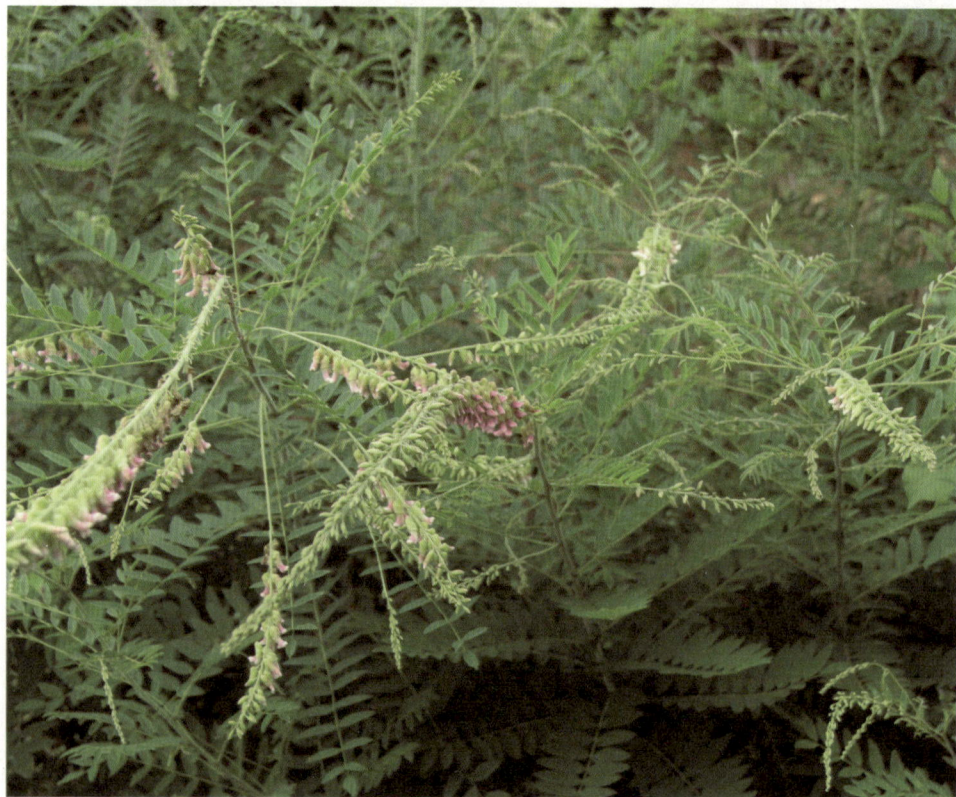

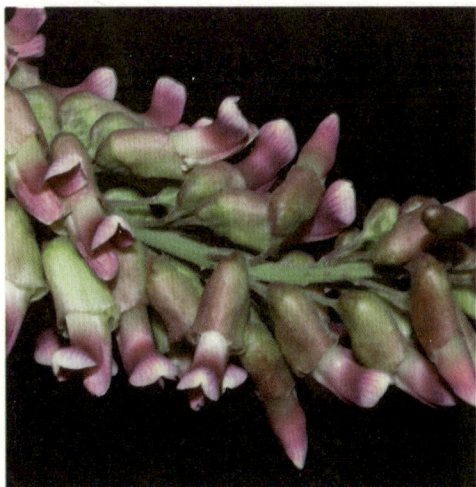
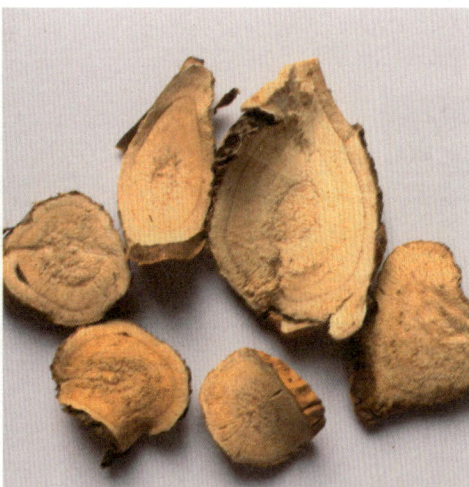

土单方精选

方一　
组成　苦参适量。
制法　将苦参研为细末，装瓶备用。
用法　每次1克，每天4次，口服。
主治　细菌性痢疾。

方二　
组成　苦参500克。
制法　将苦参加1 000毫升水，泡12～20小时，煎1小时，取汁400～600毫升；再加1 000毫升水，煎取300～500毫升；最后加1 000毫升水，煎取500毫升。将3次煎汁混合，浓缩成1 000毫升，加糖适量。
用法　成人每次20毫升，小儿每次5～15毫升，睡前服1次。
主治　失眠。

方三　
组成　苦参300克。
制法　将苦参加1 000毫升水，煎煮取汁500毫升，同前再煎2次。将3次煎汁混合，浓缩成1 000毫升，加适量糖，装瓶备用。
用法　每次50毫升，每天早、晚各服1次，连服2～4周。
主治　期前收缩。

金银花

别　　名	银花、双花、二宝花、忍冬花、金银藤。
来　　源	本品为忍冬科植物忍冬。
生境分布	生长于路旁、山坡灌丛中或疏林中。分布于全国大部分地区。
采收加工	夏初花开前采收，晒干。
性味归经	味甘，性寒。归肺、心、胃经。
功效主治	清热解毒，疏散风热。主治痈肿疔疮、喉痹、丹毒、热毒血痢、风热感冒、温病发热、麻疹、慢性咽炎、鼻窦炎。
使用注意	脾胃虚寒、气虚疮疡脓清者忌用。

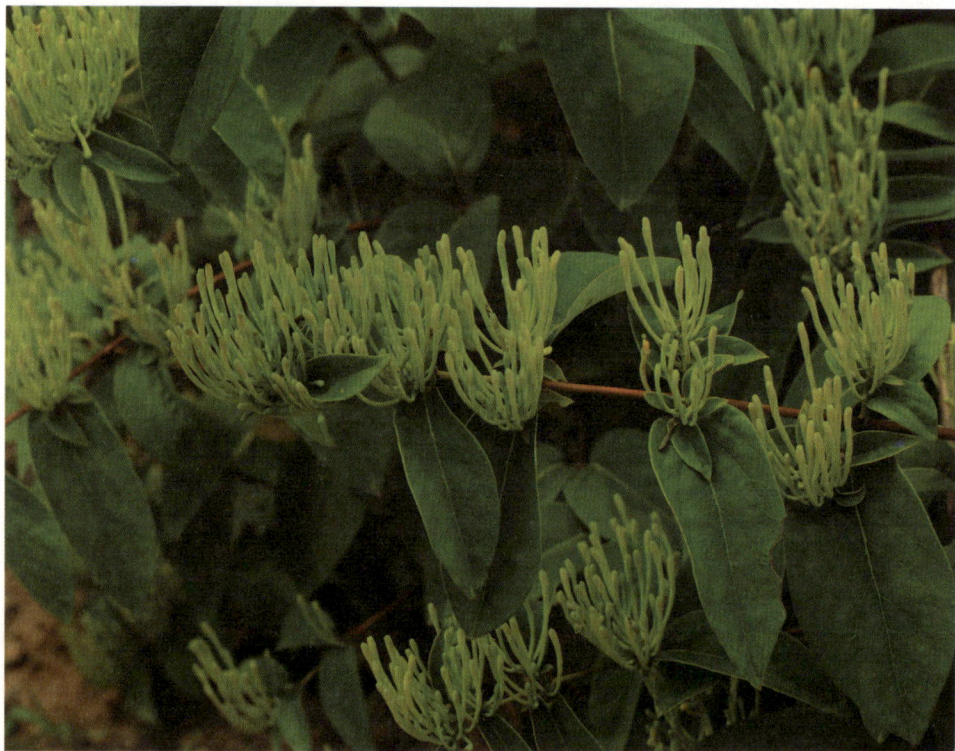

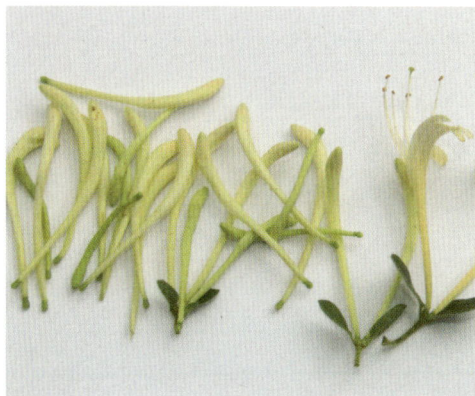

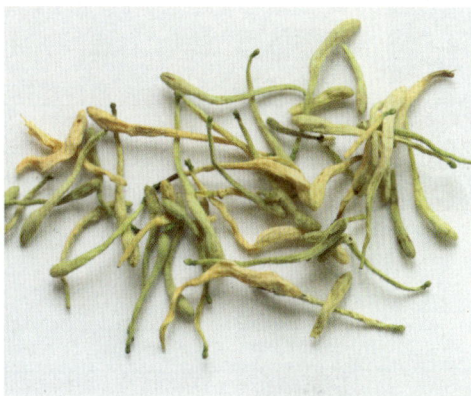

土单方精选

方一
组成　金银花9克。
制法　将金银花与茶叶3克一起水煎。
用法　每天1剂，连用2～3天。
主治　风热感冒。

方二
组成　金银花适量。
制法　将金银花研为细末，与适量白糖调匀。
用法　每次5克，每天早、晚各服1次，连服5～7天。
主治　麻疹初发。

方三
组成　金银花9克。
制法　将金银花研为细末，备用。
用法　每次取少许吹入鼻中，每天3～5次。
主治　鼻窦炎。

方四
组成　金银花30～50克。
制法　水煎。
用法　每天1剂，早、晚饭后各服1次。
主治　慢性咽炎。

连翘

别　　名	空壳、落翘、空翘、旱莲子、黄花条。
来　　源	本品为木犀科植物连翘。
生境分布	生长于山野荒坡上或栽培。主产于山西、河南、陕西等地。
采收加工	秋季果实初熟尚带绿色时采收，除去杂质，蒸熟，晒干，习称"青翘"；果实熟透时采收，晒干，除去杂质，习称"老翘"。
性味归经	味苦，性微寒。归肺、心、小肠经。
功效主治	清热解毒，消肿散结，疏散风热。主治痈疽、瘰疬、乳痈、丹毒、风热感冒、温病初起、温热入营、高热烦渴、神昏发斑、热淋涩痛、肺结核、便秘、水肿、妊娠呕吐。
使用注意	脾胃虚寒、气虚脓清者不宜用。

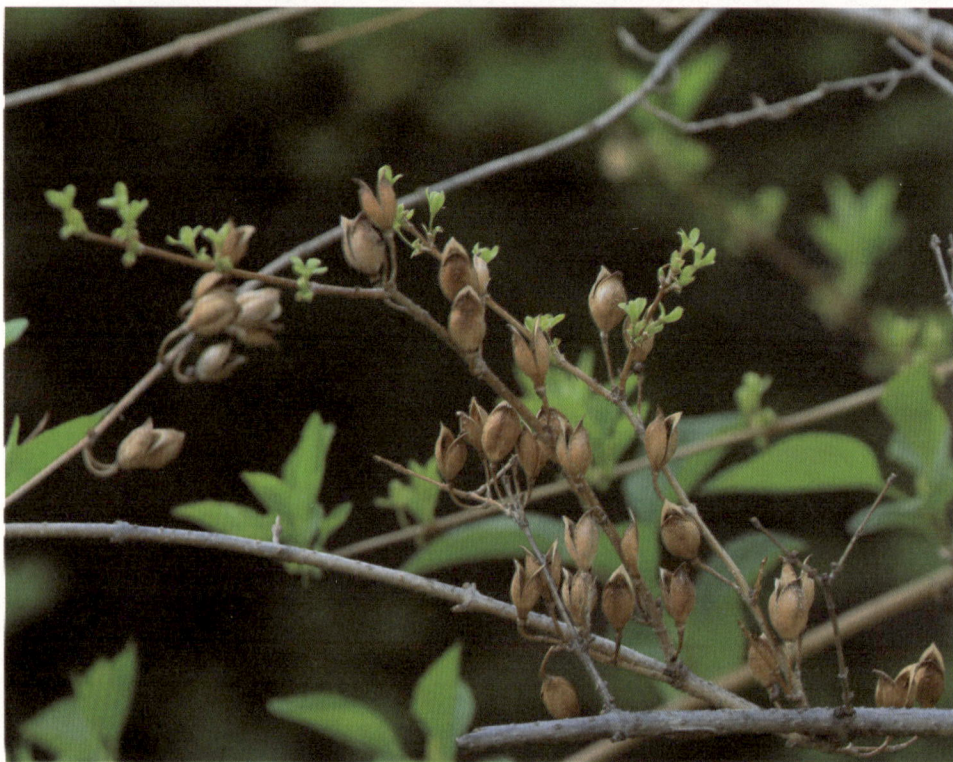

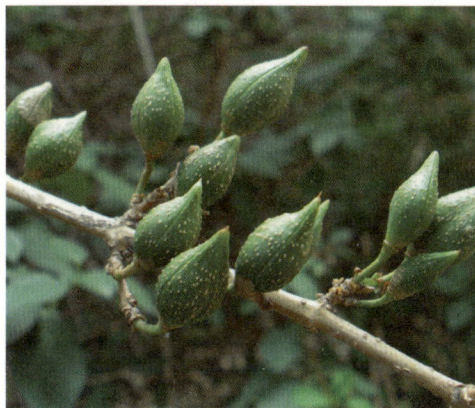

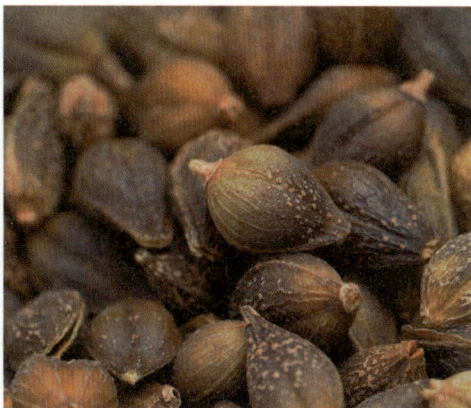

土单方精选

方一

组成	连翘 500 克。
制法	将连翘研为细末。
用法	每天 20 ~ 25 克，分 3 次饭前服用，忌食辛辣。
主治	肺结核。

方二

组成	连翘适量。
制法	将连翘去梗洗净，晒干，装罐备用。
用法	每次 15 ~ 30 克，开水冲泡或煎沸当茶饮，连服 1 ~ 2 周。
主治	便秘。

方三

组成	连翘 15 克。
制法	水煎。
用法	每天 1 剂，分 2 次服，连服 7 ~ 10 天。
主治	水肿。

方四

组成	连翘 15 克。
制法	水煎。
用法	每天 1 剂，分 2 次服。
主治	妊娠呕吐。

板蓝根

别　　名	靛青根、蓝靛根、菘蓝根、大蓝根、北板蓝根。
来　　源	本品为十字花科植物菘蓝。
生境分布	生长于山地林缘较潮湿的地方。主产于河北、陕西、河南、江苏、安徽等地。
采收加工	秋季采挖，除去泥沙，晒干。
性味归经	味苦，性寒。归心、胃经。
功效主治	清热解毒，凉血利咽。主治瘟疫时毒、发热咽痛、温毒发斑、痄腮、烂喉丹痧、丹毒、痈肿、泌尿系结石。
使用注意	体虚而无实火热毒者忌服；脾胃虚寒者慎用。

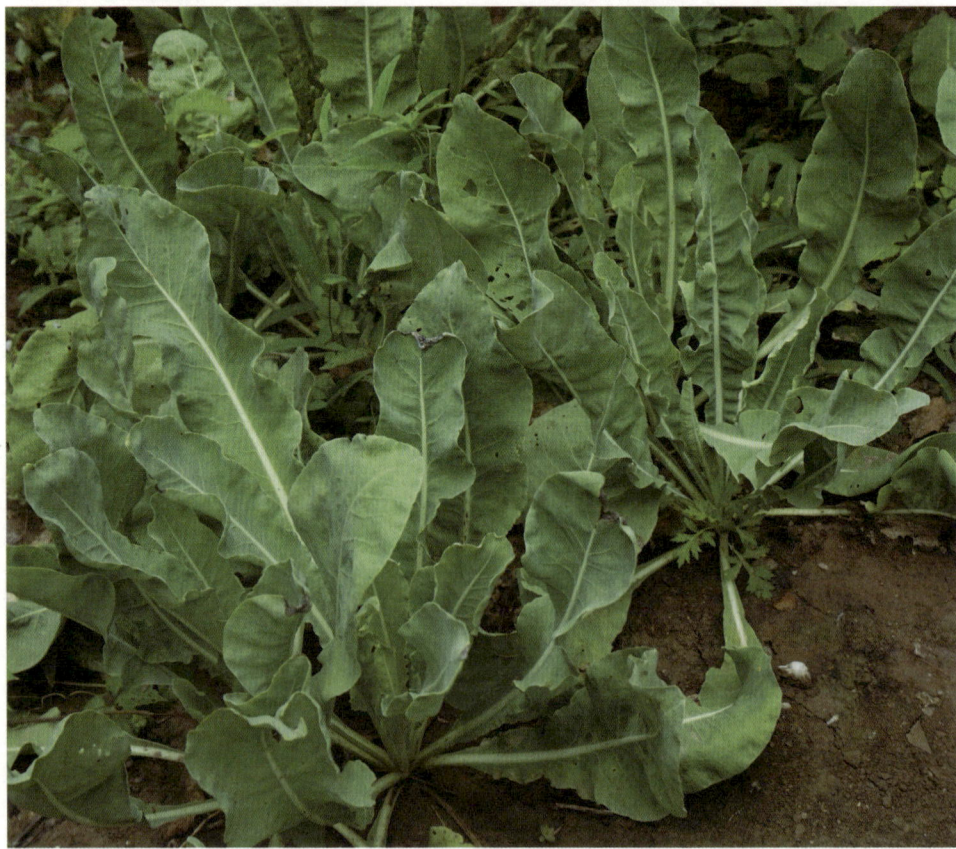

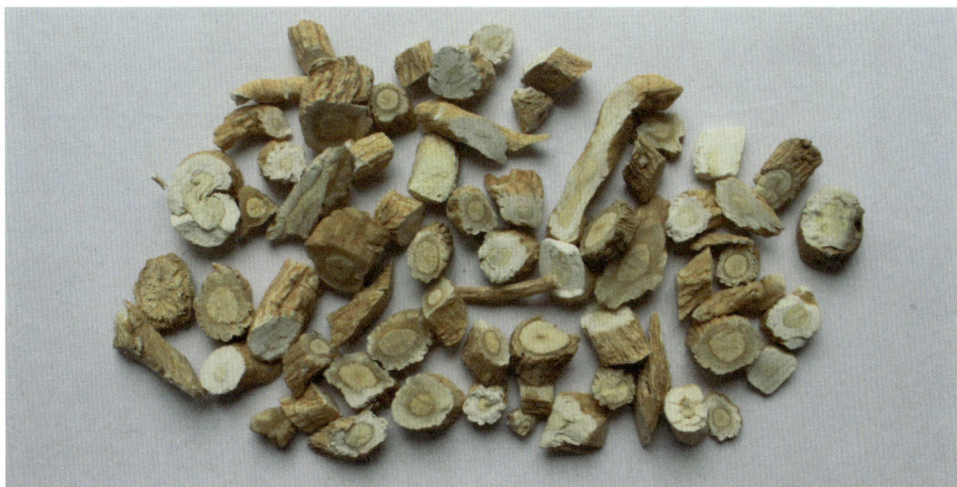

土单方精选

方一

组成　板蓝根适量。

制法　取板蓝根 60 ~ 120 克 [5 岁以内（不含 5 岁）每天 60 克，5 ~ 14 岁每天 90 克，成人每天 120 克]，按每 30 克加 500 毫升水煎至 100 毫升的比例煎汁。

用法　分 2 次服用，每天 1 剂。

主治　流行性乙型脑炎。

方二

组成　板蓝根 50 克。

制法　取板蓝根 50 克，加 700 毫升水，煎至 450 毫升，再取 1/3 煎液浓缩为 50 毫升。

用法　搽患处，剩余的 2/3 煎液分次含漱，每天 5 ~ 6 次，每天 1 剂。

主治　口腔溃疡。

方三

组成　板蓝根 80 克。

制法　水煎。

用法　顿服，1 周为 1 个疗程。

主治　泌尿系结石（辅助治疗）。

蒲公英

别　　名	黄花草、婆婆丁、蒲公丁、蒲公草、黄花地丁。
来　　源	本品为菊科植物蒲公英。
生境分布	生长于道旁、荒地、庭园等处。全国大部分地区均产，主产于山西、河北、山东等地。
采收加工	春至秋季花初开时采挖，除去杂质，洗净，晒干。
性味归经	味苦、甘，性寒。归肝、胃经。
功效主治	清热解毒，消肿散结，利尿通淋。主治疔疮肿毒、乳痈、胃热证、目赤、咽痛、荨麻疹、胆囊炎、泌尿系统感染、热淋涩痛。
使用注意	用量过大可能导致缓泻。

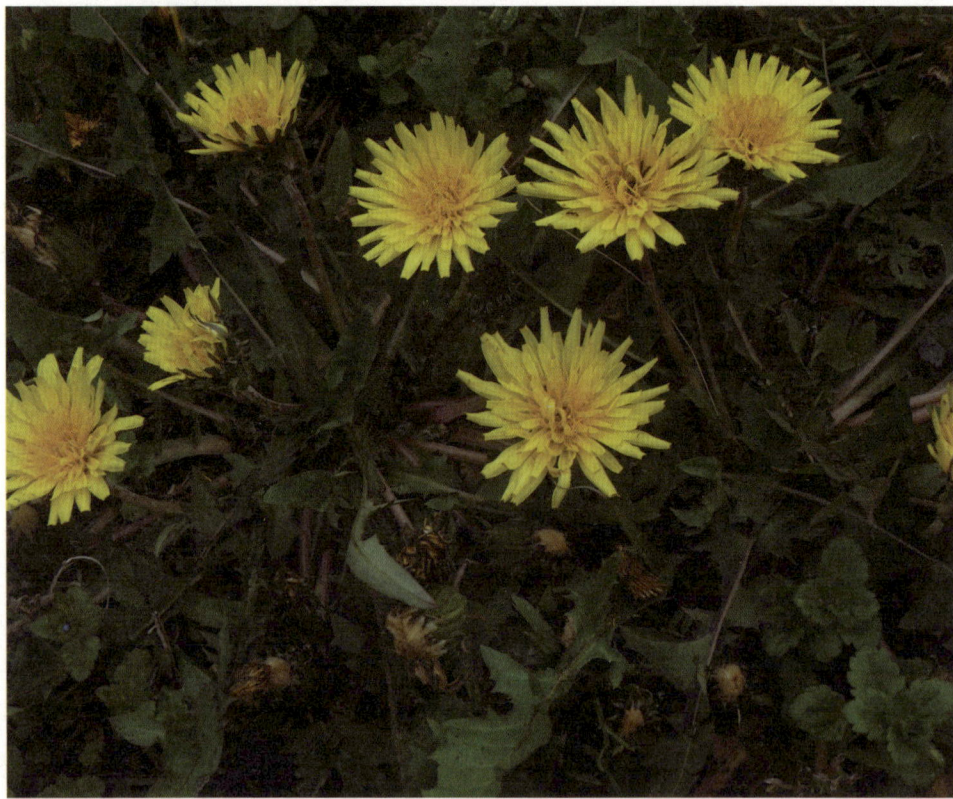

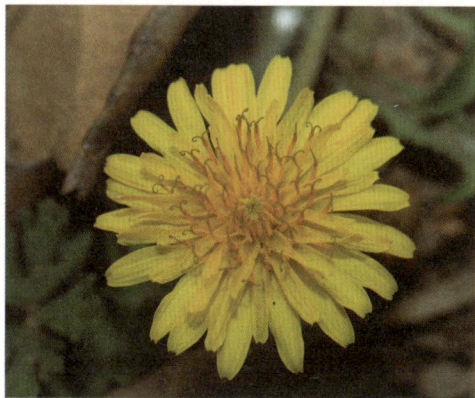
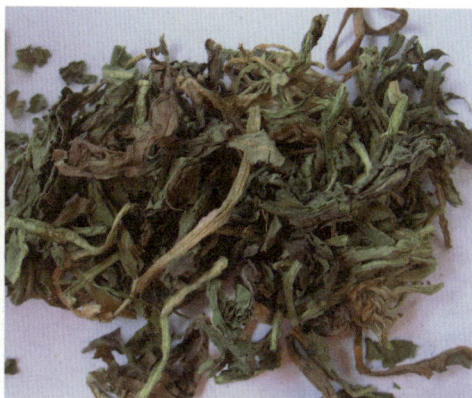

土单方精选

方一
组成　蒲公英30克。
制法　将蒲公英炒至微焦加红糖9克，共研为细末。
用法　每次口服9克，每天2次。
主治　胃热证。

方二
组成　鲜蒲公英30～60克。
制法　水煎。
用法　每天1剂，分3次服，连服5～7天。
主治　急、慢性胆囊炎。

方三
组成　蒲公英30～60克。
制法　水煎。
用法　每天1剂，分3次服，连服3～6天。
主治　泌尿系统感染、小便灼热涩痛。

方四
组成　蒲公英30克。
制法　水煎。
用法　每天1剂，分3次服，连服2～3天。
主治　荨麻疹。

土茯苓

别　　名	过山龙、土太片、地茯苓、山地栗、冷饭团。
来　　源	本品为百合科植物光叶菝葜。
生境分布	生长于林下或山坡上。主产于广东、湖南、湖北、浙江、四川、安徽等地。
采收加工	夏、秋二季采挖，除去须根，洗净，晒干；或趁鲜切成薄片，晒干。
性味归经	味甘、淡，性平。归肝、胃经。
功效主治	解毒，除湿，通利关节。主治梅毒及汞中毒所致的肢体拘挛、筋骨疼痛；湿热淋浊、带下、痈肿、瘰疬、疥癣。
使用注意	肝肾阴虚者慎服。服药时忌茶。

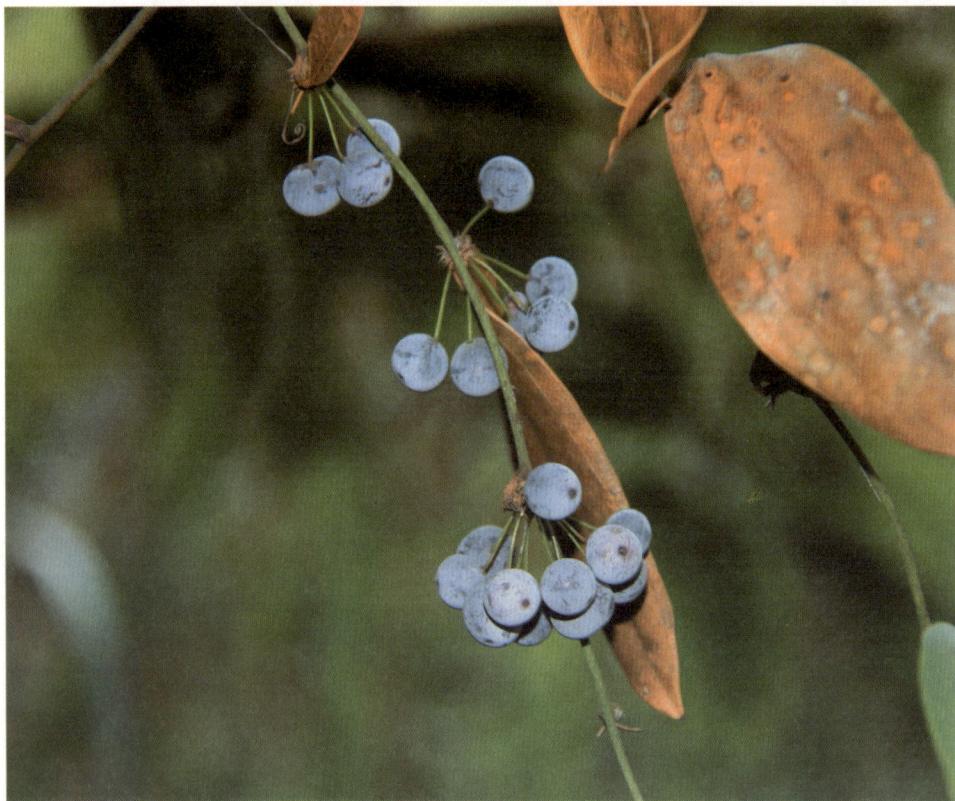

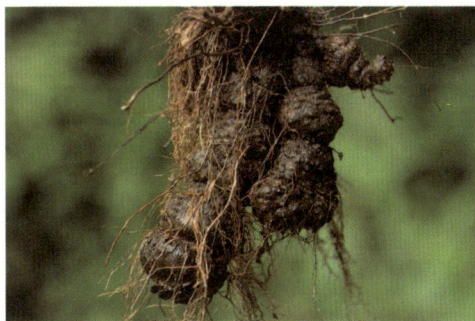

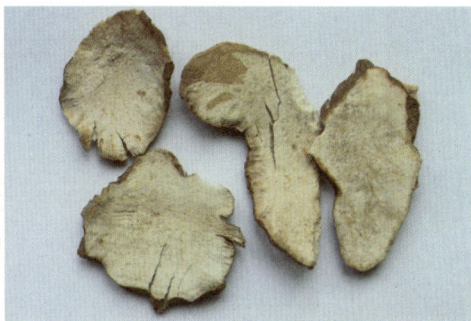

土单方精选

方一

组成	土茯苓 30 ~ 50 克。
制法	将土茯苓研成粗末，用纱布包好，水煎。
用法	每天 1 剂，早、晚各服 1 次，连用 10 ~ 15 天。
主治	牛皮癣。

方二

组成	土茯苓 30 ~ 60 克。
制法	水煎。
用法	每天 1 剂，分 3 次服（忌同时饮茶）。
主治	梅毒。

方三

组成	土茯苓 50 克。
制法	将土茯苓洗净、切片，用纱布包好，备用；取 500 克猪脊骨洗净煨汤，煎汤 1 000 毫升左右，取出猪脊骨，撇去汤上层浮油。将备好的土茯苓放入煎好的猪脊骨汤内再煎，煎至 600 毫升左右即可。
用法	每天 1 剂，分 2 ~ 3 次服。
主治	痛风（热毒较重）、关节红肿。

方四

组成	土茯苓 50 克。
制法	将土茯苓加 600 毫升水，以文火煎至 250 毫升。
用法	每天 1 剂，加适量糖或蜂蜜调服。
主治	宫颈癌（白带增多者）。

鱼腥草

别　　名	蕺菜、蕺子、紫蕺、臭猪巢、折耳根、九节莲。
来　　源	本品为三白草科植物蕺菜。
生境分布	生长于沟边、溪边及潮湿的疏林下。主产于陕西、甘肃，以及长江流域以南的各地。
采收加工	鲜品全年均可采割；干品夏季茎叶茂盛花穗多时采割，除去杂质，晒干。
性味归经	味辛，性微寒。归肺经。
功效主治	清热解毒，消痈排脓，利尿通淋。主治肺痈吐脓、痰热喘咳、热痢、热淋、痈肿疮毒、肝炎、痢疾。
使用注意	本品含挥发油，不宜久煎。虚寒证及阴证疮疡者忌服。

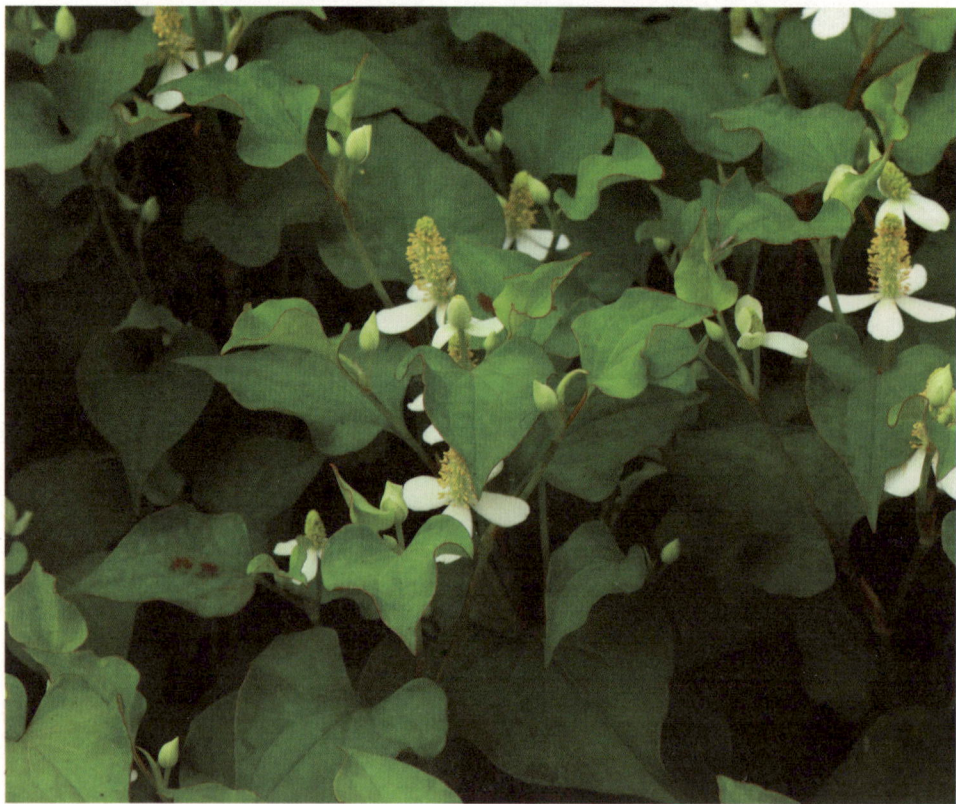

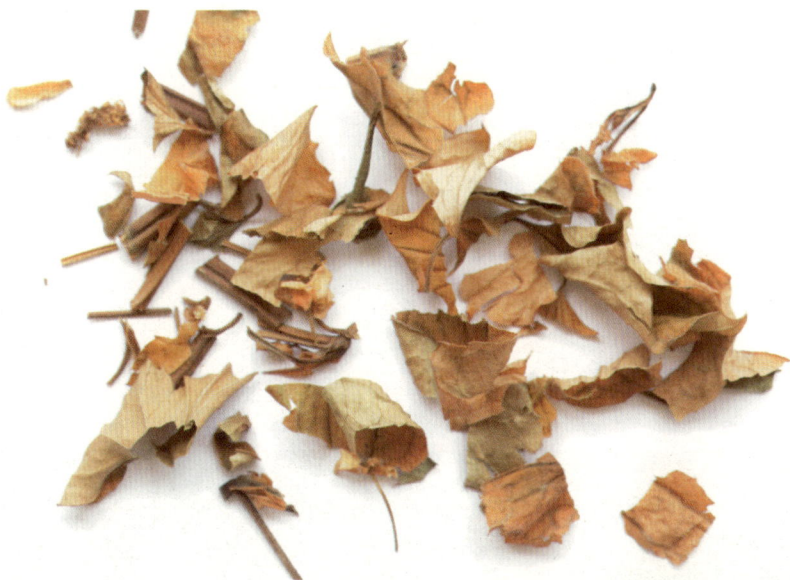

土单方精选

方一

组成　鲜鱼腥草 50 ～ 100 克（干品减半）。

制法　先嚼服鲜鱼腥草叶 20 ～ 40 克，再将鱼腥草水煎。

用法　每天 1 剂。

主治　急性细菌性痢疾。

方二

组成　鱼腥草 180 克。

制法　将鱼腥草加 30 克白糖水煎。

用法　每天 1 剂，连服 5 ～ 10 剂。

主治　急性黄疸型肝炎。

方三

组成　鲜鱼腥草 50 ～ 150 克。

制法　先把鱼腥草洗净，捣烂，备用，然后把适量冰糖放入 200 ～ 500 毫升水中煮沸，再倒入鱼腥草中，加盖闷 5 ～ 7 分钟，即可。

用法　每天 1 ～ 2 次，连服 4 天。

主治　风热咳嗽。

射干

别　　名	寸干、鬼扇、乌扇、乌蒲、野萱花、山蒲扇、金蝴蝶。
来　　源	本品为鸢尾科植物射干。
生境分布	生长于林下或山坡上。主产于湖北、河南、江苏、安徽等地。
采收加工	春初刚发芽或秋末茎叶枯萎时采挖，除去须根及泥沙，晒干。
性味归经	味苦，性寒。归肺经。
功效主治	清热解毒，消痰，利咽。主治热毒痰火郁结、咽喉肿痛、痰涎壅盛、咳嗽气喘、病毒性肝炎。
使用注意	本品苦寒，脾虚便溏者不宜使用；孕妇慎用或忌用。

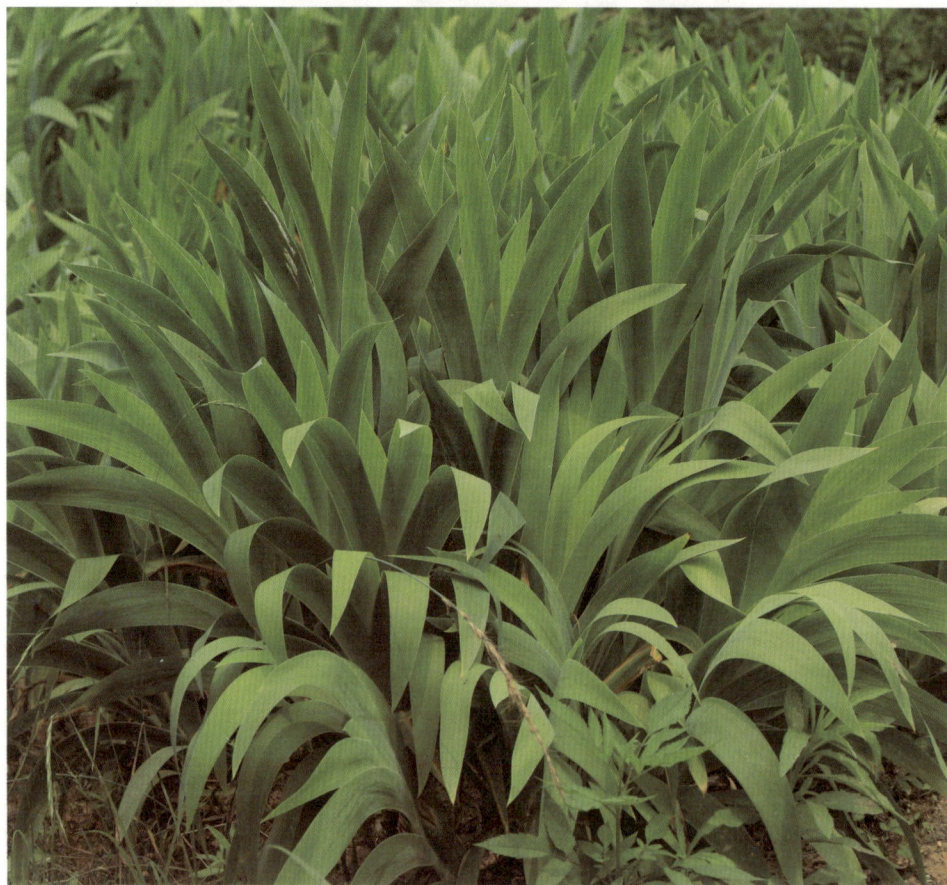

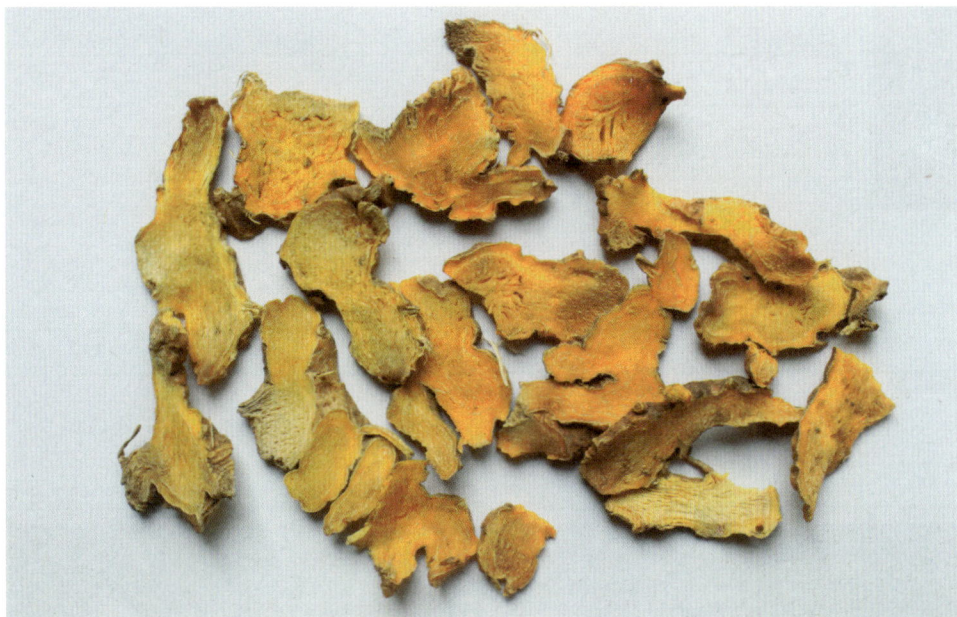

土单方精选

方一

组成	鲜射干9克。
制法	水煎。
用法	每天1剂，饭后2次分服，连服3～4天。
主治	腮腺炎。

方二

组成	鲜射干9～12克。
制法	水煎。
用法	每天1剂，分3次服，连服5～7天。
主治	病毒性肝炎。

方三

组成	射干12～15克。
制法	水煎。
用法	每天1剂，分2次服。
主治	牙龈肿痛。

青果

别　　名	甘榄、橄榄、干青果、余甘子、青橄榄。
来　　源	本品为橄榄科植物橄榄。
生境分布	生长于低海拔的杂木林中，多为栽培。主产于广东、广西、福建、云南、四川等地。
采收加工	秋季果实成熟时采收，晒干。
性味归经	味甘、酸，性平。归肺、胃经。
功效主治	清热解毒，利咽，生津。主治咽喉肿痛、咳嗽痰黏、烦热口渴、鱼蟹中毒、冻疮溃烂。
使用注意	本品味甘、涩，表证初期者慎用；脾胃虚寒及大便秘结者慎用。

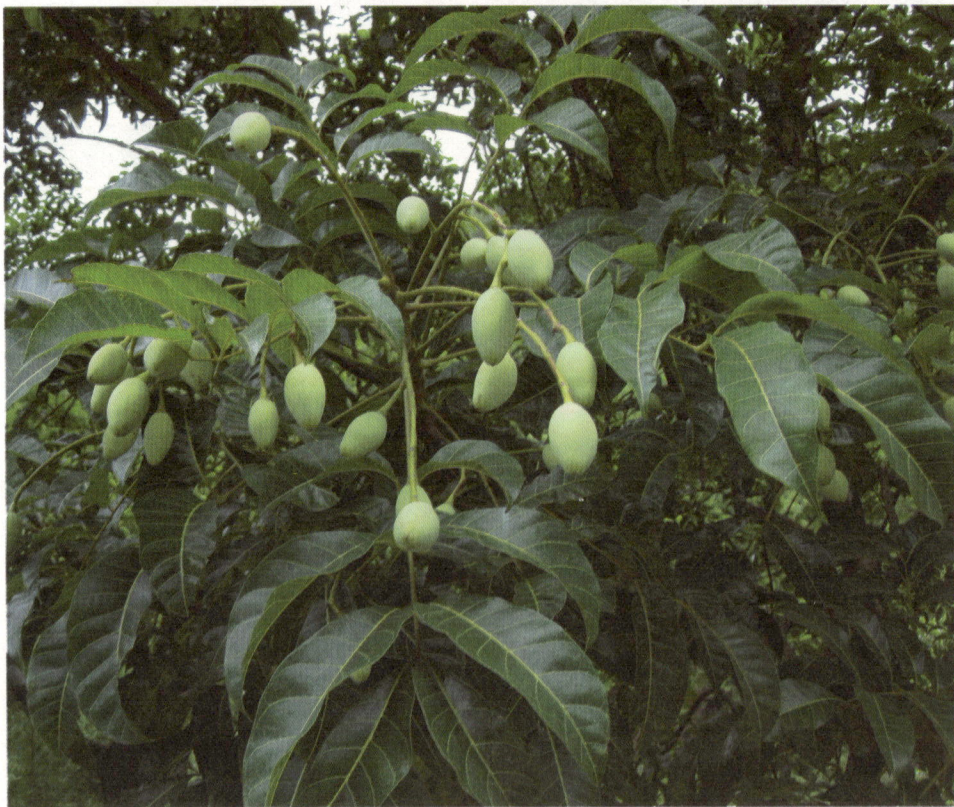

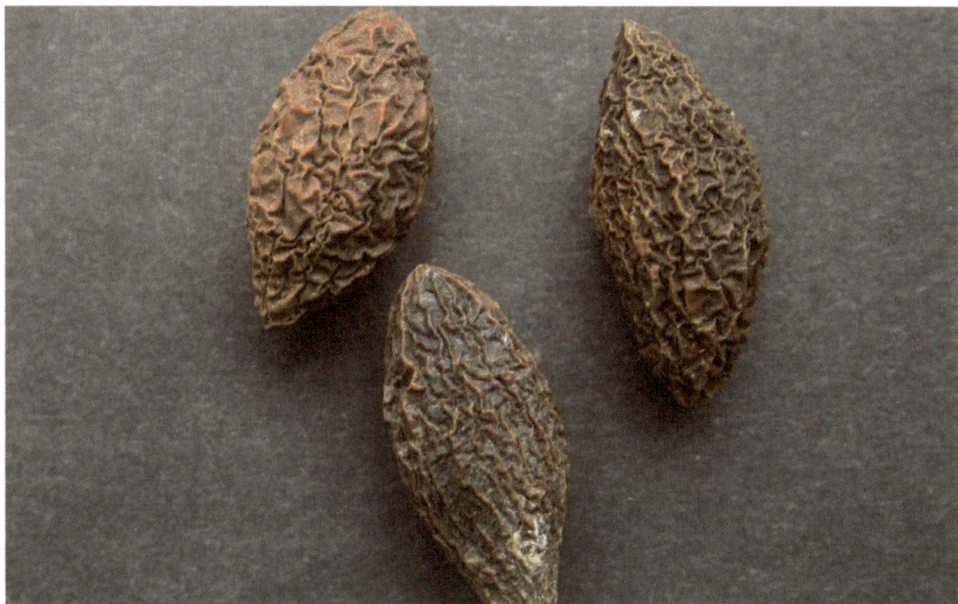

土单方精选

方一

组成　青果适量。

制法　将青果煅烧研为细末，用适量麻油或凡士林调匀。

用法　敷于患处，每天更换1次。

主治　冻疮溃烂。

方二

组成　青果2颗。

制法　将青果清洗干净，备用。

用法　把洗净的青果含嘴里嚼，慢慢咽其汁，每次2个，每天嚼咽2～3次。

主治　慢性咽炎。

方三

组成　鲜青果30克。

制法　将鲜青果焙枯（存性），研为极细末，加0.3克冰片调匀。

用法　先用棉签清理耳内脓汁，再将药末吹入耳内。

主治　耳内流脓。

白头翁

别　　名	翁草、野丈人、白头公、犄角花、老翁花、胡王使者。
来　　源	本品为毛茛科植物白头翁。
生境分布	生长于平原或山坡草地上，林缘或干旱多岩石的坡地上。主产于河南、陕西、甘肃、山东、江苏、安徽、湖北、四川等地。
采收加工	春、秋二季采挖，除去泥沙，晒干。
性味归经	味苦，性寒。归胃、大肠经。
功效主治	清热解毒，凉血止痢。主治颈部淋巴结肿大、牙痛、腮腺炎。
使用注意	虚寒泻痢者忌服。

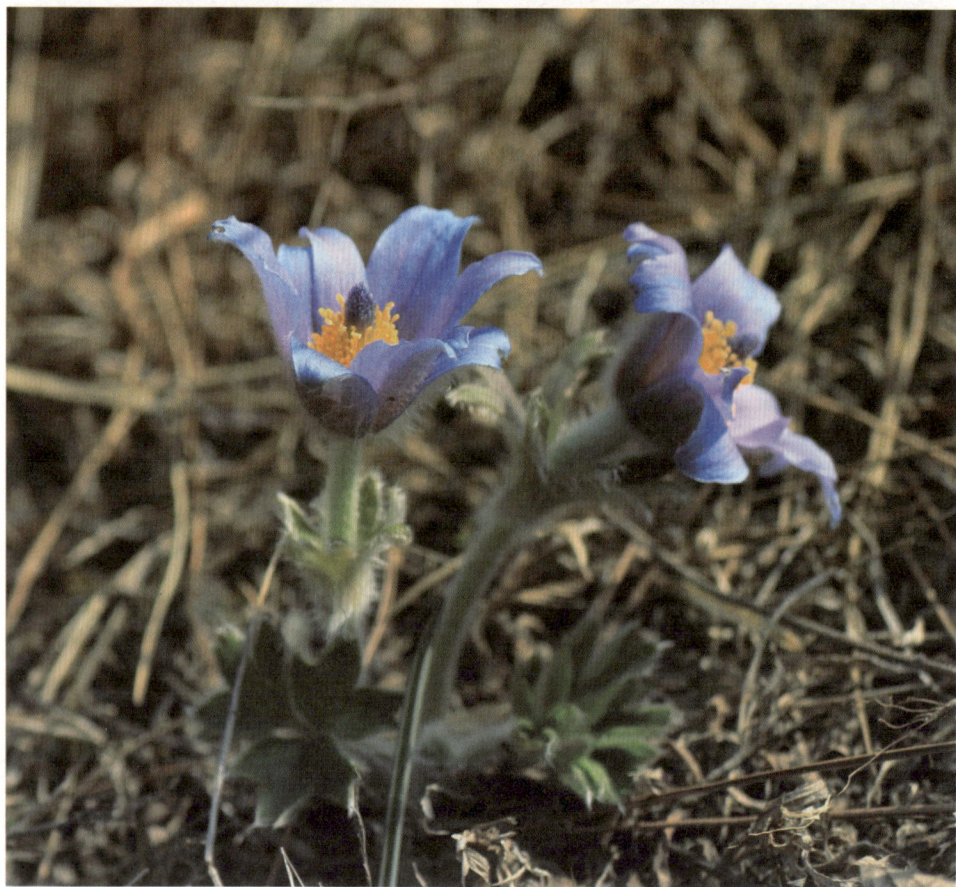

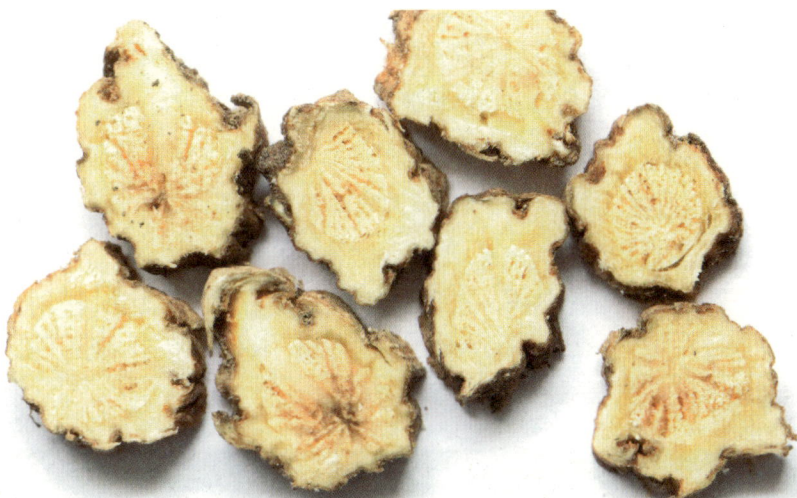

土单方精选

方一

组成　白头翁 30 克。

制法　将白头翁加 500 毫升水煎煮 4 次，去渣取汁，混合 4 次煎汁后加适量红糖调匀。

用法　每天 1 剂，分 2 次温服，连服 30 天。视病情可适当延长服用时间。

主治　颈部淋巴结肿大。

方二

组成　白头翁 20 克。

制法　先将白头翁加水煮沸后，再将鸡蛋 3 枚打入药中，勿搅动，以免蛋散。待鸡蛋熟后，捞出鸡蛋，滤出药汁。

用法　每天 1 次，吃蛋喝汤，以感觉身体微微汗出为佳。

主治　流行性腮腺炎。

方三

组成　白头翁 10 ~ 15 克。

制法　洗净捣烂（干根需先用温水泡涨）。

用法　用时，取适量放在痛牙处，上下齿紧紧咬着，2 ~ 3 分钟后，觉有麻木酸苦感，流涎水，可止痛。如还疼痛，可再用 2 ~ 3 次。

主治　牙痛。

马齿苋

别　　名	酸苋、马齿草、马齿菜、长命菜、马齿龙芽。
来　　源	本品为马齿苋科植物马齿苋。
生境分布	生长于田野上、荒芜地上及路旁。我国大部地区均有分布。
采收加工	夏、秋二季采收。除去残根及杂质，洗净，略蒸或烫后晒干。
性味归经	味酸，性寒。归肝、大肠经。
功效主治	清热解毒，凉血止血，止痢。主治热毒血痢、痈肿疔疮、湿疹、病毒性肝炎、蛇虫咬伤、便血、痔血、崩漏下血。
使用注意	脾胃虚寒、肠滑作泄者忌服。

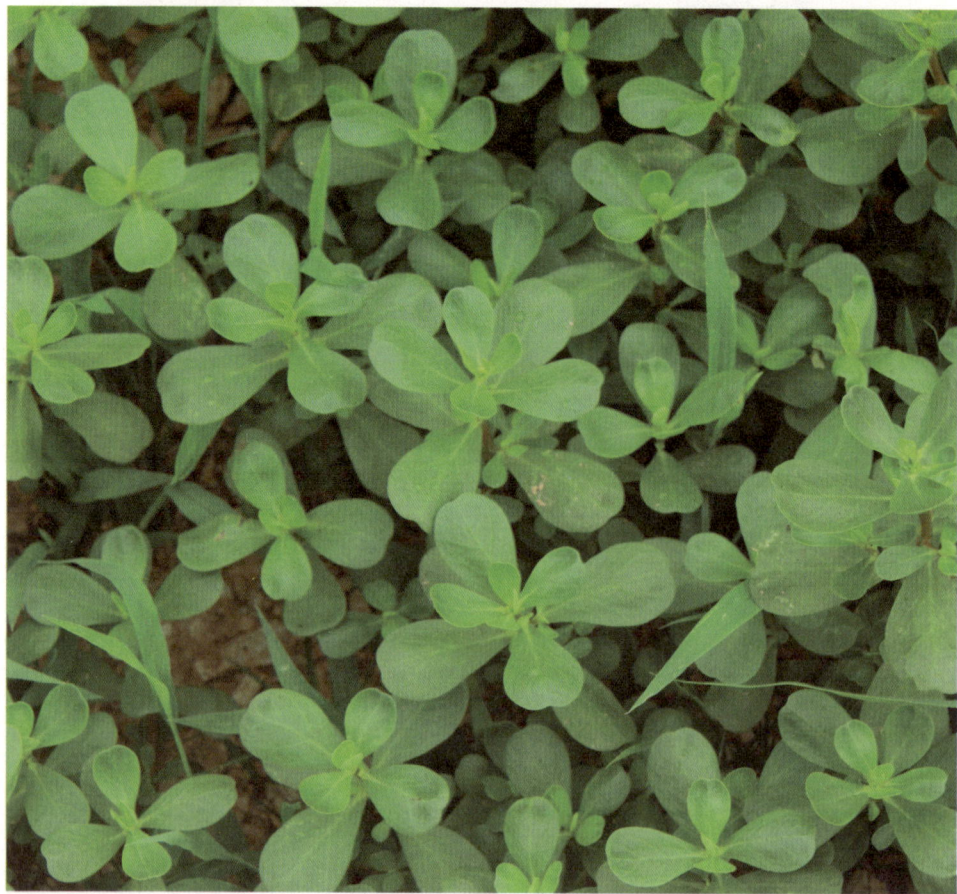

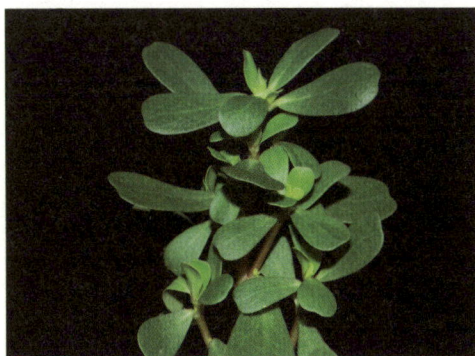

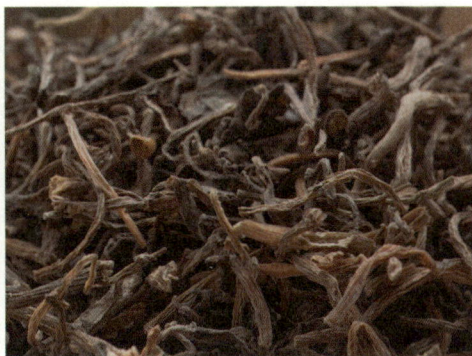

土单方精选

方一

组成　鲜马齿苋适量。

制法　鲜马齿苋捣汁。

用法　取 1 小杯药汁用同量的温开水冲服，并用药汁搽敷患处。

主治　辅助治疗毒蛇咬伤。

方二

组成　马齿苋 500 克。

制法　将马齿苋加 2 000 毫升水煮烂，再加少许白糖，过滤取药汤。

用法　每天晚上 12 点空腹服 50 毫升，连用 5 天为 1 个疗程，未愈可再用 1 个疗程。

主治　细菌性痢疾。

方三

组成　鲜马齿苋 50 克（干品 10 克）。

制法　水煎。

用法　每天 1 剂，分 2 次服。

主治　病毒性肝炎。

方四

组成　鲜马齿苋 120 克。

制法　将鲜马齿苋洗净后切碎放入蒜臼内，捣成糊状。

用法　搽敷患处，每天 2 次。

主治　带状疱疹。

半边莲

别　　名	腹水草、半边菊、蛇利草、细米草。
来　　源	本品为桔梗科植物半边莲。
生境分布	生长于阳光充足或局部阴凉的环境中，以及肥沃、潮湿、有机质多、排水良好的土壤里。主产于安徽、江苏及浙江等地。
采收加工	夏季采收，除去泥沙，洗净，晒干。
性味归经	味辛，性平。归心、小肠、肺经。
功效主治	利尿消肿，清热解毒。主治肝硬化、蛇虫咬伤、鼓胀水肿、湿热黄疸、湿疹湿疮、风热感冒、带状疱疹、足癣。
使用注意	虚证水肿者忌用。

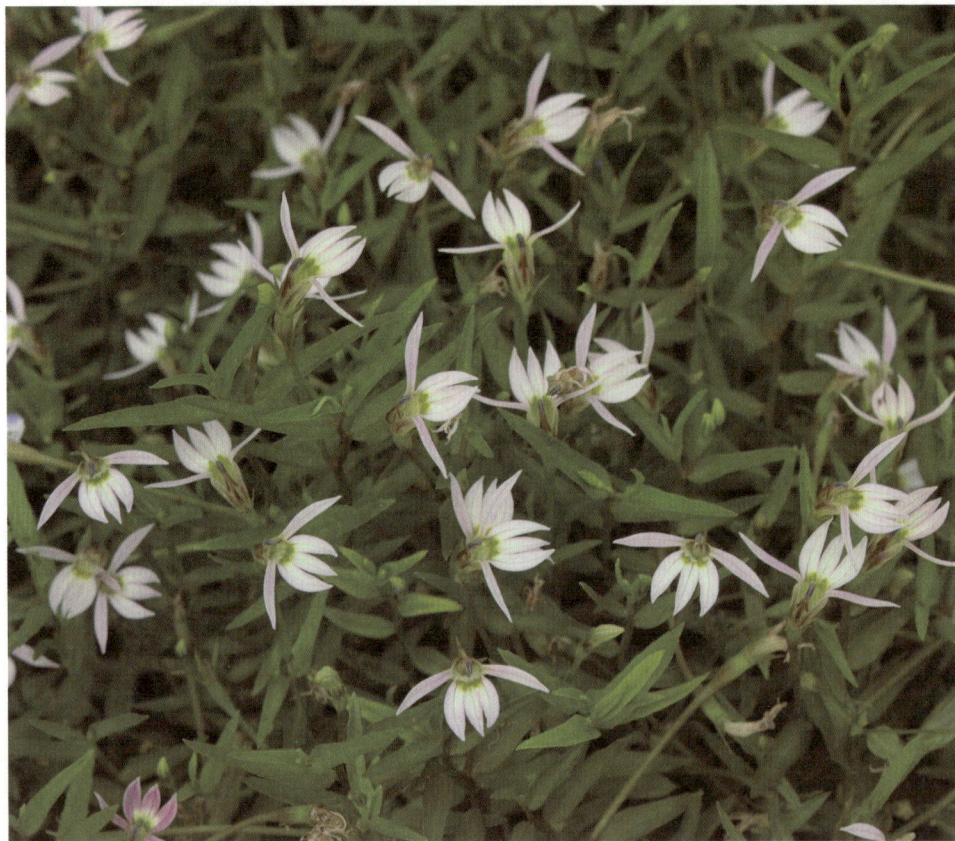

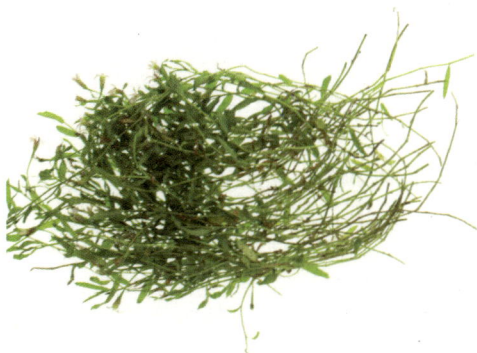

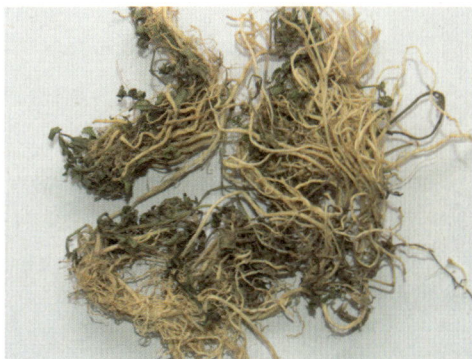

土单方精选

方一

组成 鲜半边莲适量。

制法 将鲜半边莲洗净后捣为泥状。

用法 敷于患处，盖上纱布固定。药干时用冷开水湿润患处。每天换药 1 ~ 2 次，亦可将鲜品捣烂绞汁，外搽患处。

主治 带状疱疹。

方二

组成 半边莲适量。

制法 将半边莲洗净，焙干，研为细末。

用法 水调服，每次 3 克，每天 1 次。

主治 风热感冒。

方三

组成 半边莲 15 ~ 30 克。

制法 水煎。

用法 每天 1 剂，分 2 次服。

主治 肝硬化腹水。

方四

组成 鲜半边莲适量。

制法 将鲜半边莲洗净捣汁。

用法 搽擦患处，每天 3 次。

主治 足癣。

山慈菇

别　　名	毛菇、光慈菇、毛慈菇、冰球子。
来　　源	本品为兰科植物杜鹃兰、独蒜兰等。前者习称"毛慈菇"，后者习称"冰球子"。
生境分布	杜鹃兰生长于山坡及林下阴湿处。分布于长江流域以南地区及山西、陕西、甘肃等地。独蒜兰生长于林下或沟谷旁有泥土的石壁上。分布于湖南、四川、陕西、甘肃等地。
采收加工	夏、秋二季采挖，除去地上部分及泥沙，置锅内蒸煮至透心，晒干。
性味归经	味甘、微辛，性凉。归肝、脾经。
功效主治	清热解毒，化痰散结。主治痈肿疔毒、瘰疬痰核、淋巴结结核、蛇虫咬伤、乳腺炎、耳部肿痛、血栓性静脉炎。
使用注意	本品有毒，不可多服、久服。体虚者慎服。

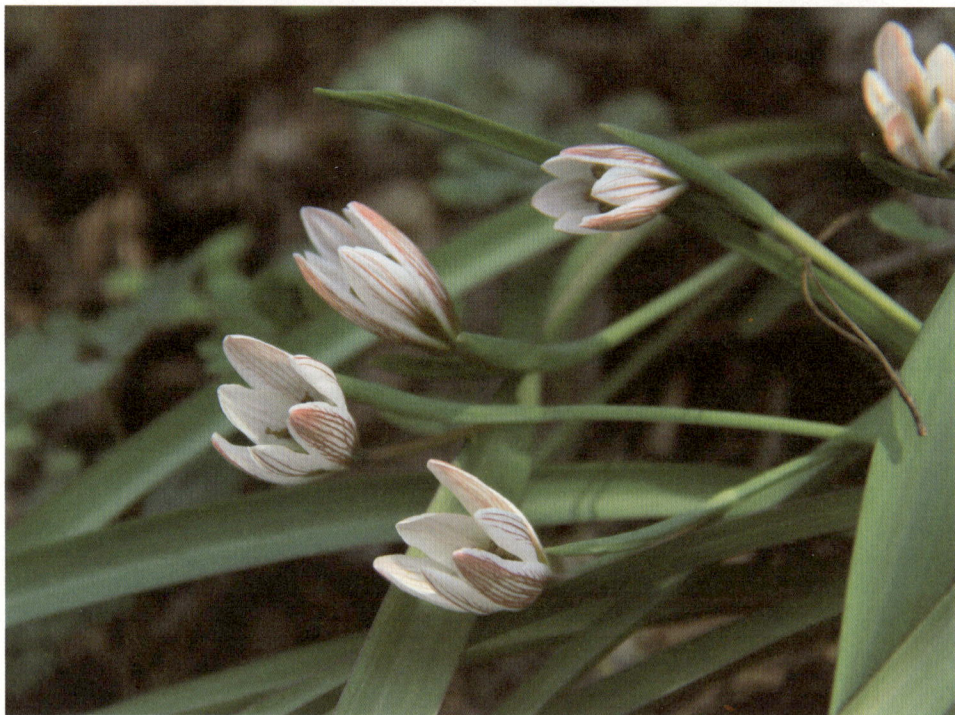

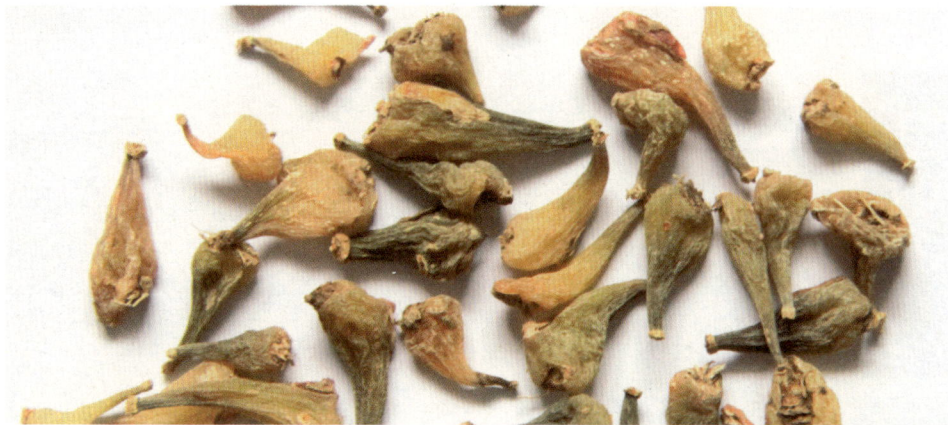

土单方精选

方一

组成　山慈菇适量。

制法　将山慈菇研为细末，装瓶备用。

用法　每天送服 3 克。

主治　乳腺炎（初期）。

方二

组成　山慈菇 90 克。

制法　将山慈菇捣碎，浸泡在 500 毫升 75% 医用酒精中，7 天后取药液装瓶备用。

用法　用时，将药液（少许）倒在掌心，在患处来回用力揉搓，直到皮肤发热，每天 3 ~ 5 次，7 天为 1 个疗程。

主治　血栓性静脉炎。

方三

组成　山慈菇适量。

制法　将山慈菇研为细末，加适量醋调和。

用法　敷患处。

主治　耳下局部红肿、疼痛灼热。

方四

组成　山慈菇 3 克。

制法　将山慈菇研为细末。

用法　温水送服，每天 3 克。

主治　急性乳腺炎。

千里光

别　　名	九里明、九里光、千里及、眼明划、黄花草。
来　　源	本品为菊科草本植物千里光。
生境分布	生长于路旁及旷野间。分布于江苏、浙江、安徽、江西、湖南、四川、贵州、云南、广东、广西等地。
采收加工	全年均可采收，扎成小把或切段，晒干。
性味归经	味苦，性寒。归肺、肝经。
功效主治	清热解毒，明目，利湿。主治痈肿疮毒、感冒发热、目赤肿痛、泄泻痢疾、皮肤湿疹、乳糜尿、急性扁桃体炎、褥疮。
使用注意	脾胃虚寒者慎服。

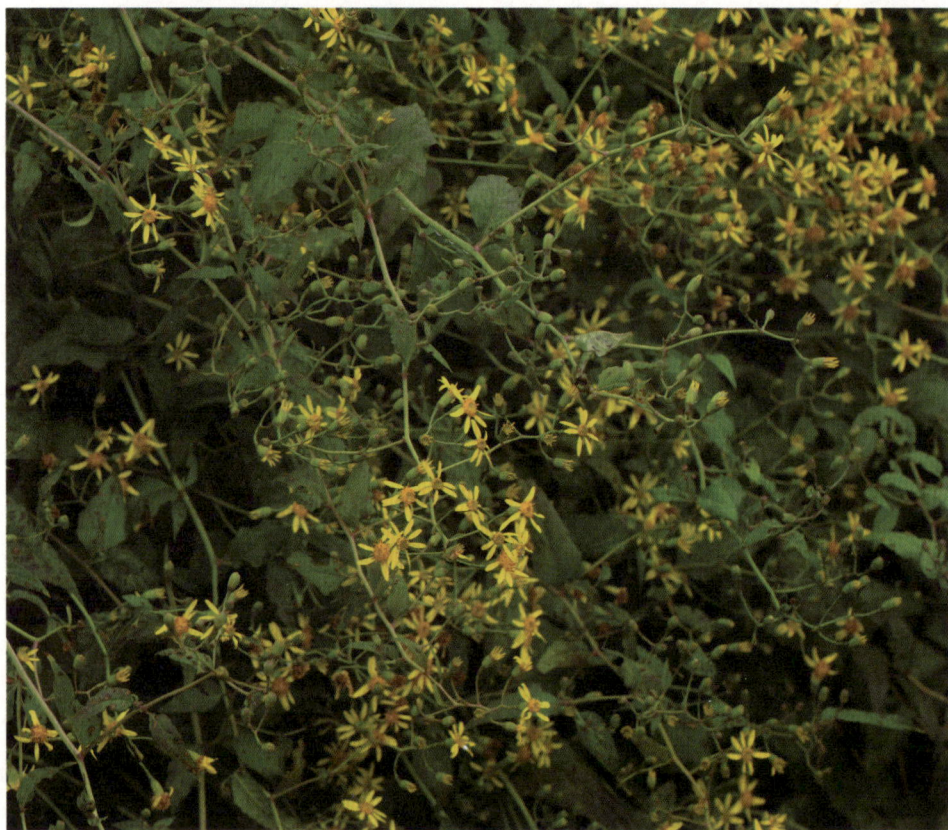

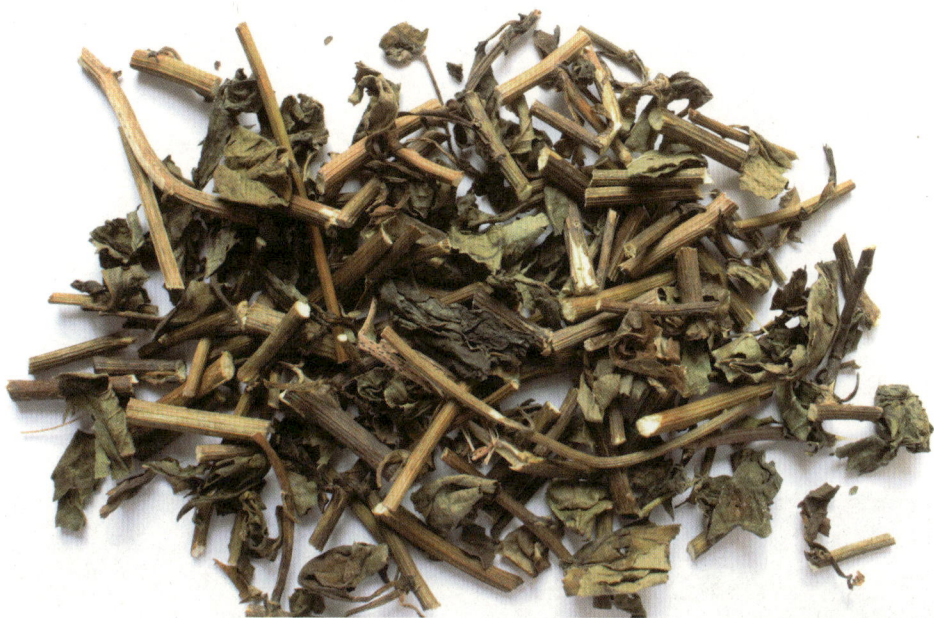

土单方精选

方一

组成	千里光 100 ～ 500 克。
制法	将千里光全草与猪小肚 1 个一起煎汤。
用法	每天 1 剂，连服 5 天。
主治	乳糜尿。

方二

组成	千里光 120 ～ 250 克。
制法	将千里光水煎煮沸，晾温。
用法	反复淋洗疮面，每天 1 ～ 2 次，洗后在疮面上覆盖消毒纱布。
主治	褥疮。

方三

组成	千里光 12 ～ 15 克。
制法	将千里光全草洗净切碎，加水略煎。
用法	开水冲泡，每天 1 剂。
主治	急性扁桃体炎。

白蔹

别　　名	白根、昆仑、山地瓜、地老鼠、见肿消、鹅抱蛋。
来　　源	本品为葡萄科植物白蔹。
生境分布	生长于荒山的灌丛中。主产于山东、河北、湖南等地，广东、广西也有生产。多为野生。
采收加工	春、秋二季采挖，除去泥沙及细根，切成纵瓣或斜片，晒干。
性味归经	味苦，性微寒。归心、胃经。
功效主治	清热解毒，消痈散结，敛疮生肌。主治痈疽发背、疔疮、瘰疬、水火烫伤、痢疾、肿毒、疔疮、冻疮。
使用注意	脾胃虚寒者不宜服。反乌头。

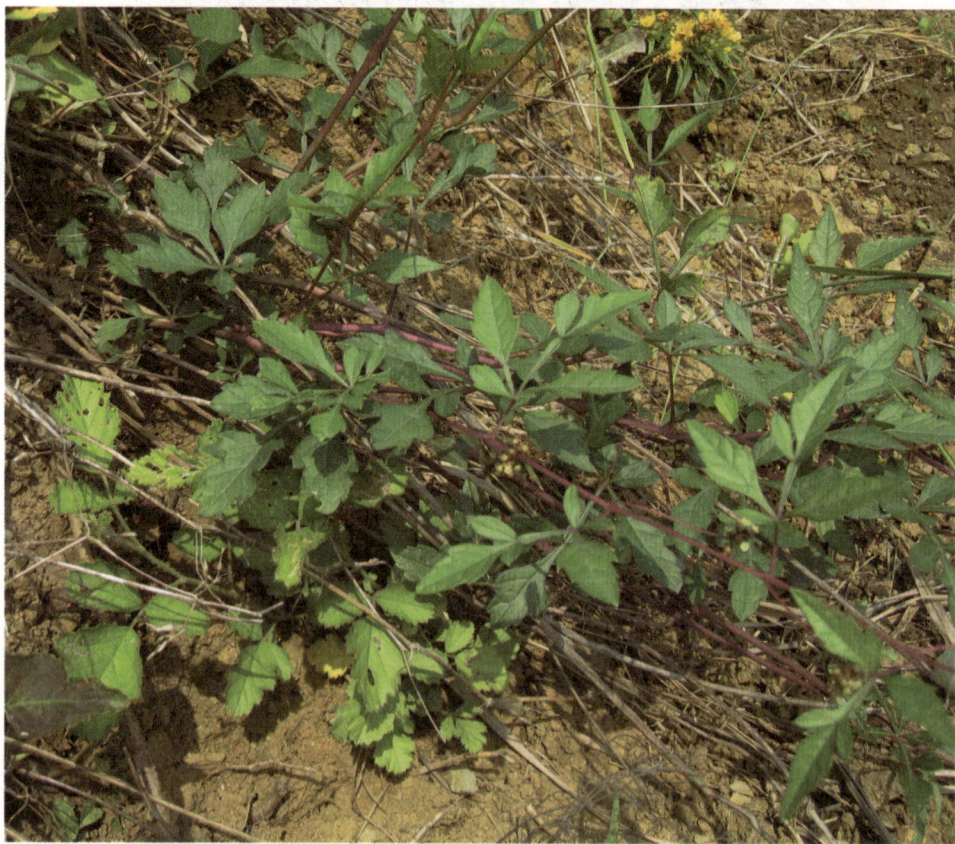

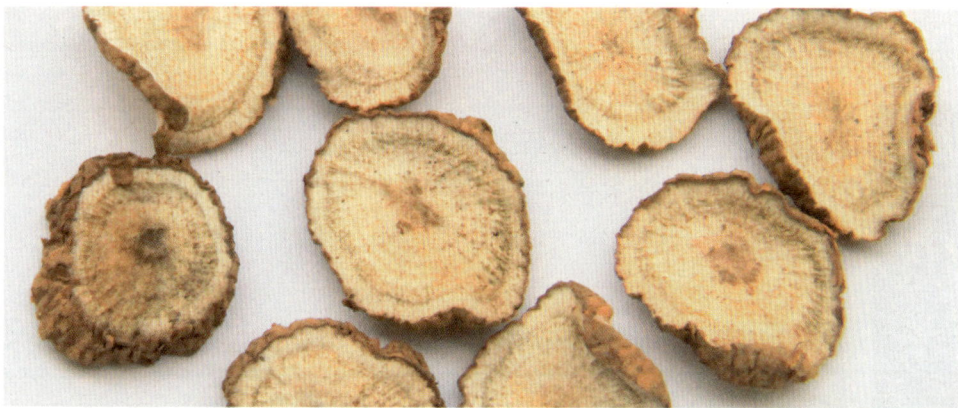

土单方精选

方一

组成	白蔹适量。
制法	将白蔹晒干研细末。
用法	每次 1.8 克，每天 2 次。
主治	痢疾。

方二

组成	白蔹适量。
制法	将白蔹与等量黄柏一起研为细末，用生油调和。
用法	搽患处。
主治	耳部冻疮。

方三

组成	白蔹适量。
制法	将白蔹研为细末，用水调和。
用法	搽患处，每天数次。
主治	疔疮初起。

方四

组成	白蔹 2.5 ~ 4.5 克。
制法	将白蔹捣烂，用水调和。
用法	敷患处。
主治	无名肿毒。

生地黄

别　　名	生地、山烟、酒壶花、山白菜、山烟根。
来　　源	本品为玄参科植物地黄。
生境分布	生长于山坡、田埂、路旁。主产于河南、辽宁、河北、山东、浙江等地。
采收加工	秋季采挖，除去芦头、须根及泥沙，鲜用或将地黄缓缓烘焙约八成干。前者习称"鲜地黄"，后者习称"生地黄"。
性味归经	鲜地黄味甘、苦，性寒。归心、肝、肾经。生地黄味甘，性寒。归心、肝、肾经。
功效主治	鲜地黄清热生津，凉血，止血。主治热病伤阴、舌绛烦渴、温毒发斑、吐血、衄血、咽喉肿痛。生地黄清热凉血，养阴生津。主治热入营血、温毒发斑、吐血衄血、热病伤阴、津伤便秘、风湿性关节炎、闭经、眩晕、疮疖。
使用注意	脾虚湿滞、腹满便溏者不宜使用。

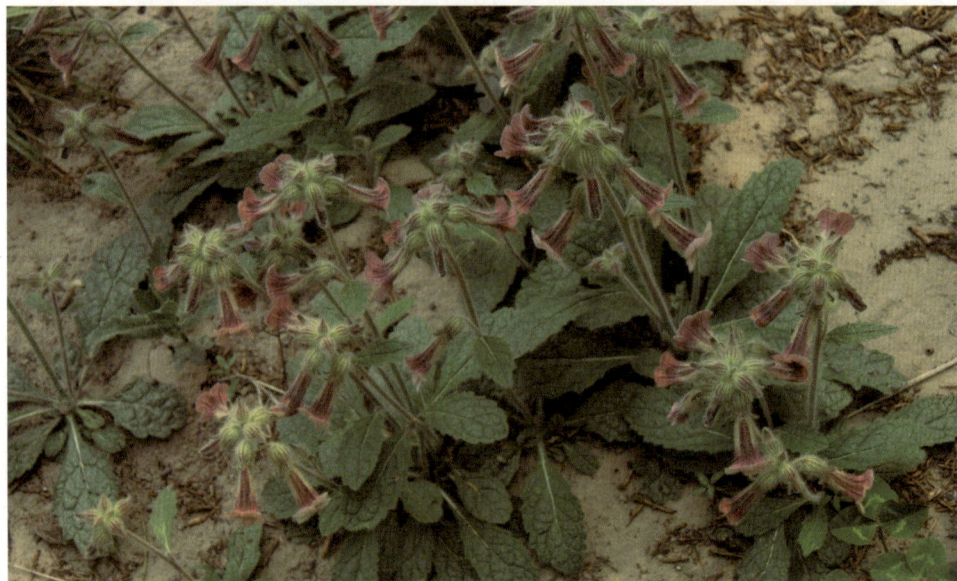

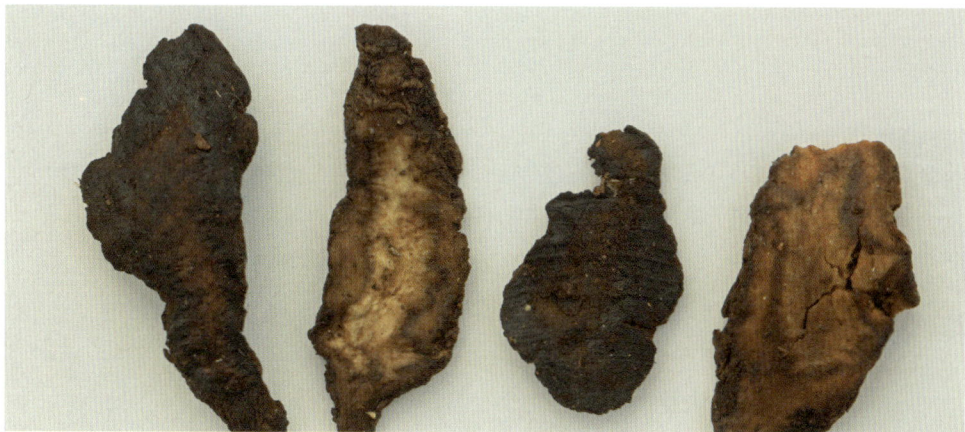

土单方精选

方一

组成　生地黄 90 克。

制法　将生地黄用清水洗净，切碎，加 600 ~ 800 毫升水，煎煮约 1 小时，滤出药液约 300 毫升。

用法　1 次或 2 次服完。

主治　风湿性关节炎、类风湿关节炎。

方二

组成　生地黄 30 克。

制法　将生地黄用清水洗净，与新鲜猪肉 30 克一起加适量水煮到软烂。

用法　顿服，亦可分几次服完，每天 1 剂。

主治　疮疖。

方三

组成　生地黄 90 克。

制法　将生地黄加 900 毫升水煎煮 1 小时，滤液 200 毫升。

用法　1 次服完，1 个月内服 12 剂。每隔 1 ~ 3 个月，重复 1 次。

主治　闭经。

方四

组成　生地黄 15 ~ 30 克。

制法　将生地黄泡后捣烂，加白糖适量煎服。

用法　每天 1 剂，分 2 次服用。

主治　眩晕。

玄参

别　　名	黑参、玄台、逐马、馥草、元参。
来　　源	本品为玄参科植物玄参。
生境分布	生长于溪边、山坡林下及草丛中。主产于浙江、湖北、江苏、江西、四川等地。
采收加工	冬季茎叶枯萎时采挖，除去根茎、幼芽、须根及泥沙，晒或烘至半干，堆放 3～6 日，反复数次至晒干。
性味归经	味甘、苦、咸，性微寒。归肺、胃、肾经。
功效主治	清热凉血，滋阴降火，解毒散结。主治热入营血、温毒发斑、热病伤阴、舌绛烦渴、津伤便秘、骨蒸劳嗽、目赤、咽痛、白喉、小肠疝气、小儿鹅口疮、斑秃、颈部淋巴结结核。
使用注意	脾胃虚寒、食少便溏者不宜服用。反藜芦。

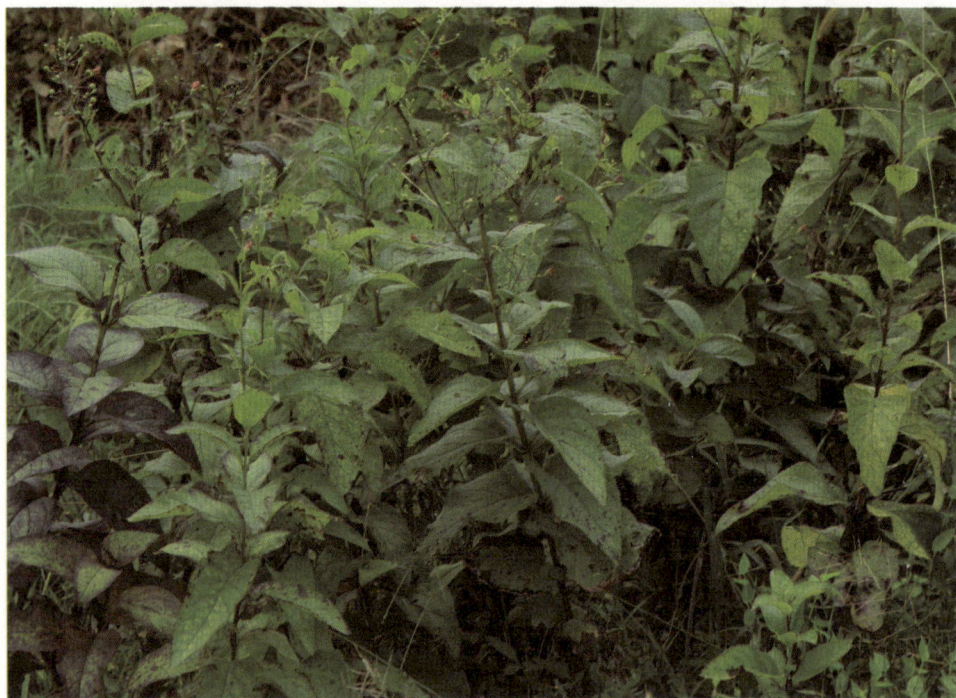

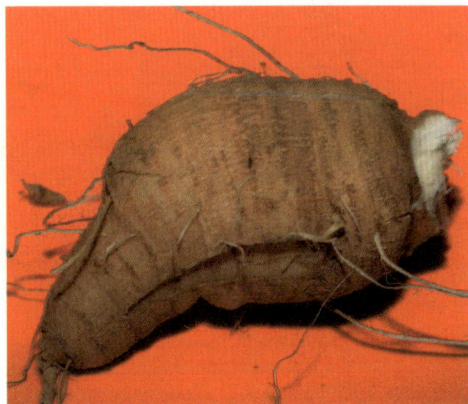

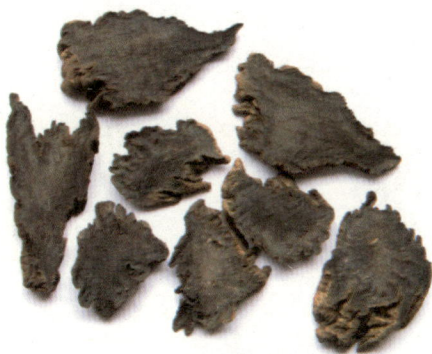

土单方精选

方一

组成	玄参 20 ~ 30 克。
制法	将玄参加水略煎或开水冲泡。
用法	当茶饮，每天 1 剂。
主治	斑秃。

方二

组成	玄参适量。
制法	将玄参加适量酒泡服。
用法	每天饮少许。
主治	颈部淋巴结结核。

方三

组成	玄参适量。
制法	将玄参炒过，做成丸子。
用法	空腹酒送服，每次 4.5 克，出汗即为有效。
主治	小肠疝气。

方四

组成	鲜玄参适量。
制法	将鲜玄参捣烂取汁。
用法	搽患处。
主治	小儿鹅口疮。

牡丹皮

别　　名	丹根、丹皮、牡丹根皮。
来　　源	本品为毛茛科植物牡丹。
生境分布	生长于向阳、不积水的斜坡、沙质地。全国各地多有分布。
采收加工	秋季采挖根部，除去细根和泥沙，剥取根皮，晒干。
性味归经	味苦、辛，性微寒。归心、肝、肾经。
功效主治	清热凉血，活血化瘀。主治热入营血、高血压、吐血衄血、过敏性鼻炎、无汗骨蒸、经闭痛经、痈肿疮毒、跌仆伤痛。
使用注意	血虚有寒、月经过多及孕妇不宜用。

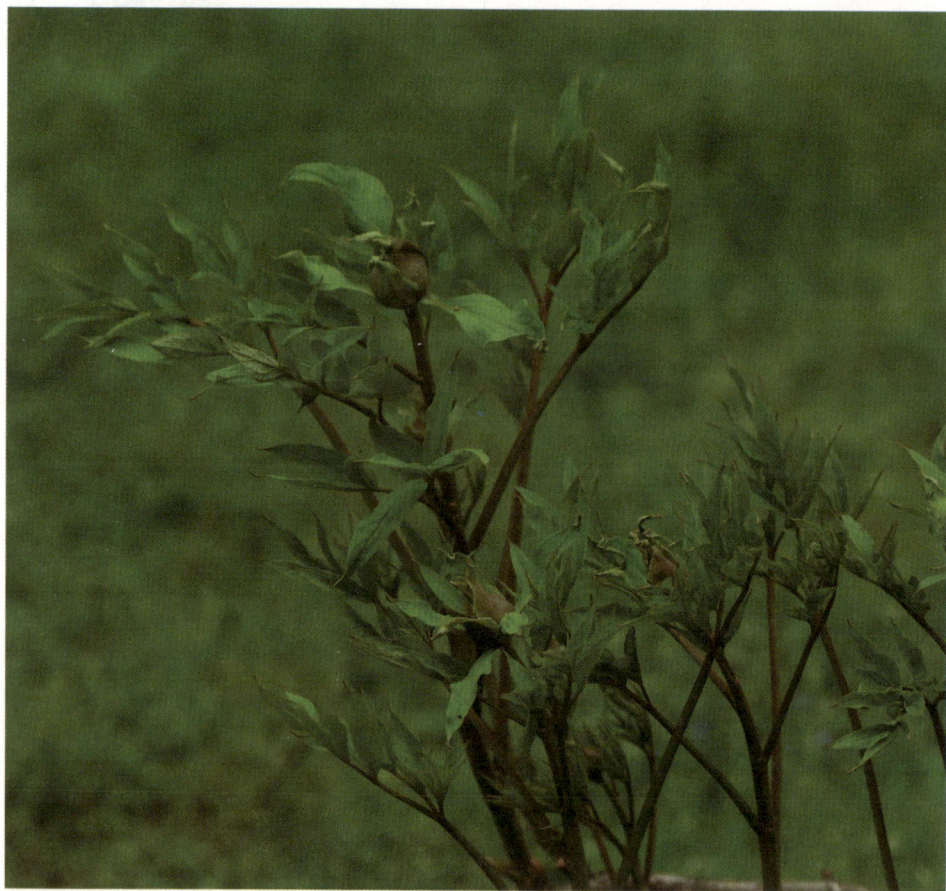

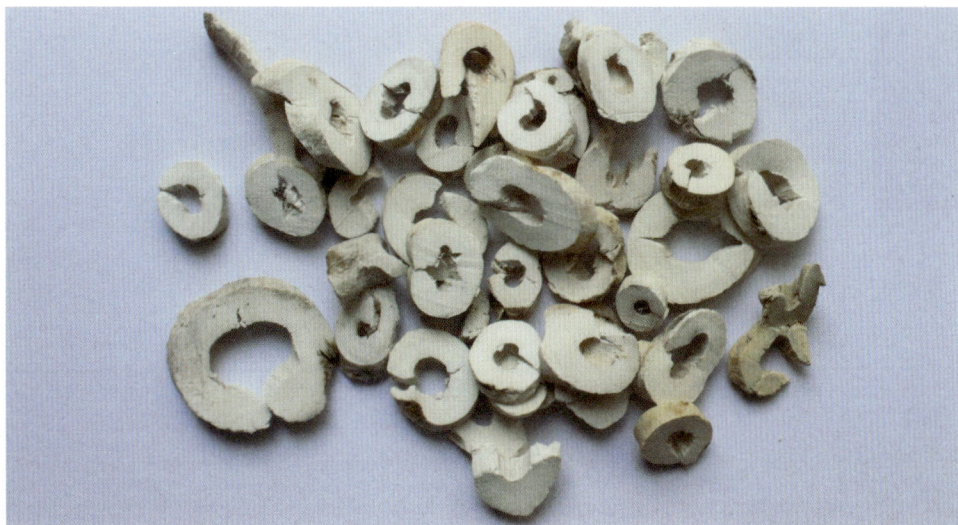

土单方精选

方一
组成 牡丹皮适量。
制法 水煎。
用法 分3次服，初次用量每天 15~18 克，如无不良反应，可增至每天 50 克。
主治 高血压。

方二
组成 牡丹皮 100 克。
制法 将牡丹皮加 1 000 毫升水，煮 15 分钟，取汁、挤渣，浓缩为 100 毫升的煎液。
用法 每晚服 50 毫升，连服 10 次为 1 个疗程。
主治 过敏性鼻炎。

方三
组成 牡丹皮适量。
制法 将牡丹皮压碾成细末。
用法 每次 6 克，用温开水冲，搅匀服（孕妇忌服）。
主治 高血压。

赤芍

别　　名	红芍药、山芍药、草芍药、木芍药、赤芍药。
来　　源	本品为毛茛科植物赤芍或川赤芍。
生境分布	生长于山坡林下草丛中及路旁。主产于内蒙古、辽宁、吉林、甘肃、青海、新疆、河北、安徽、陕西、山西、四川、贵州等地。
采收加工	春、秋二季采挖，除去根茎、须根及泥沙，晒干。
性味归经	味苦，性微寒。归肝经。
功效主治	清热凉血，散瘀止痛。主治热入营血、温毒发斑、吐血衄血、目赤肿痛、肝郁胁痛、经闭痛经、症瘕腹痛、跌仆损伤、痈肿疮疡、高血压、牙疼、头昏痛、妊娠水肿。
使用注意	血寒经闭不宜用。反藜芦。

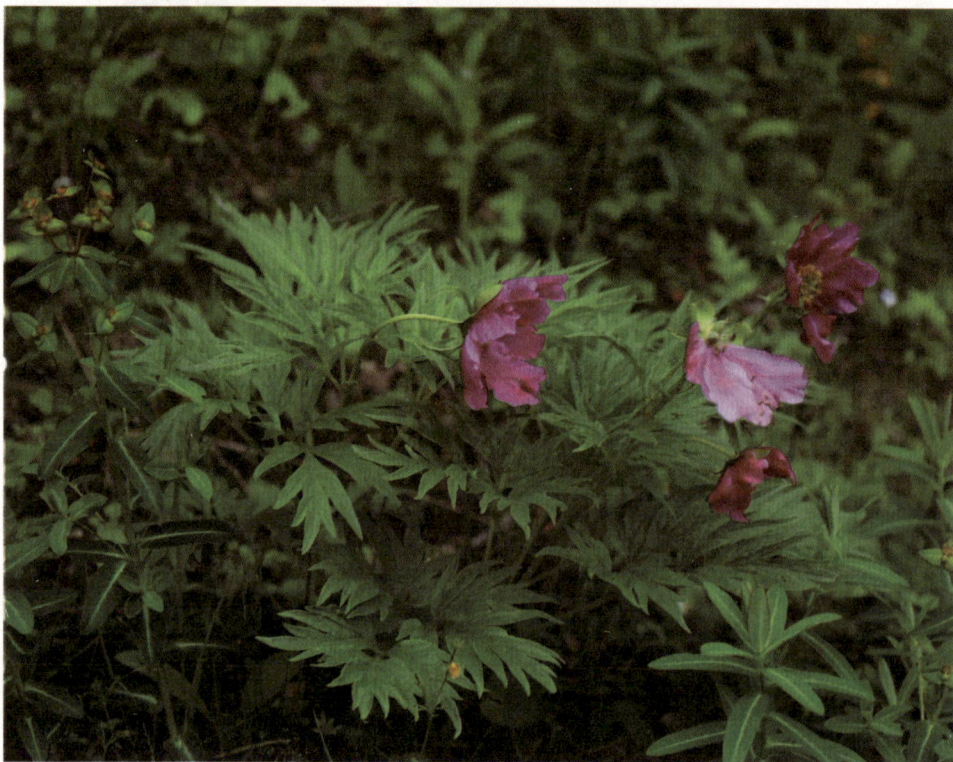

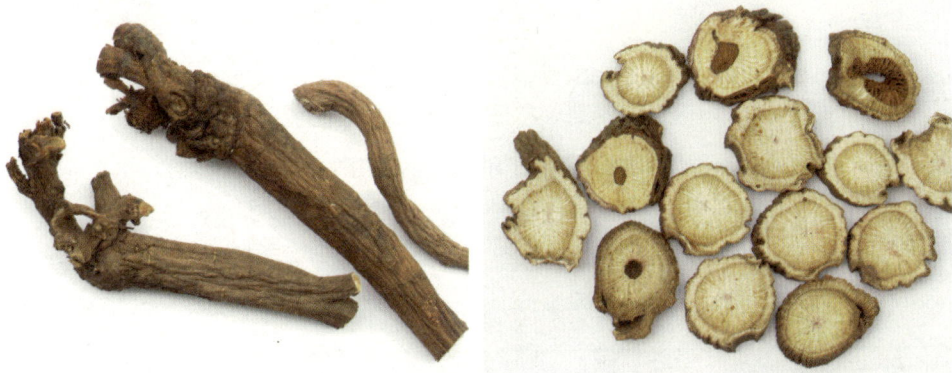

土单方精选

方一

组成　赤芍适量。

制法　将赤芍晒干研粉，加水制成丸子（如绿豆大）。

用法　每天3次，每次6克，空腹服。

主治　高血压。

方二

组成　赤芍20克。

制法　将赤芍与鸡蛋2枚一起水煎。

用法　吃蛋喝汤，每天1剂。

主治　头昏痛。

方三

组成　赤芍60克。

制法　将赤芍与猪瘦肉少许水煎（水3碗煎至1碗）服。

用法　每天1剂，吃肉喝汤。

主治　妊娠（手足）水肿，禁食寒冷食物。

方四

组成　赤芍30克。

制法　将赤芍洗净，水煎；或漱口。

用法　每天1剂，趁温服用。

主治　火牙疼痛。

白薇

别　　名	薇草、春草、白马薇、白龙须、龙胆白薇。
来　　源	本品为萝藦科植物白薇或蔓生白薇。
生境分布	生长于树林边缘或山坡。主产于山东、安徽、辽宁、四川、江苏、浙江、福建、甘肃、河北、陕西等地。
采收加工	春、秋二季采挖，洗净，晒干。
性味归经	味苦、咸，性寒。归胃、肝、肾经。
功效主治	清热凉血，利尿通淋，解毒疗疮。主治温邪伤营发热、急性结膜炎、小儿吐乳、产后血虚发热、乳痈、血淋、痈疽肿毒。
使用注意	脾胃虚寒、食少便溏者不宜服用。

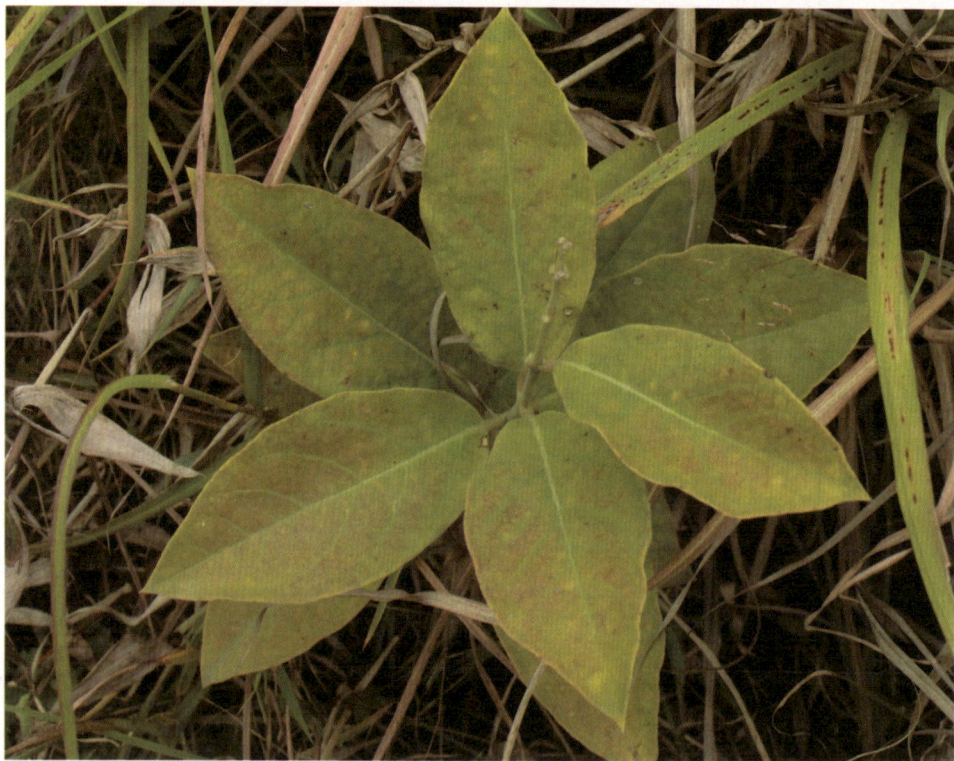

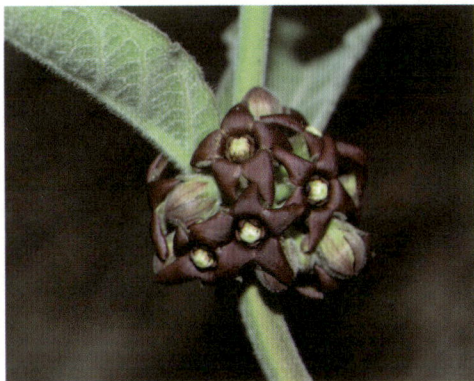

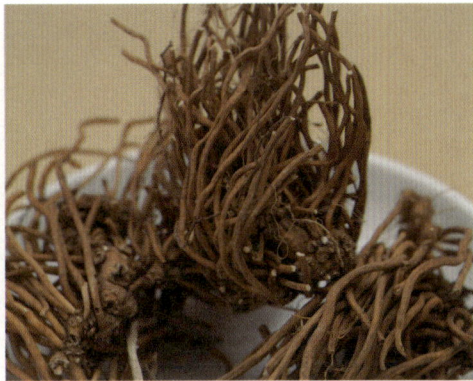

土单方精选

方一

组成	白薇适量。
制法	将白薇捣烂。
用法	敷患处。
主治	乳痈。

方二

组成	白薇 18 克。
制法	将白薇捣烂。
用法	开水冲服。
主治	小儿吐乳。

方三

组成	白薇适量。
制法	将白薇捣烂。
用法	敷患处。
主治	骨疽。

方四

组成	白薇 30 克。
制法	水煎。
用法	每天 1 剂，温服。
主治	急性结膜炎久治未愈者。

地骨皮

别　　名	地辅、地骨、枸杞根、枸杞根皮。
来　　源	本品为茄科植物枸杞或宁夏枸杞。
生境分布	生长于田野或山坡向阳晒干处；有栽培。主产于河北、河南、陕西、四川、江苏、浙江等地。
采收加工	春初或秋后采挖根部，洗净。剥取根皮，晒干。
性味归经	味甘，性寒。归肺、肝、肾经。
功效主治	凉血除蒸，清肺降火。主治阴虚潮热、骨蒸盗汗、肺热咳嗽、咯血、衄血、内热消渴、高血压、糖尿病、牙髓炎、偏头痛。
使用注意	外感风寒发热及脾虚便溏者不宜用。

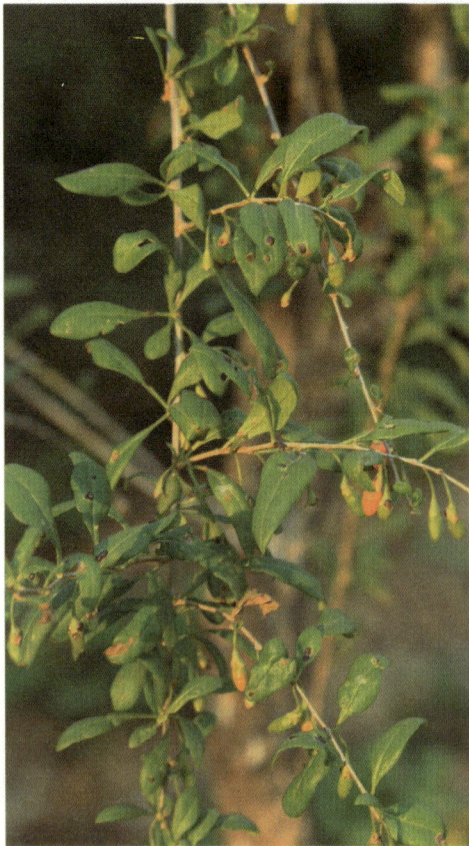

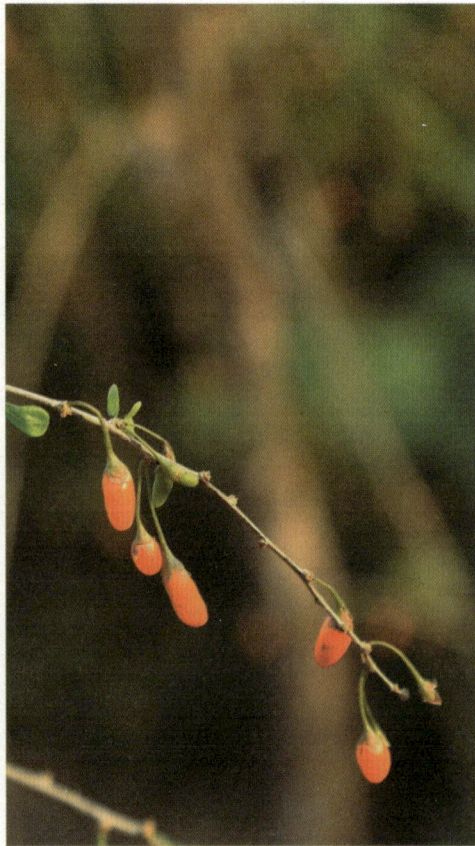

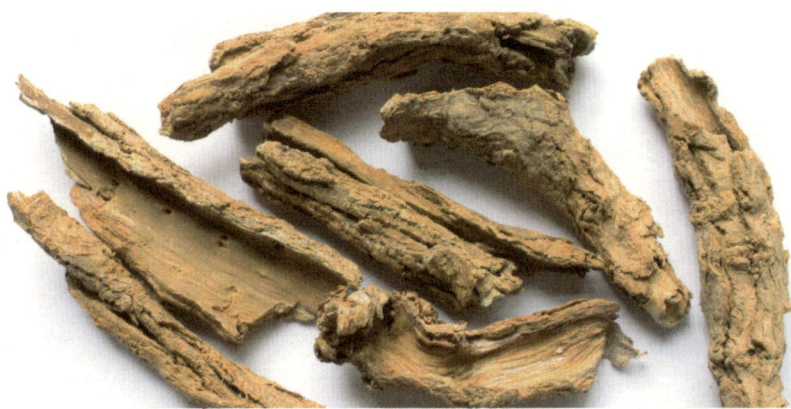

土单方精选

方一

组成	地骨皮 60 克。
制法	将地骨皮加 500 毫升水煎至 250 毫升，煎好后加少量白糖或猪肉煎煮。
用法	隔天 1 剂，第 2 天复查，连服 5 剂。
主治	高血压。

方二

组成	地骨皮 50 克。
制法	将地骨皮加 1 000 毫升水，慢火煎至 500 毫升即可。
用法	代茶频饮。
主治	糖尿病。

方三

组成	地骨皮 30 克。
制法	将地骨皮加 500 毫升水煎至 50 毫升，过滤。
用法	以棉球蘸药液放入已清洁的患处即可。
主治	牙髓炎。

方四

组成	地骨皮 30 ~ 50 克。
制法	水煎。
用法	每天 1 剂，分 3 次服。
主治	偏头痛。

大黄

别　　名	黄良、将军、肤如、川军、锦纹大黄。
来　　源	本品为蓼科植物掌叶大黄、唐古特大黄或药用大黄。
生境分布	生长于山地林缘半阴湿的地方。主产于四川、甘肃、青海、西藏等地。
采收加工	秋末茎叶枯萎或次春发芽前采挖，除去细根，刮去外皮，切瓣或段，绳穿成串晒干或直接晒干。
性味归经	味苦，性寒。归脾、胃、大肠、肝、心包经。
功效主治	泻下攻积，清热泻火，凉血解毒，逐瘀通经，利湿退黄。主治实热积滞便秘、小儿便秘、目赤咽肿、急性上消化道出血、病毒性肝炎、高脂血症、产后瘀阻、跌打损伤、湿热痢疾、黄疸尿赤、淋证、水肿；外治水火烫伤。酒大黄善清上焦血分热毒。主治目赤咽肿、齿龈肿痛。熟大黄泻下力缓，泻火解毒。主治火毒疮疡。大黄炭化瘀止血。主治血热有瘀出血症。
使用注意	本品为峻烈攻下之品，易伤正气，如非实证，谨慎使用；本品苦寒，易伤胃气，脾胃虚弱者慎用；其性沉降，且善活血祛瘀，故妇女怀孕、月经期、哺乳期应忌用。

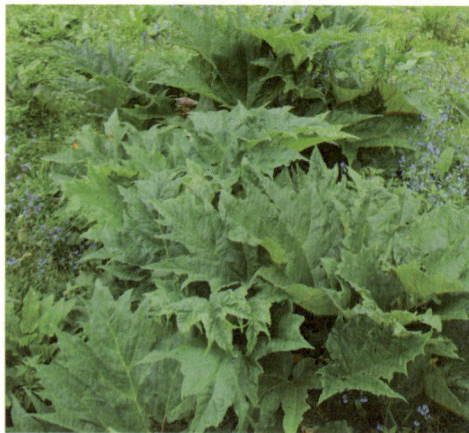
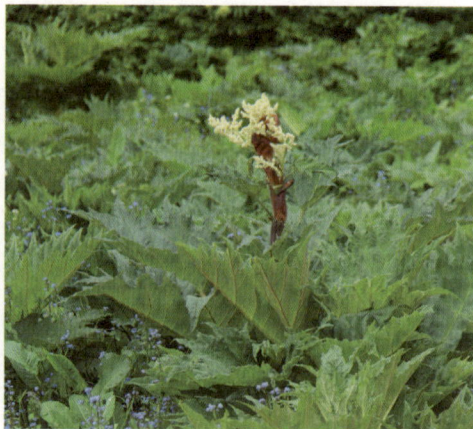

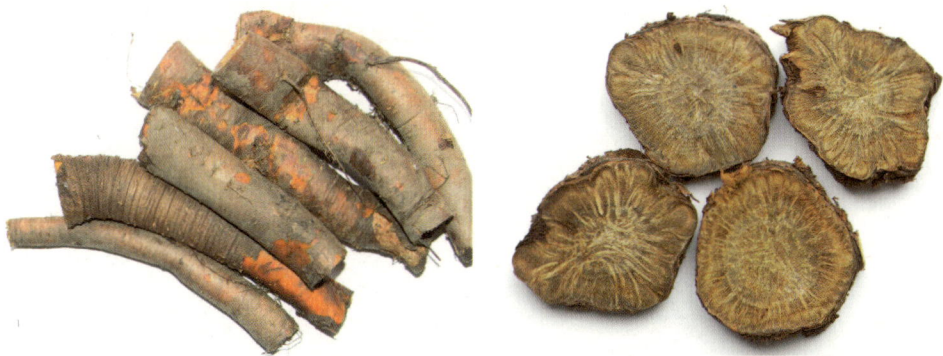

土单方精选

方一
组成 大黄适量。
制法 将大黄烘干研为末备用。
用法 每次取大黄粉 10 克，用适量白酒调成糊状，搽于脐部，用纱布覆盖固定，再用热水袋热敷 10 分钟，每天 1 次。
主治 小儿便秘。

方二
组成 大黄 100 克。
制法 将大黄研细粉备用。
用法 口服，每次 3 克，每天 2 ~ 3 次。
主治 急性上消化道出血。

方三
组成 大黄 15 克。
制法 将大黄清水洗净后备用。
用法 每天用开水冲泡，代茶频饮。
主治 病毒性肝炎。

方四
组成 大黄适量。
制法 将大黄研为末备用。
用法 每次 3 克，每天 3 次，连用 2 个月。
主治 高脂血症。

火麻仁

别　　名	麻仁、火麻、线麻子、大麻仁。
来　　源	本品为桑科植物大麻。
生境分布	生长于山坡灌丛中、田埂上及路旁。主产于东北、华北、华东、中南等地。
采收加工	秋季果实成熟时采收，除去杂质，晒干。
性味归经	味甘，性平。归脾、胃、大肠经。
功效主治	润肠通便。主治血虚津亏、肠燥便秘、呕吐、脚气。
使用注意	大量进食火麻仁可引起中毒。

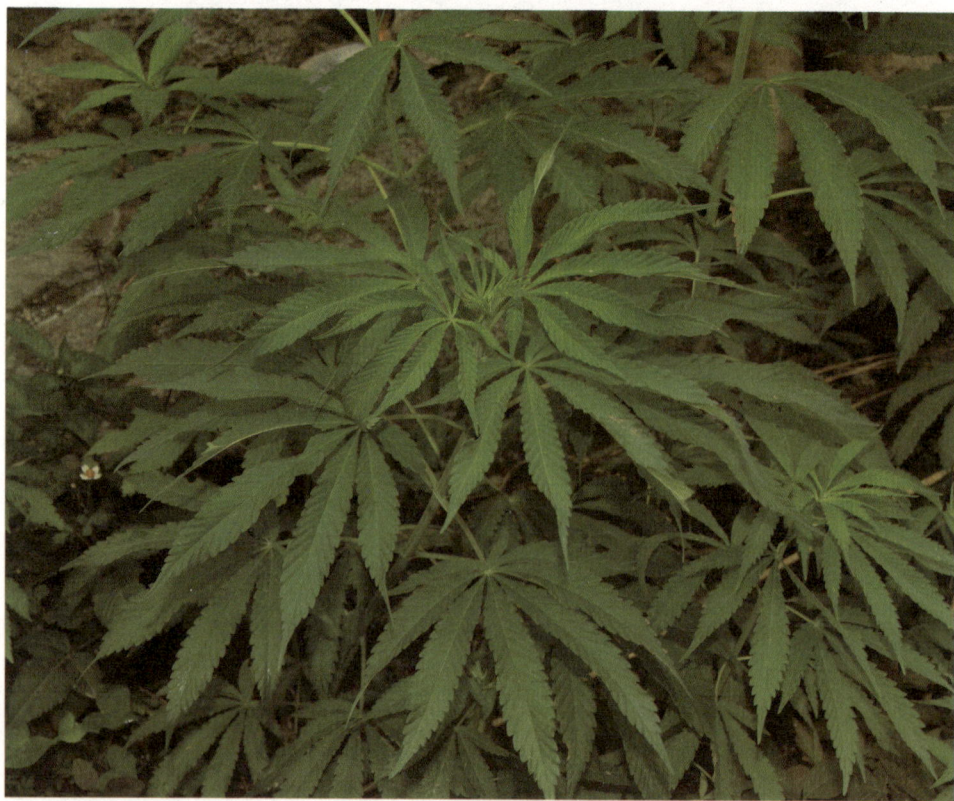

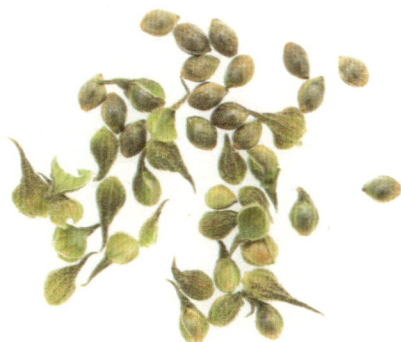

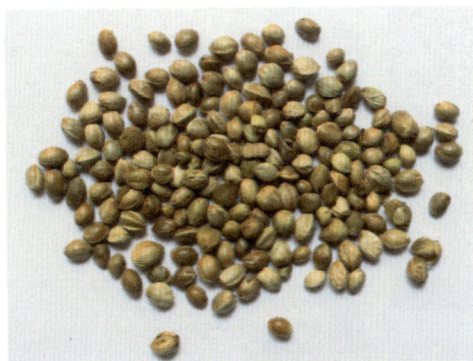

土单方精选

方一
组成　火麻仁 10 ～ 15 克。
制法　水煎。
用法　每天 1 剂，分 2 次服。
主治　习惯性便秘。

方二
组成　火麻仁适量。
制法　将火麻仁杵烂，加水研磨取汁。
用法　加盐少许啜食。
主治　呕吐。

方三
组成　火麻仁 150 克。
制法　将火麻仁研为细末，用 500 毫升米酒浸泡备用。
用法　酌量饮服。
主治　脚气病。

方四
组成　火麻仁 15 克。
制法　将火麻仁洗净放入锅中小火炒香，加入适量清水煎沸后去渣取汁备用。
用法　加入白糖搅匀后服。
主治　肠燥便秘。

松子仁

别　　名	松子、红果松、海松子、麻罗松子。
来　　源	本品为松科植物红松。
生境分布	生长于湿润的缓山坡或排水良好的平坦地，多与阔叶树组成混交林。主产于东北。
采收加工	果实成熟后采收，晒干，去硬壳取出种子。
性味归经	味甘，性温。归肺、肝、大肠经。
功效主治	润肠通便，润肺止咳。主治咳嗽、冻疮、产后排便困难。
使用注意	脾虚便溏、湿痰者禁用。

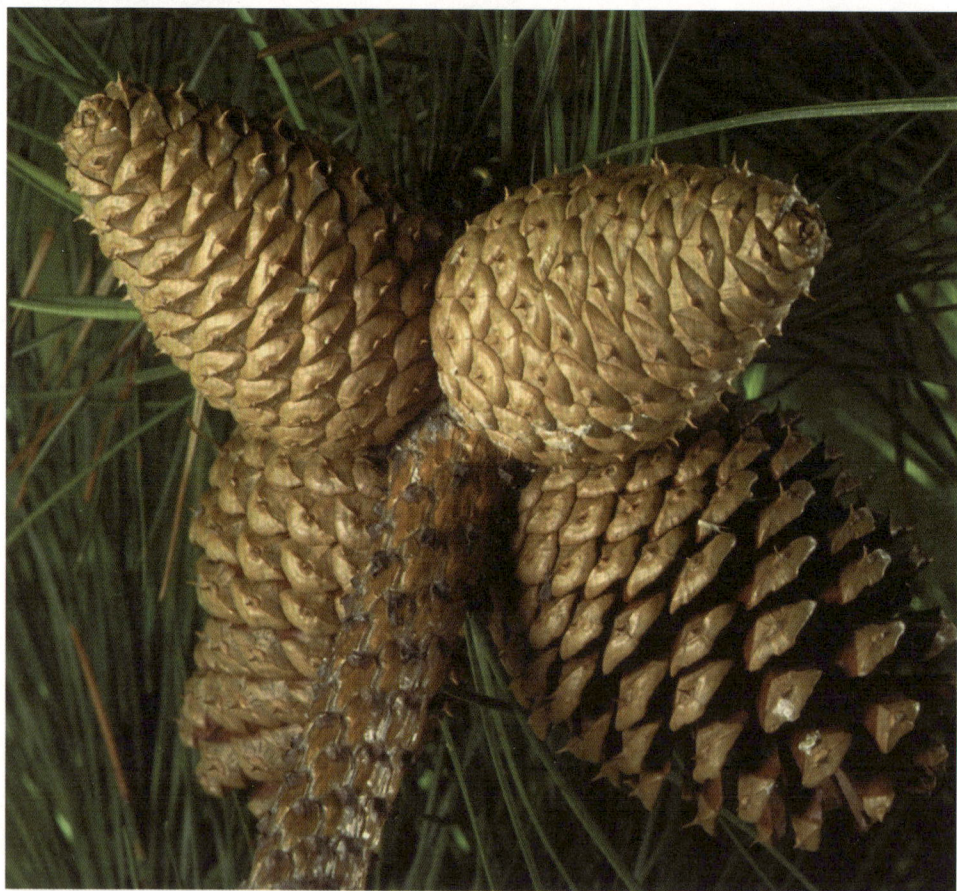

土单方精选

方一

组成 松子仁 30 克。

制法 将松子仁捣成泥状，与适量糯米一起加水煎煮成粥，兑入适量蜂蜜即成。

用法 每天 1 剂分 2 次服，每天早起空腹和晚间睡前温服。

主治 产后排便困难。

方二

组成 松子仁 20 克。

制法 将松子仁研成糊状，与适量粳米加水煮粥。

用法 每天 1 剂，温服。

主治 咳嗽。

方三

组成 松子仁 30 克。

制法 将松子仁捣烂后，加适量菜油调成糊状。

用法 敷于患处，每天换药 1 次。

主治 冻疮。

泻下药·峻下逐水药土单方精选

商陆

别　　名	章陆、当陆、章柳根、山萝卜、见肿消。
来　　源	本品为商陆科植物商陆或垂序商陆。
生境分布	生长于路旁疏林下或栽培于庭园。分布于全国大部分地区。
采收加工	秋季至次春采挖,除去须根及泥沙,切成块或片,晒干或阴干。
性味归经	味苦,性寒;有毒。归肺、脾、肾、大肠经。
功效主治	逐水消肿,通利二便;外用解毒散结。主治水肿胀满、二便不利、肝硬化、银屑病、精神分裂症;外治痈肿疮毒。
使用注意	孕妇忌用。

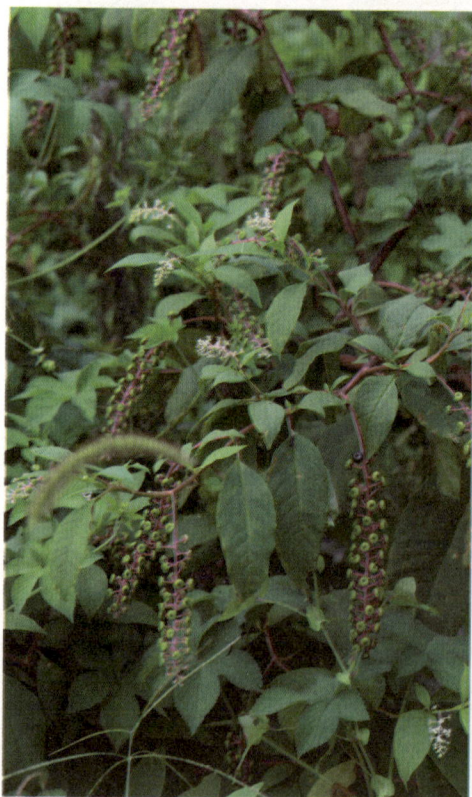
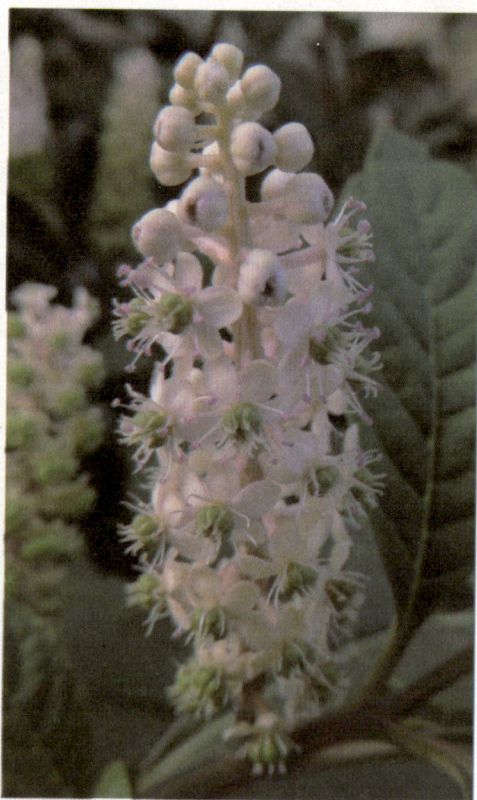

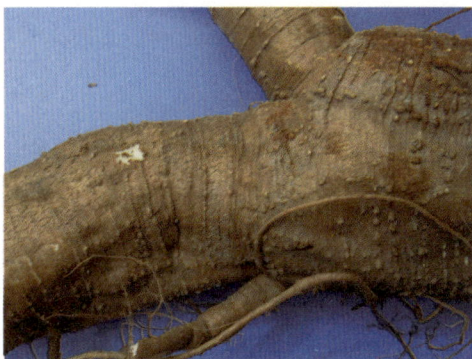

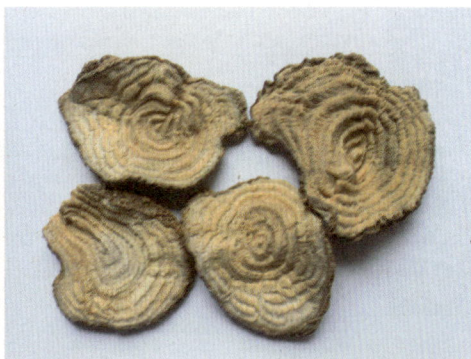

土单方精选

方一

组成　鲜商陆适量。

制法　将鲜商陆置于高压锅中蒸 2 小时后烤干，研成粉，压成片状备用。

用法　成人每天 9 克，分 3 次服。儿童酌减。

主治　银屑病。

方二

组成　商陆 5 ～ 10 克。

制法　先将商陆加适量水煎汁去渣，然后将适量粳米淘净放入药汁中煮粥。

用法　每天 1 剂，分 2 次温服。

主治　肝硬化腹水。

方三

组成　鲜商陆适量。

制法　将鲜商陆洗净，用清洁的纱布包裹，捣烂、拧出药汁（不要加水）。

用法　空腹服用药汁 10 ～ 40 毫升。1 周后可服用第 2 次。一般 6 ～ 7 次为 1 个疗程。

主治　精神分裂症。

方四

组成　商陆 30 克。

制法　将商陆研为细末。

用法　放纱布内贴脐部 24 小时，以排出黑色大便为度。

主治　肝硬化。

牵牛子

别　　名	白丑、黑丑、白牵牛、黑牵牛、喇叭花。
来　　源	本品为旋花科植物裂叶牵牛或圆叶牵牛。
生境分布	生长于山野灌丛中、村边、路旁；多为栽培。全国各地均有分布。
采收加工	秋末果实成熟、果壳未开裂时采割植株，晒干，打下种子，除去杂质。
性味归经	味苦，性寒；有毒。归肺、肾、大肠经。
功效主治	泻水通便，消痰涤饮，杀虫攻积。主治水肿胀满、二便不通、痰饮积聚、气逆喘咳、虫积腹痛、蛲虫病、小儿厌食症。
使用注意	孕妇忌用。不宜与巴豆、巴豆霜同用。

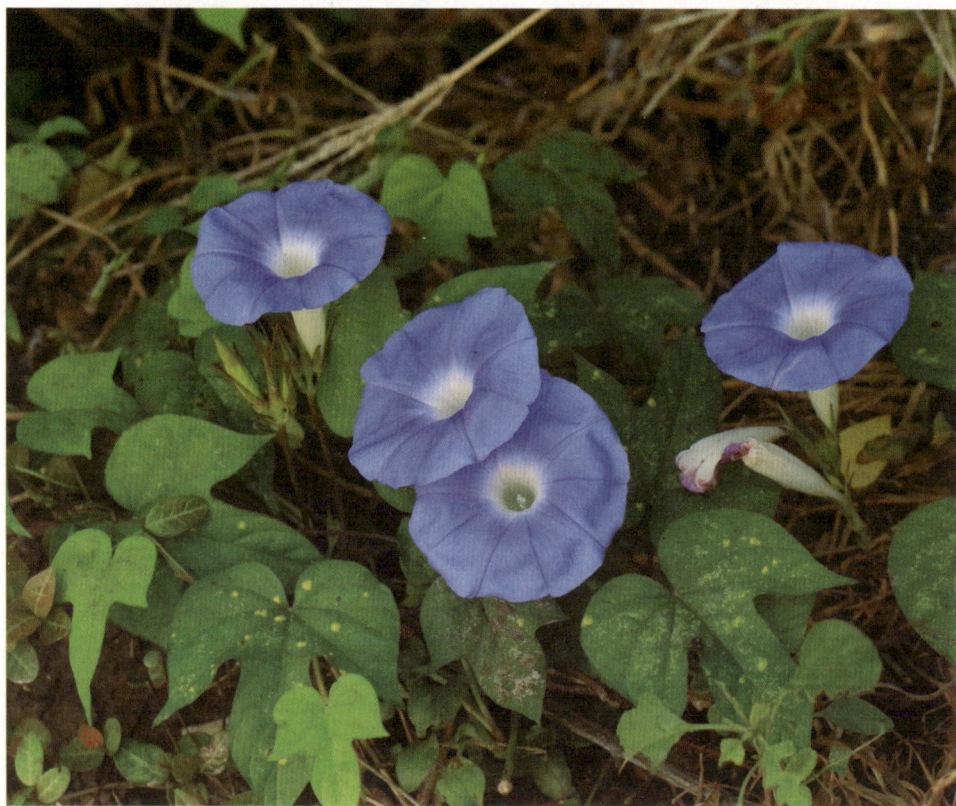

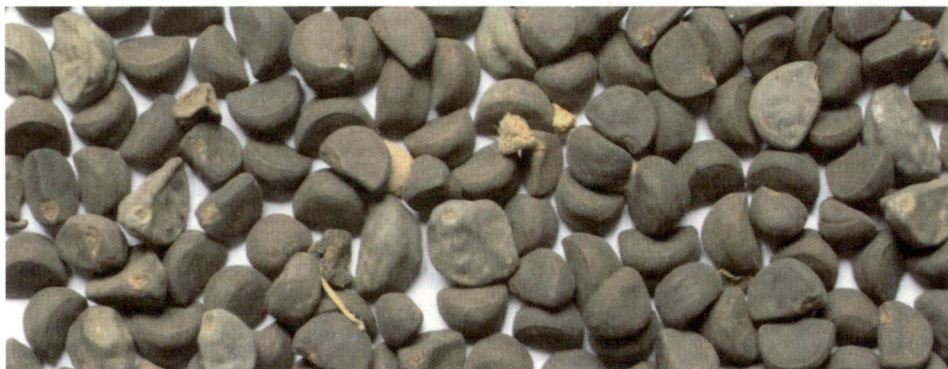

方一

组成 牵牛子适量。

制法 将牵牛子炒熟，研为末，将1个鸡蛋加油煎至将成块时，把药粉撒在蛋上。

用法 早上空腹服用，成人每次服3~4.5克，小儿酌减，每隔3天服1次，严重者可服3次。

主治 蛲虫病。

方二

组成 牵牛子10克。

制法 将牵牛子研成细粉，加入100克面粉（二者比例为1：10），烙成薄饼。

用法 空腹食用，半月后再服用1次。儿童用量减半。

主治 蛲虫病。

方三

组成 牵牛子6克。

制法 将牵牛子烘干研细末。

用法 温水送服，每次1克，每天3次。

主治 便秘。

方四

组成 牵牛子15克。

制法 将牵牛子与270克生山楂一起研细末，过100目筛备用。

用法 开水冲服或水煎。1~2岁每次1克；2~4岁每次2克；4岁以上，每次3克，每天3次。

主治 小儿厌食症、消化不良。

威灵仙

别　名	灵仙、黑须根、黑骨头、铁脚威灵仙、黑脚威灵仙。
来　源	本品为毛茛科植物威灵仙、棉团铁线莲或东北铁线莲。
生境分布	生长于山谷、山坡或灌丛中。主产于江苏、浙江、江西、安徽、四川、贵州、福建、广东、广西等地。
采收加工	秋季采挖，除去泥沙，晒干。
性味归经	味辛、咸，性温。归膀胱经。
功效主治	祛风湿，通经络。主治风湿痹痛、肢体麻木、筋脉拘挛、屈伸不利、急性乳腺炎、小儿尿频、小儿鞘膜积液。
使用注意	本品辛散走窜，气血虚弱者慎服。

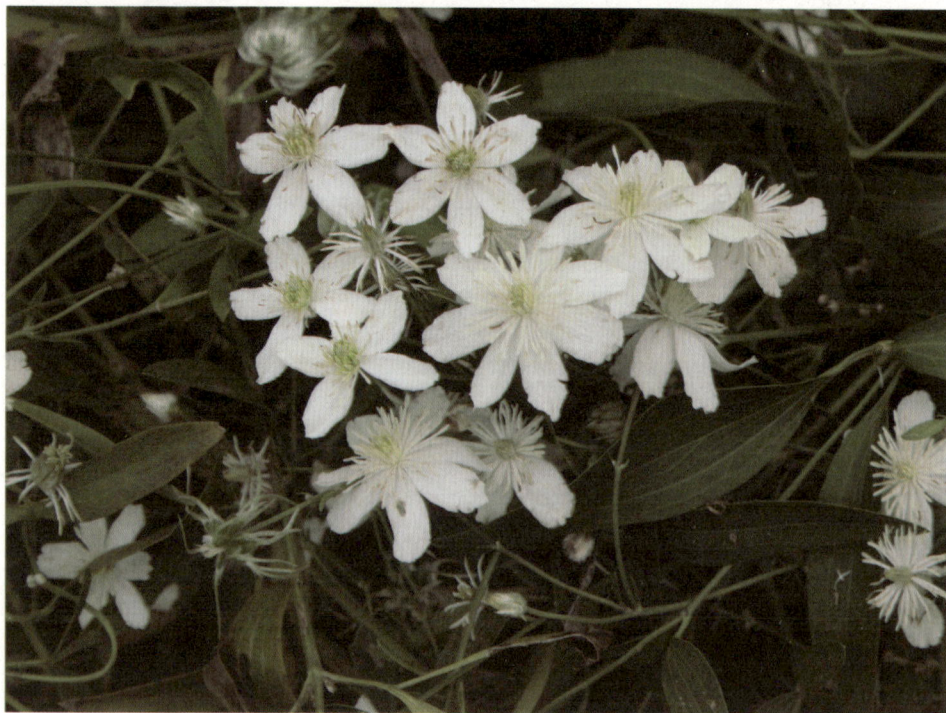

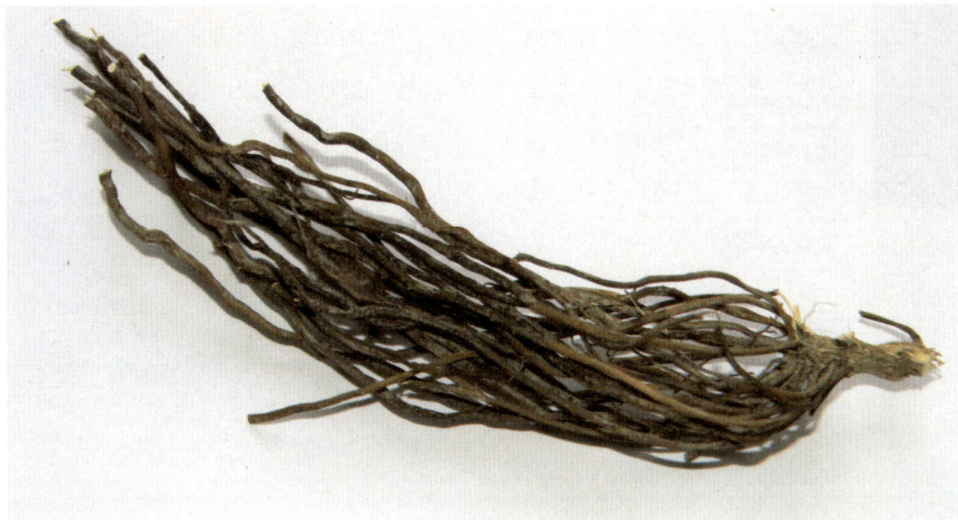

土单方精选

方一		
组成	威灵仙适量。	
制法	将威灵仙研为细末，以米醋拌成糊状。	
用法	30 分钟后贴敷患乳，干后更换。	
主治	急性乳腺炎。	

方二		
组成	威灵仙 30 ~ 60 克。	
制法	将威灵仙加 500 ~ 1 000 毫升水，煎至 250 ~ 500 毫升。	
用法	外用熏洗前阴，药温要适度，每次熏洗半小时左右，每天 2 ~ 3 次，每次需将药液加热后使用。	
主治	小儿尿频。	

方三		
组成	威灵仙 15 ~ 25 克。	
制法	将威灵仙加 1 000 毫升水，用文火将水煎去大半，倒出药汁，待药液降温至 37℃左右。	
用法	泡洗患处，每天 2 ~ 4 次，每剂药可连用 2 日。	
主治	小儿鞘膜积液。	

木瓜

别　　名	酸木瓜、秋木瓜、铁脚梨、贴梗海棠、皱皮木瓜。
来　　源	本品为蔷薇科植物贴梗海棠。习称"皱皮木瓜"。
生境分布	生长于山坡、田边、房前屋后。主产于山东、河南、陕西、安徽、江苏、湖北、四川、浙江、江西、广东、广西等地。
采收加工	夏、秋二季果实绿黄时采收，置沸水中烫至外皮灰白色，对半纵剖，晒干。
性味归经	味酸，性温。归肝、脾经。
功效主治	舒筋活络，和胃化湿。主治湿痹拘挛、腰膝关节酸痛、暑湿吐泻、转筋挛痛、脚气水肿、荨麻疹。
使用注意	内有郁热、小便短赤者忌服。

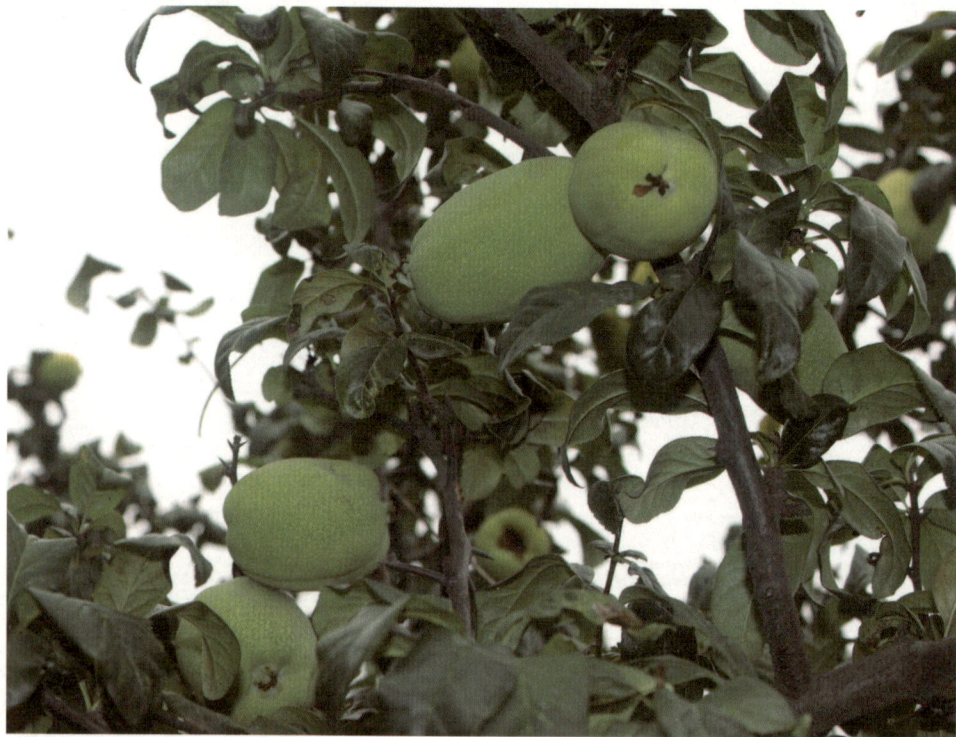

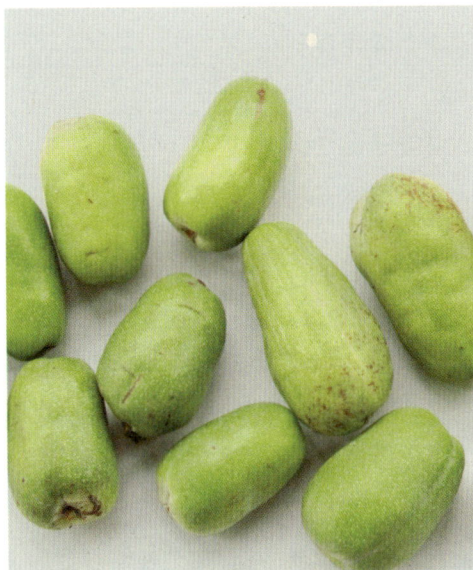

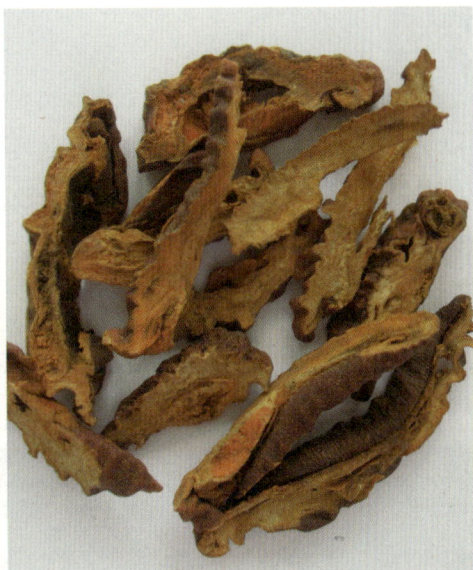

土单方精选

方一

组成 木瓜适量。

制法 将木瓜煮烂，研作浆粥样。

用法 用其裹痛处，冷即易，一宿3～5次，热裹便差。煮木瓜时，入一半酒同煮。

主治 脚膝筋急痛。

方二

组成 木瓜适量。

制法 水煎。

用法 分2次服，每天1剂。

主治 荨麻疹。

方三

组成 木瓜100克。

制法 将木瓜加4 000毫升水，煎去大半，待药温降至约37℃。

用法 泡洗患处，每天洗2～3次，每剂药可连续用2天。

主治 脚气感染。

伸筋草

别　名	狮子草、舒筋草、小伸筋、金毛狮子草。
来　源	本品为石松科植物石松。
生境分布	生长于疏林下荫蔽处。主产于浙江、湖北、江苏等地。
采收加工	夏、秋二季茎叶茂盛时采收，除去杂质，晒干。
性味归经	味微苦、辛，性温。归肝、脾、肾经。
功效主治	祛风除湿，舒筋活络。主治关节酸痛、屈伸不利、带状疱疹、手、脚筋扭伤。
使用注意	孕妇慎服。

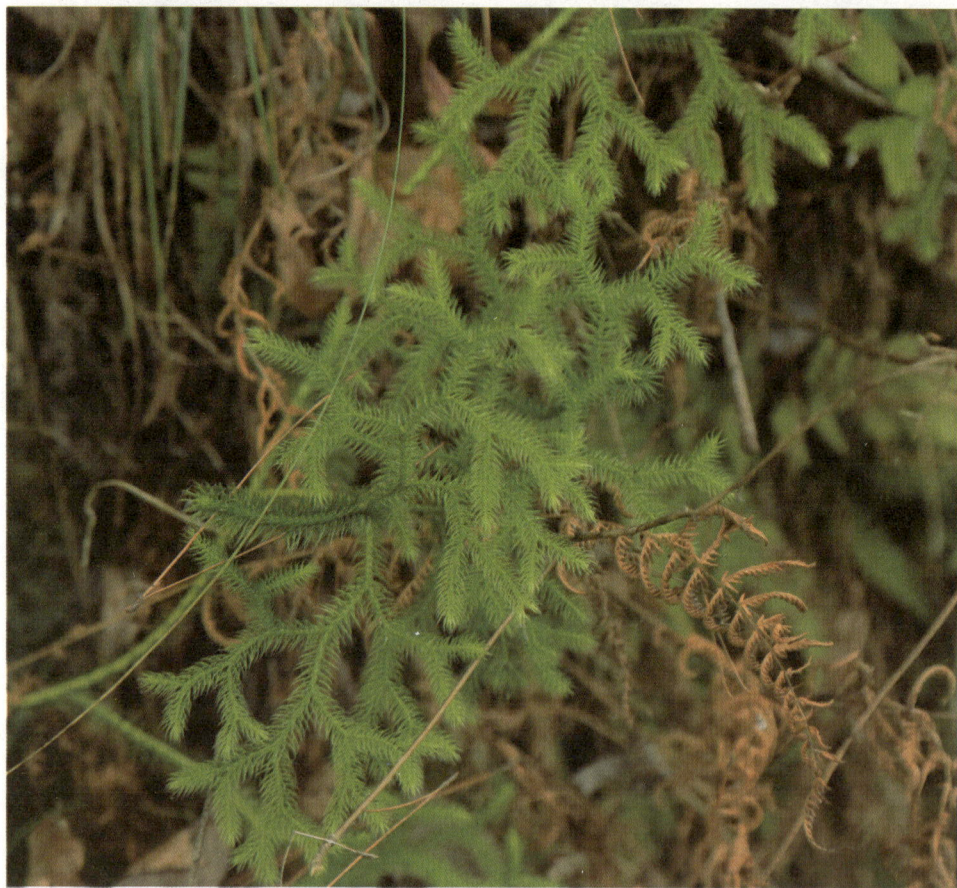

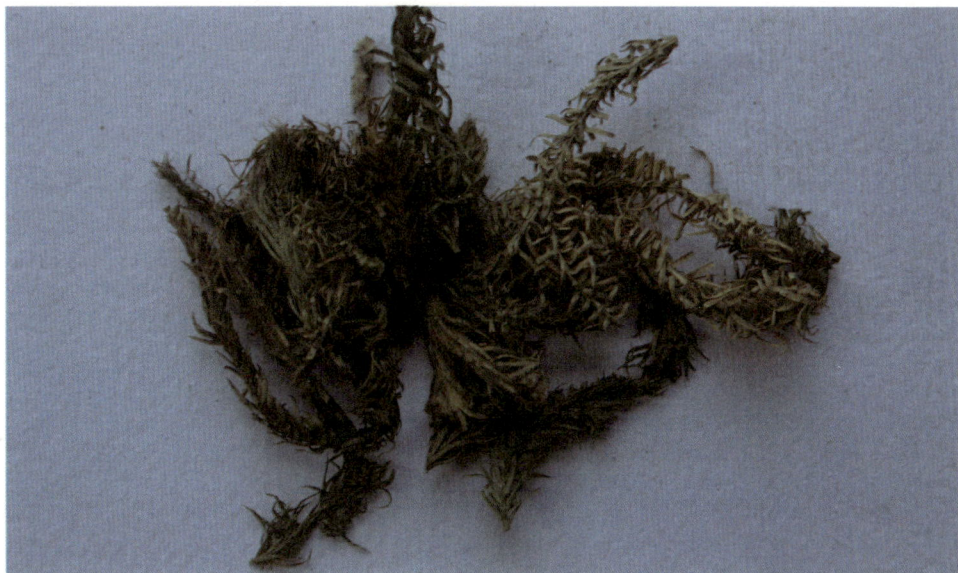

土单方精选

方一

组成	伸筋草 9 ~ 15 克。
制法	水煎。
用法	每天 1 剂；或浸烧酒（黄酒亦可）适量，2 天分服。
主治	风寒湿痹、关节酸痛。

方二

组成	伸筋草 60 克。
制法	将伸筋草焙干研细末。
用法	麻油调搽患处，每天 3 ~ 4 次。
主治	带状疱疹。

方三

组成	伸筋草 30 克。
制法	将伸筋草加水煎汤。
用法	洗伤处，每天 1 剂，分 2 次洗用（第二次洗药汤需再加温），连洗 2 ~ 3 天。
主治	手、脚筋扭伤。

祛风湿药·祛风湿热药土单方精选

秦艽

别　名	秦胶、左扭、大艽、西秦艽、左秦艽、萝卜艽。
来　源	本品为龙胆科植物秦艽、麻花秦艽、粗茎秦艽或小秦艽。前三种按性状不同分别习称"秦艽"和"麻花艽",后一种习称"小秦艽"。
生境分布	生长于山地草甸、林缘、灌丛与沟谷中。主产于陕西、甘肃等地。
采收加工	春、秋二季采挖,除去泥沙,晒软,堆置"发汗"至表面呈红黄色或灰黄色时,摊开晒干,或不经"发汗"直接晒干。
性味归经	味辛、苦,性平。归胃、肝、胆经。
功效主治	祛风湿,清湿热,止痹痛,退虚热。主治风湿痹痛、中风半身不遂、中风口眼歪斜、筋脉拘挛、骨节酸痛、湿热黄疸、骨蒸潮热、小儿疳积发热、牛皮癣、黄疸。
使用注意	久痛虚羸,溲多,便滑者忌服。

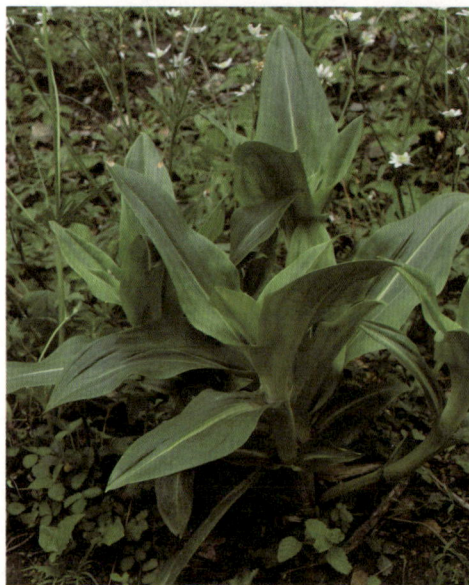

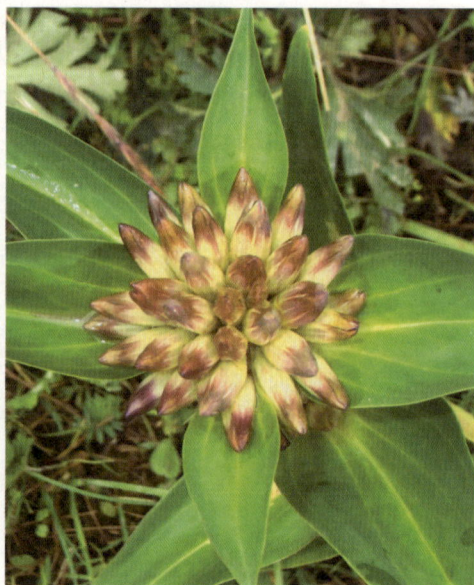

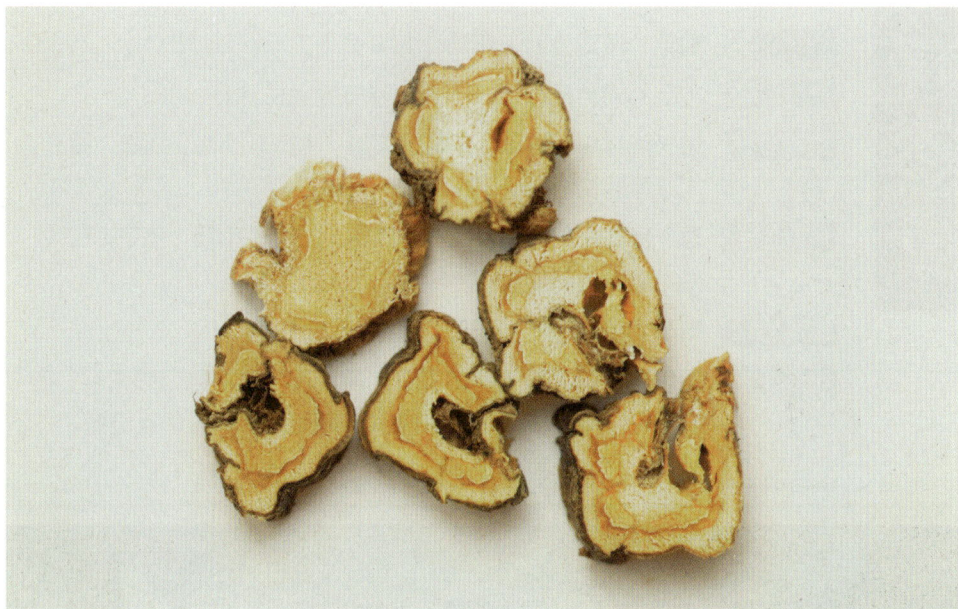

土单方精选

方一

组成	秦艽 20 ~ 30 克。
制法	水煎。
用法	每天 1 剂，分 2 ~ 3 次服。
主治	中风口眼歪斜。

方二

组成	秦艽 50 克。
制法	水煎。
用法	趁热洗患处。
主治	牛皮癣。

方三

组成	秦艽 15 克。
制法	将秦艽浸 500 毫升酒中。
用法	空腹饮酒，每天 1 剂。
主治	黄疸。

豨莶草

别　　名	珠草、风湿草、猪膏草、黏金强子。
来　　源	本品为菊科植物豨莶、腺梗豨莶或毛梗豨莶。
生境分布	生长于林缘、林下、荒野、路边。主产于湖南、福建、湖北、江苏等地。
采收加工	夏、秋二季花开前及花期均可采割，除去杂质，晒干。切段，生用或黄酒蒸制用。
性味归经	味辛、苦，性寒。归肝、肾经。
功效主治	祛风湿，利关节，解毒。主治风湿痹痛、中风口眼歪斜、四肢麻痹、半身不遂、风疹湿疮、高血压、胃食管反流病。
使用注意	阴血不足者忌服。

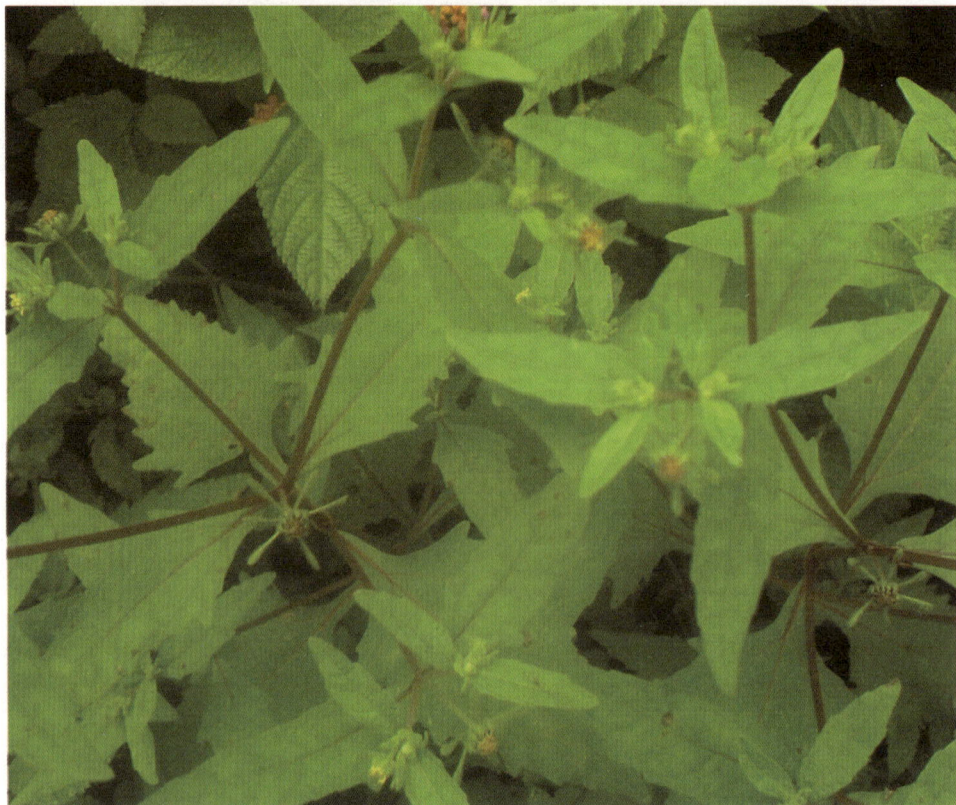

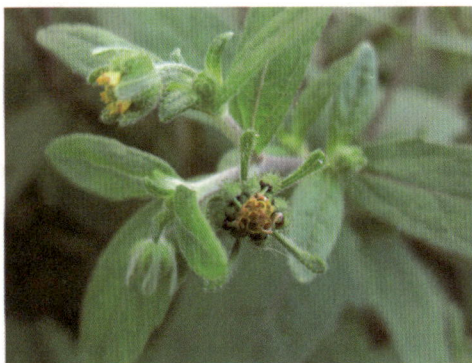

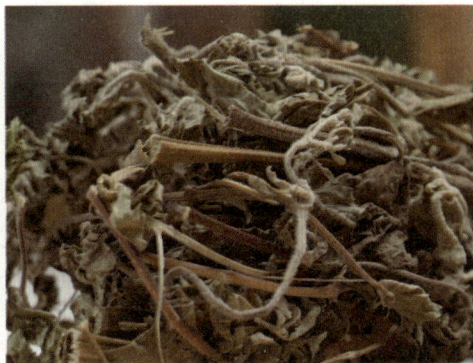

土单方精选

方一

组成 豨莶草 15 克。

制法 水煎。

用法 每天 1 剂，代茶频饮。

主治 高血压。

方二

组成 豨莶草 30 克。

制法 将豨莶草加水煎汤，冲饴糖 50 克搅匀。

用法 每天 1 剂，空腹服下，与此同时用鳝鱼血调匀适量面粉，左歪搽右，右歪搽左。

主治 中风口眼歪斜。

方三

组成 豨莶草 30 克。

制法 水煎。

用法 每天 1 剂，2 次分服。

主治 高血压肝阳上亢证及阴虚阳亢证。

方四

组成 豨莶草适量。

制法 将豨莶草焙过，研细末，和适量蜂蜜做成丸子，如梧桐子大。

用法 热汤送服，每次 50 丸。

主治 胃食管反流病。

络石藤

别　　名	络石、白花藤、爬山虎、钻骨风、石龙藤、沿壁藤。
来　　源	本品为夹竹桃科植物络石。
生境分布	生长于温暖、湿润、疏荫的沟渠旁、山坡林木丛中。主产于江苏、安徽、湖北、山东等地。
采收加工	冬季至次春采割，除去杂质，晒干。切段，生用。
性味归经	味苦，性微寒。归心、肝、肾经。
功效主治	祛风通络，凉血消肿。主治风湿热痹、筋脉拘挛、腰膝酸痛、喉痹、痈肿、跌仆损伤、慢性肾炎、咳嗽。
使用注意	阳虚畏寒、便溏者慎服。

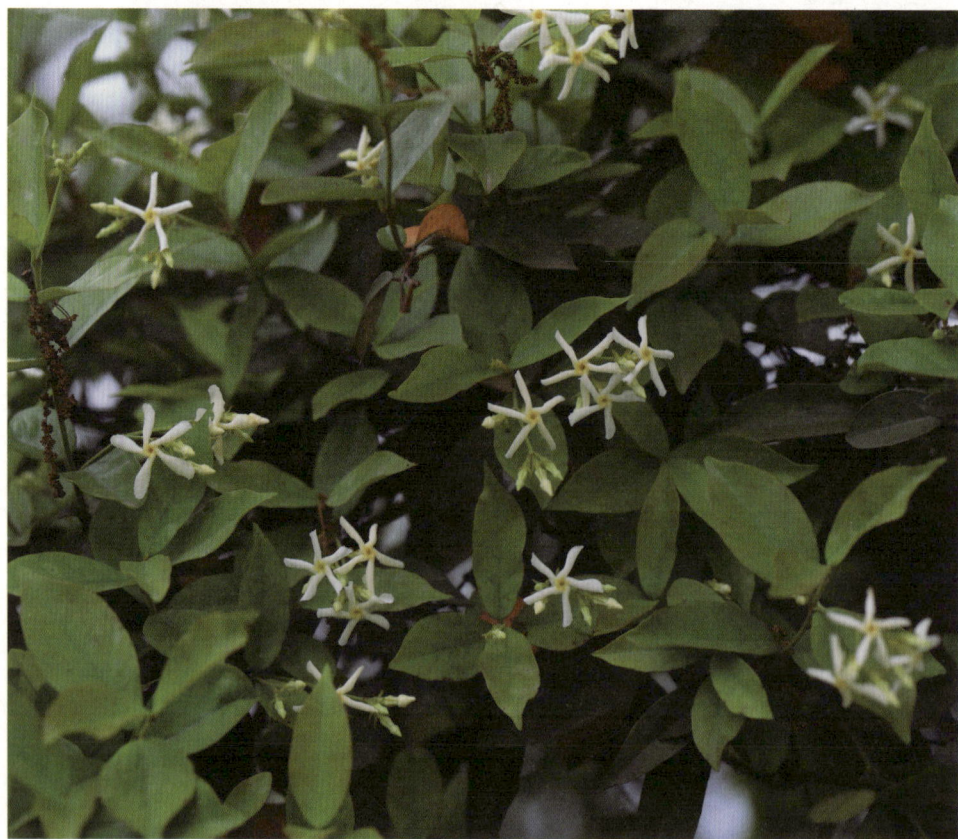

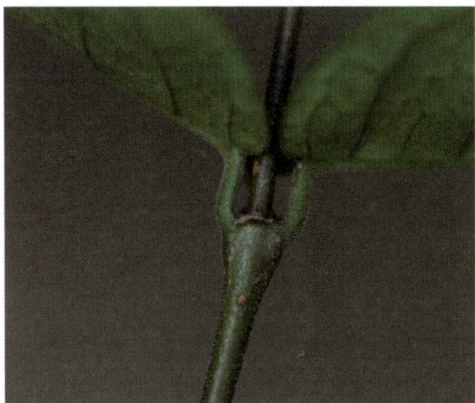

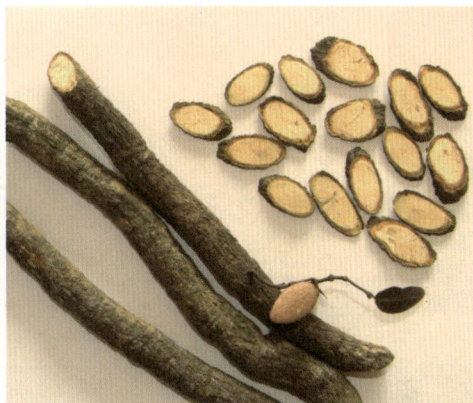

土单方精选

方一

组成　络石藤 30 克。

制法　水煎。

用法　每天 1 剂。

主治　慢性肾炎。

方二

组成　络石藤 25 克。

制法　水煎。

用法　每天 1 剂。

主治　咳嗽喘患者。

方三

组成　络石藤 9 ～ 15 克。

制法　水煎。

用法　冲黄酒服，每天 1 剂。

主治　风湿痹痛。

方四

组成　络石藤 30 ～ 60 克。

制法　将络石藤浸酒服。

用法　每天 1 剂。

主治　筋骨痛。

丝瓜络

别　　名	瓜络、丝瓜网、丝瓜瓤、絮瓜瓤、丝瓜筋。
来　　源	本品为葫芦科植物丝瓜。
生境分布	生长于林缘、林下、荒野、路边。我国各地均有栽培。
采收加工	夏、秋二季果实成熟、果皮变黄、内部干枯时采摘，除去外皮及果肉，洗净，晒干，除去种子。切段，生用。
性味归经	味甘，性平。归肺、胃、肝经。
功效主治	通络，活血，祛风，下乳。主治痹痛拘挛、胸胁胀痛、乳汁不通、乳痈肿痛、闭经、妊娠呕吐、麻疹、崩漏。
使用注意	寒嗽、寒痰者慎用。

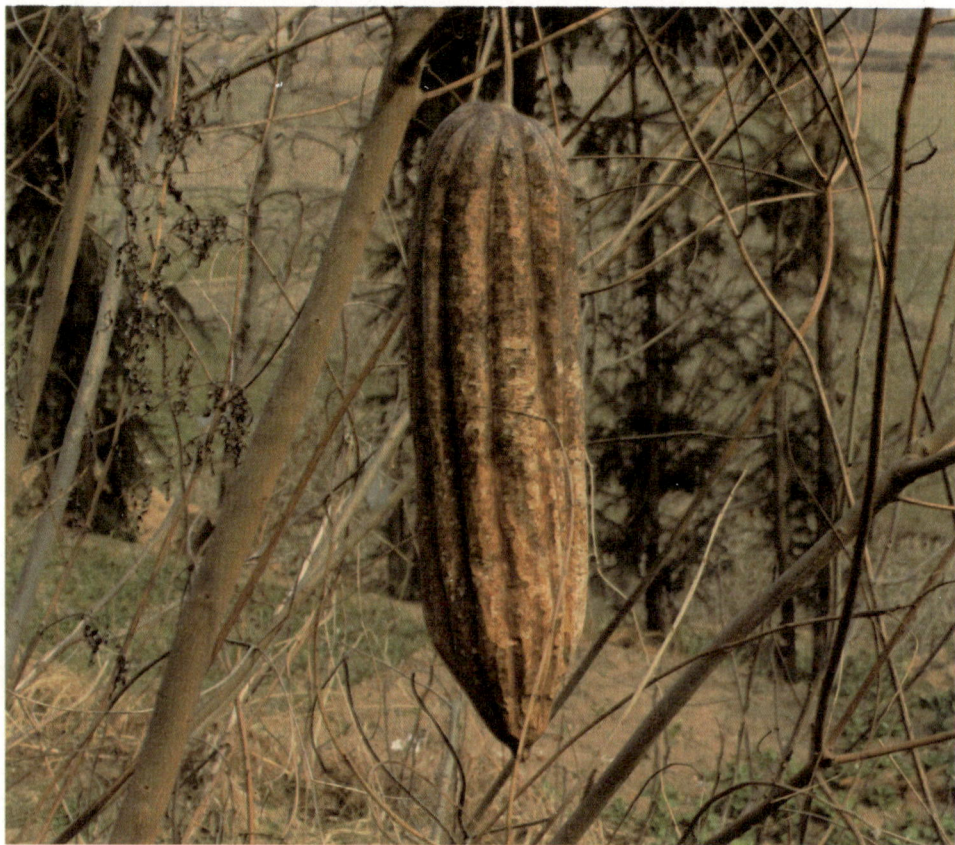

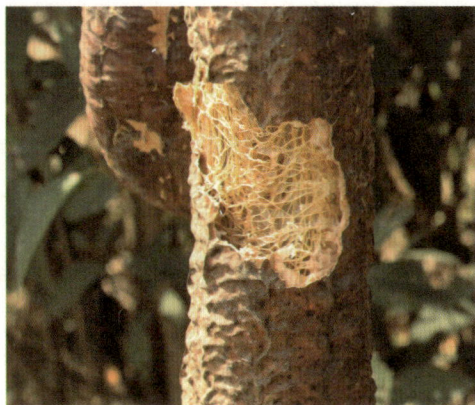

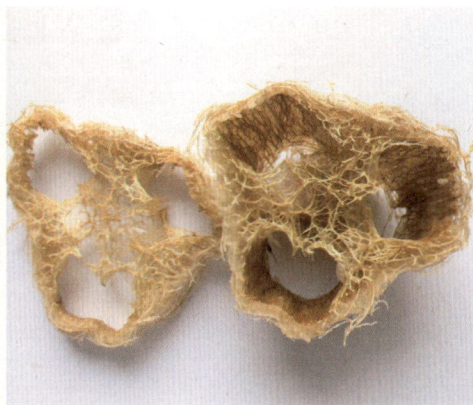

土单方精选

方一		
组成	丝瓜络适量。	
制法	将丝瓜络煅烧（存性），研细末。	
用法	开水送服，每次3克。	
主治	崩漏。	

方二		
组成	丝瓜络适量。	
制法	将丝瓜络碾成细末。	
用法	每次9克，每天1次，连服5～7天。	
主治	闭经。	

方三		
组成	丝瓜络9～15克。	
制法	水煎。	
用法	每天1剂，分2次服。	
主治	妊娠呕吐。	

方四		
组成	丝瓜络50克。	
制法	水煎。	
用法	每天1剂，2次分服。	
主治	预防麻疹。	

五加皮

别　　名	短梗五加、南五加皮、红五加皮、细柱五加、轮伞五加。
来　　源	本品为五加科植物细柱五加。习称"南五加皮"。
生境分布	生长于路边、林缘或灌丛中。主产于湖北、河南、辽宁、安徽等地。
采收加工	夏、秋二季采挖根部，洗净，剥取根皮，晒干。切厚片，生用。
性味归经	味辛、苦，性温。归肝、肾经。
功效主治	祛风除湿，补益肝肾，强筋壮骨。主治风湿痹痛、筋骨痿软、小儿行迟、体虚乏力、水肿、脚气。
使用注意	阴虚火旺者慎用。

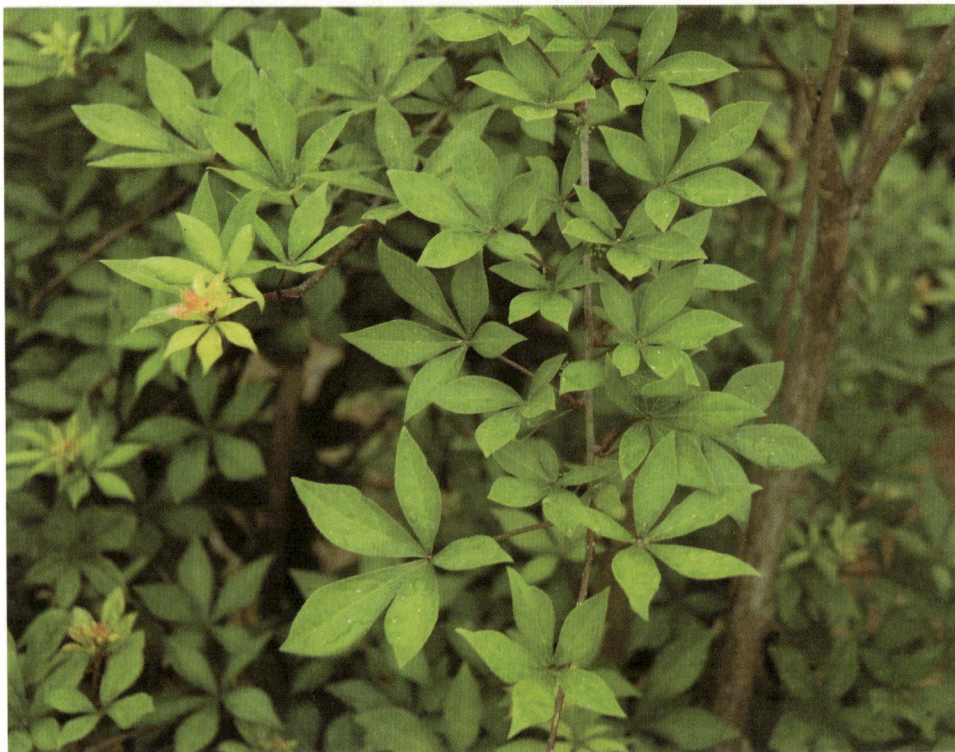

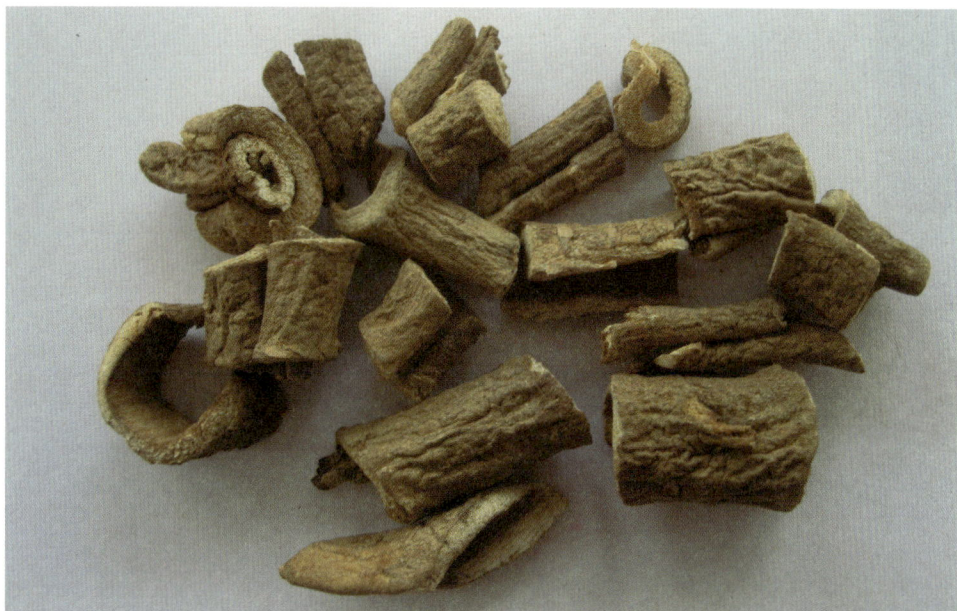

土单方精选

方一

组成 五加皮 250 克。

制法 将五加皮加烧酒或黄酒 1 000 毫升共浸 7 天。

用法 每次服 20 毫升，每天 2 次。

主治 风湿痹痛。

方二

组成 五加皮 45 克。

制法 将五加皮加煮适量猪脚食用。

用法 每天 1 剂。

主治 风湿痛。

方三

组成 五加皮适量。

制法 将五加皮研细末，以粥、酒调匀。

用法 每次 3 克，每天 3 次。

主治 小儿脚软不能行。

狗脊

别　　名	苟脊、狗青、扶筋、金狗脊、黄狗头、金毛狗脊。
来　　源	本品为蚌壳蕨科植物金毛狗脊。
生境分布	生长于山脚沟边及林下阴处酸性土上。主产于四川、广东、贵州、浙江、福建等地。均为野生。
采收加工	秋、冬二季采挖，除去泥沙，晒干；或去硬根、叶柄及金黄色绒毛，切厚片，晒干，为"生狗脊片"；蒸后，晒至六七成干，切厚片，晒干，为"熟狗脊片"。原药或生狗脊片砂烫用。
性味归经	味苦、甘，性温。归肝、肾经。
功效主治	祛风湿，补肝肾，强腰膝。主治风湿痹痛、腰膝酸软、下肢无力、水肿、跌打刀伤。
使用注意	肾虚有热，小便不利，或短涩黄赤者慎服。

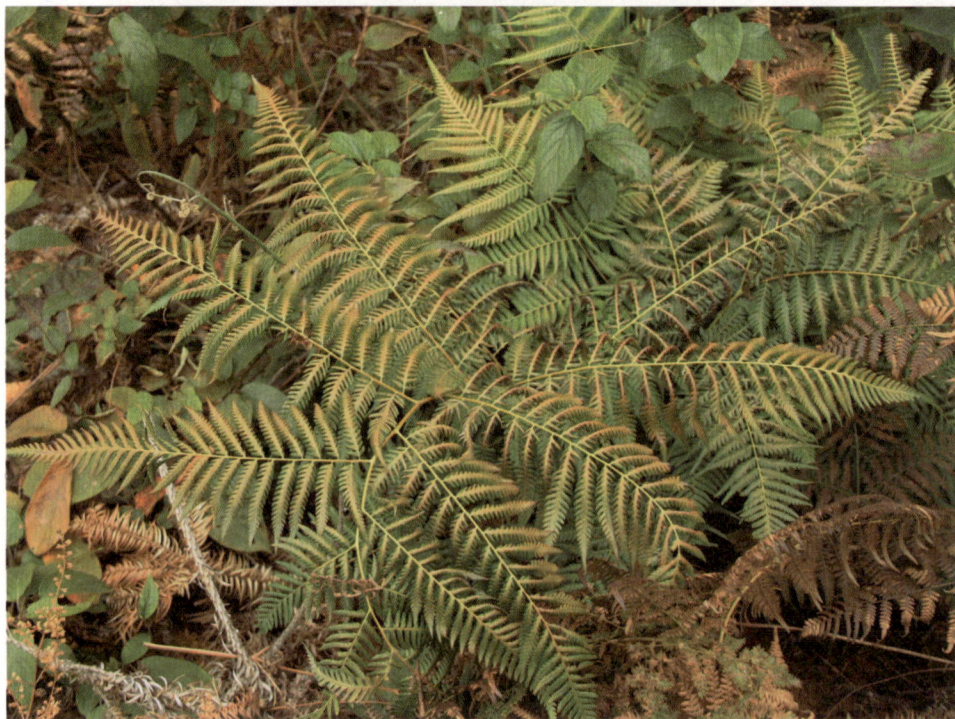

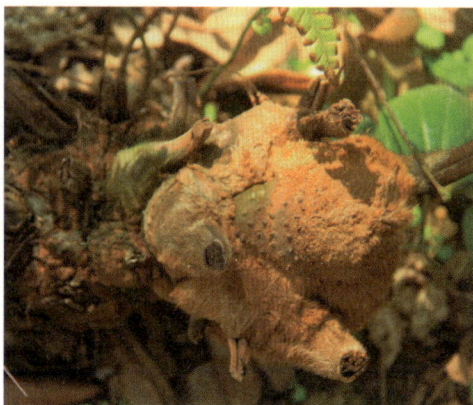

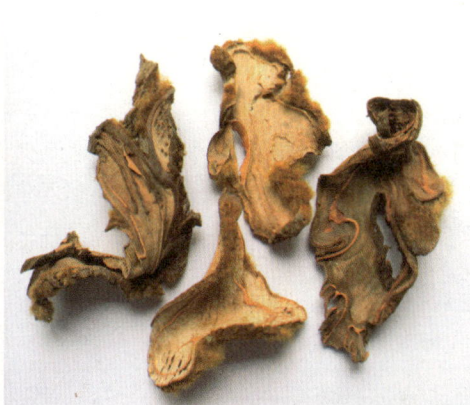

土单方精选

方一

组成	狗脊 100 克。	
制法	水煎。	
用法	泡脚。	
主治	水肿。	

方二

组成	狗脊末 9 ～ 15 克。
制法	水煎（或浸酒）服。
用法	每天 1 剂。
主治	风寒湿痹。

方三

组成	狗脊适量。
制法	将狗脊研细末。
用法	敷伤口。
主治	跌打刀伤流血。

方四

组成	狗脊 30 克。
制法	水煎。
用法	冲白酒服，连服 7 ～ 10 天。
主治	寒湿腰痛。

化湿药土单方精选

苍术

别　　名 赤术、仙术、茅术、青术。

来　　源 本品为菊科多年生草本植物茅苍术或北苍术。

生境分布 生长于山坡、林下及草地。主产于东北、华北、山东、河南、陕西等地。

采收加工 春、秋二季采挖，除去泥沙，晒干，撞去须根。

性味归经 味辛，苦，性温。归脾、胃、肝经。

功效主治 燥湿健脾，祛风散寒，明目。主治湿阻中焦、脘腹胀满、泄泻、水肿、牙床风肿、风湿痹痛、风寒感冒、夜盲、胃下垂。

使用注意 阴虚内热、气虚多汗者忌用。

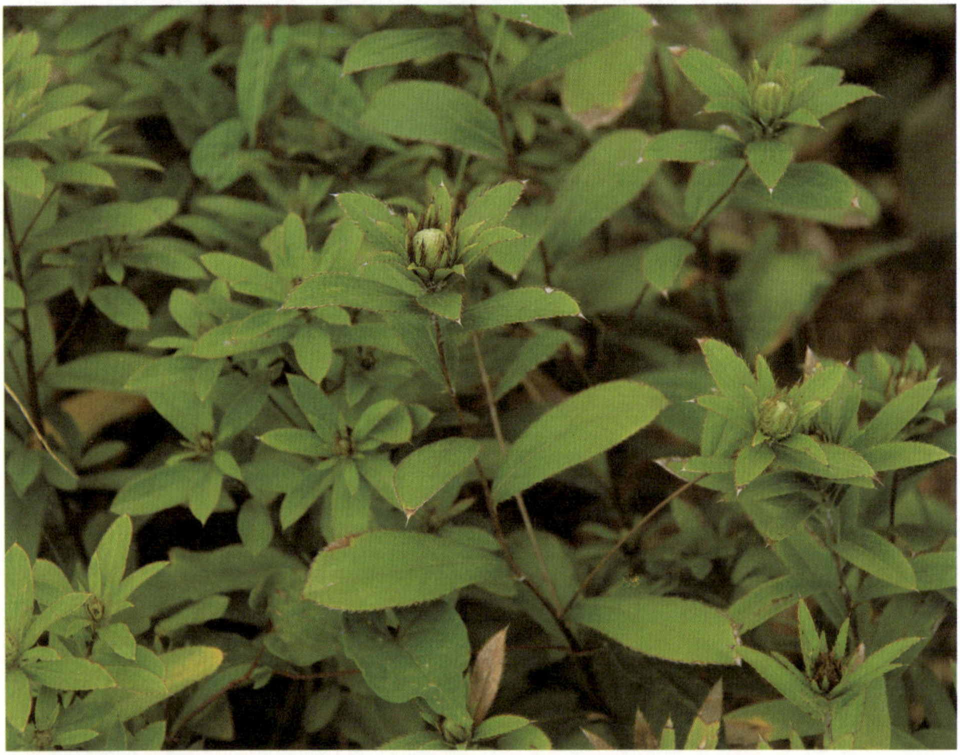

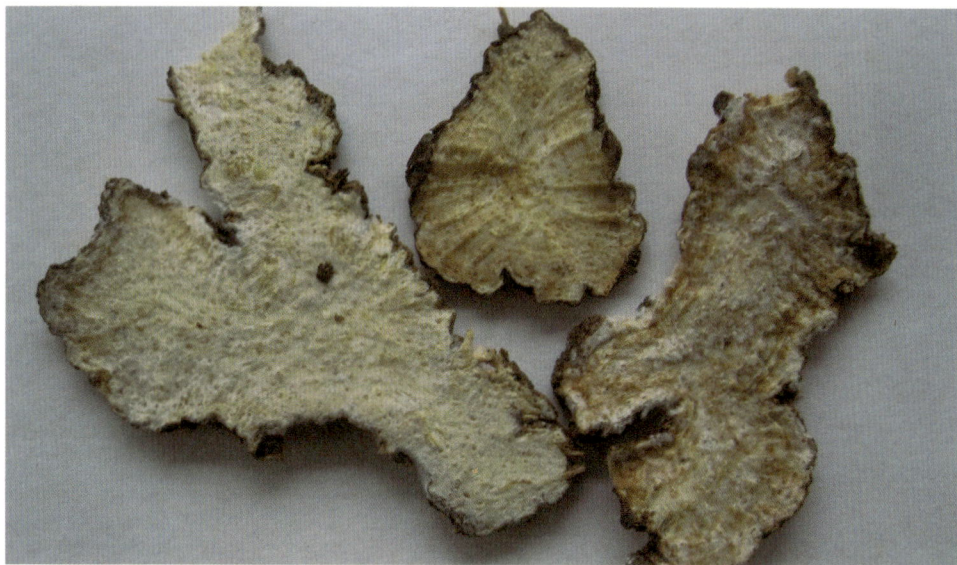

土单方精选

方一

组成　苍术适量。

制法　将苍术水煎，取浓汁熬膏。

用法　每天1剂。

主治　湿气身痛。

方二

组成　苍术适量。

制法　将苍术切作两片，于中穴干孔，入盐实之，湿纸裹，烧存性，取出研细。

用法　以此揩之，去风涎即愈，以盐汤漱口。

主治　牙床风肿。

方三

组成　苍术20克。

制法　将苍术以开水冲泡。

用法　代茶饮用，每天1剂。

主治　胃下垂属湿阻中焦者，症见食后腹胀加剧，平卧减轻，恶心，嗳气，胃痛，体形瘦长，可伴有眩晕、乏力、心悸等。

厚朴

别　　名	赤朴、川朴、重皮、烈朴、厚皮。
来　　源	本品为木兰科植物厚朴或凹叶厚朴。
生境分布	常混生长于落叶阔叶林内或生长于常绿阔叶林缘。主产于陕西、甘肃、四川、贵州、湖北、湖南、广西等地。
采收加工	4～6月剥取，根皮及枝皮直接阴干，干皮置沸水中微煮后堆置阴湿处，"发汗"至内表面变紫褐色或棕褐色时，蒸软取出，卷成筒状，晒干。切丝，姜制用。
性味归经	味苦、辛，性温。归脾、胃、肺、大肠经。
功效主治	燥湿消痰，下气除满。主治湿滞伤中、脘痞吐泻、食积气滞、腹胀便秘、痰饮喘咳、眼睛突然失明、阿米巴痢疾。
使用注意	本品辛苦温燥湿，易耗气伤津，故气虚津亏者及孕妇当慎用。

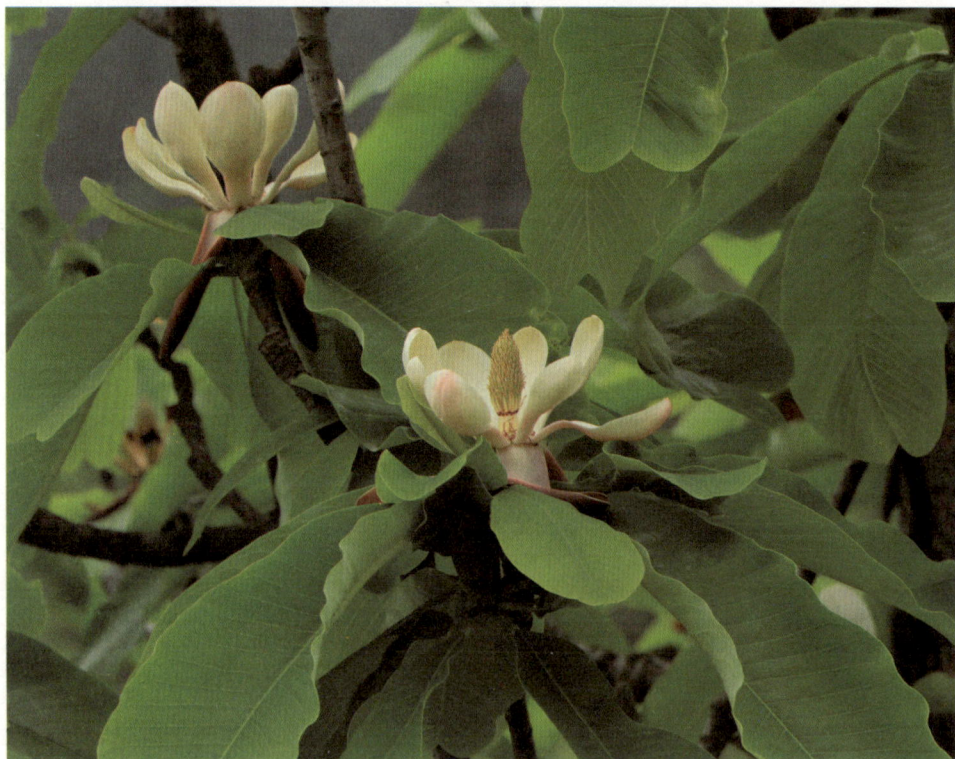

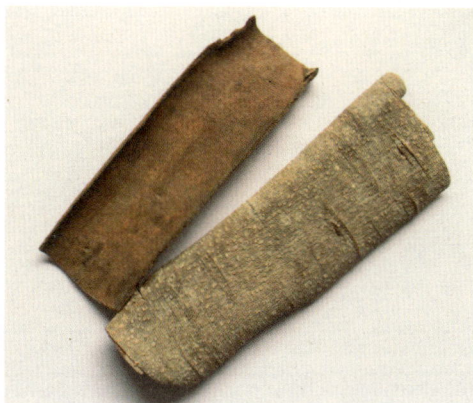

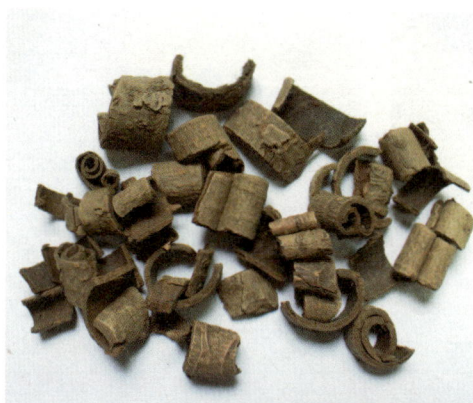

土单方精选

方一

组成 厚朴 3 克。

制法 水煎。

用法 每天 3 次。

主治 腹泻。

方二

组成 厚朴 12 克。

制法 将厚朴加 100 毫升水煎至 40 毫升。

用法 每天 2 次分服。

主治 阿米巴痢疾。

方三

组成 厚朴 1.5 ～ 3 克。

制法 水煎。

用法 每天 1 剂。

主治 眼睛突然失明。

方四

组成 厚朴 10 克。

制法 将厚朴研细，以生姜 5 克捣烂连汁，水泛为丸如绿豆大。

用法 每次 3 克，每天 2 次。

主治 小儿消化不良腹胀。

砂仁

别　　名	缩砂仁、春砂仁、缩砂蜜。
来　　源	本品为姜科植物阳春砂、绿壳砂或海南砂。
生境分布	生长于气候温暖、潮湿、富含腐殖质的山沟林下阴湿处。主产于广东、广西、云南和福建等地。
采收加工	于夏、秋间果实成熟时采收,晒干或低温晒干。用时打碎生用。
性味归经	味辛,性温。归脾、胃、肾经。
功效主治	化湿开胃,温脾止泻,理气安胎。主治湿浊中阻、脘痞不饥、脾胃虚寒、呕吐泄泻、妊娠恶阻、胎动不安、呃逆、崩漏。
使用注意	阴虚血燥者慎用。

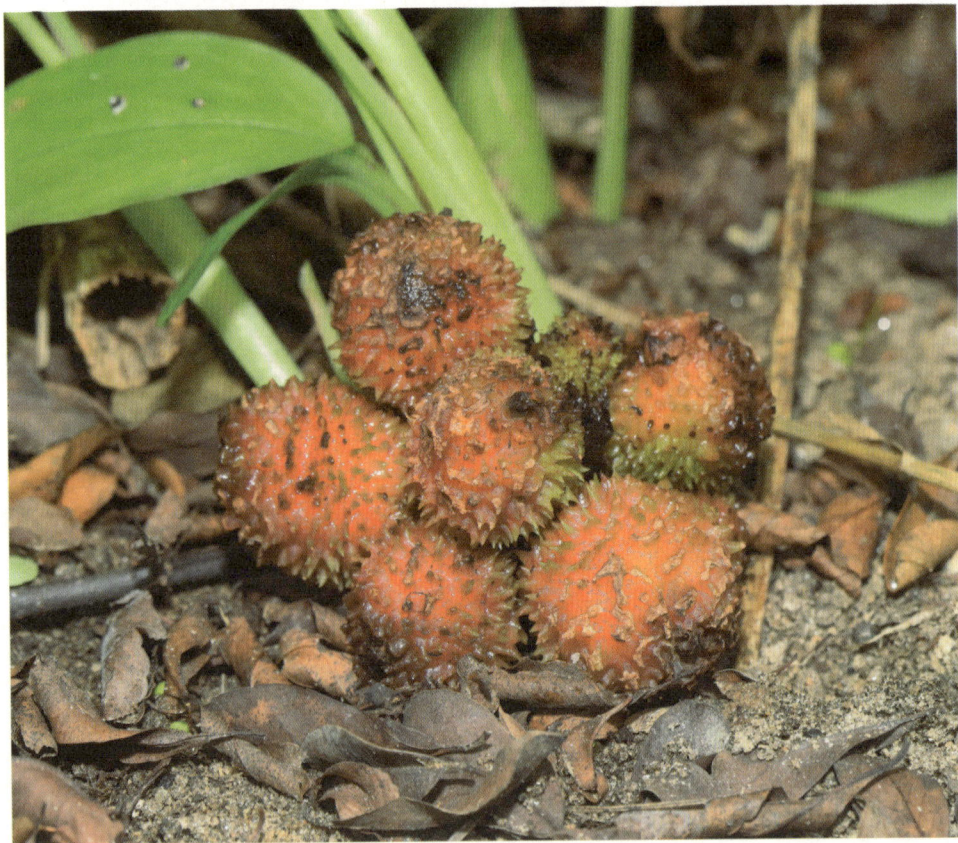

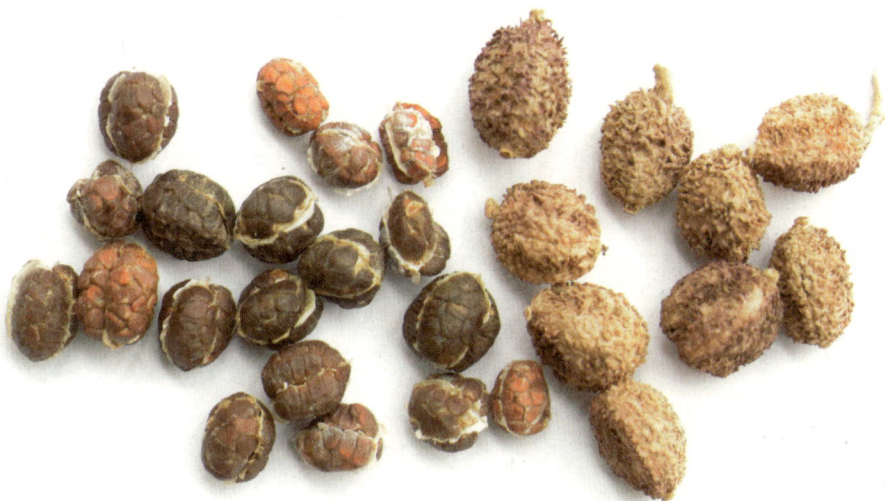

土单方精选

方一

组成 砂仁 9 克。

制法 将砂仁研细末。

用法 白糖开水调服，每次 3 克，每天早、晚各 1 次。

主治 呃逆。

方二

组成 砂仁 6 克。

制法 将砂仁置新瓦上焙燥，研细末。

用法 热粥汤送服。

主治 崩漏。

方三

组成 砂仁 6 克。

制法 将砂仁炒研为末。

用法 每次 3 ~ 5 克，每天 1 ~ 2 次，开水送服。

主治 腹泻。

豆蔻

别　　名	多骨、白蔻、白叩、白豆蔻。
来　　源	本品为姜科植物白豆蔻或爪哇白豆蔻。又名白豆蔻。
生境分布	生长于山沟阴湿处，我国多栽培于树荫下。主产于泰国、柬埔寨、越南，我国云南、广东、广西等地亦有栽培。按产地不同分为"原豆蔻"和"印尼白蔻"。
采收加工	秋季果实由绿色转成黄绿色时采收，晒干生用，用时捣碎。
性味归经	味辛，性温。归肺、脾、胃经。
功效主治	化湿行气，温中止呕，开胃消食。主治湿浊中阻、不思饮食、湿温初起、胃寒胃冷、寒湿呕逆、胸腹胀痛、食积不消。
使用注意	阴虚血燥者慎用。

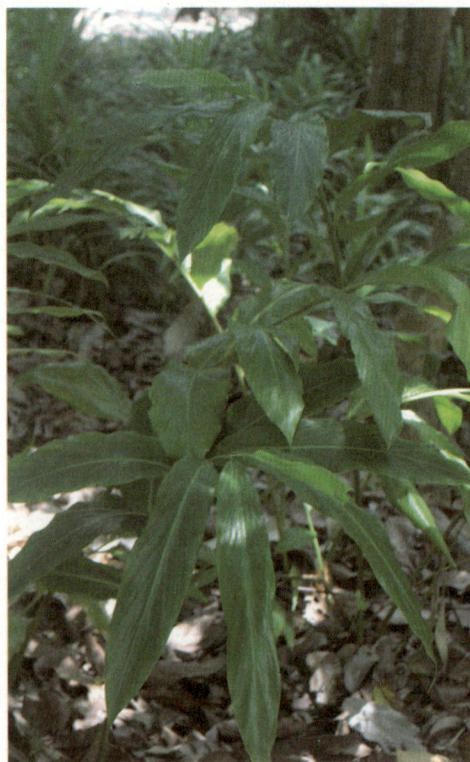

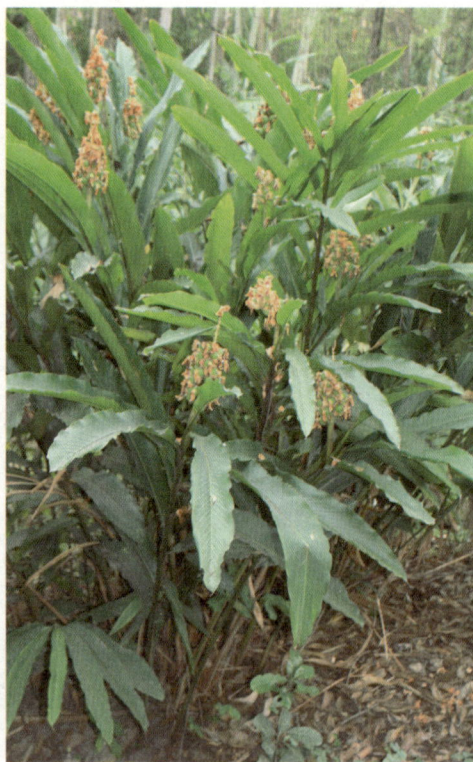

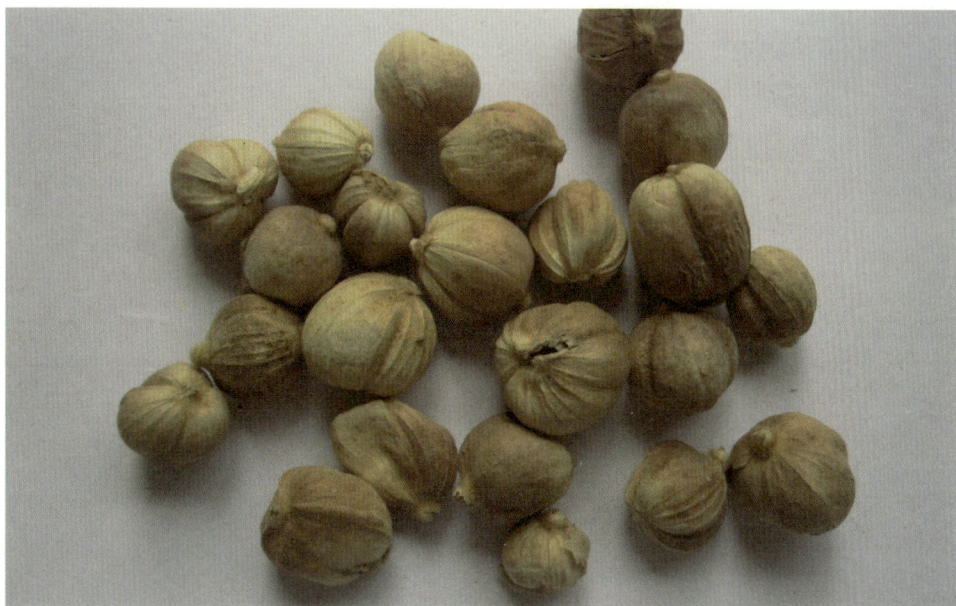

土单方精选

方一

组成　豆蔻 15 克。

制法　将豆蔻研为细末。

用法　适量酒送服。

主治　胃口寒作吐及作痛。

方二

组成　豆蔻 3 枚。

制法　将豆蔻捣筛研细，好酒一杯，微温调之。

用法　趁温饮服。

主治　胃气冷，吃饭即欲吐。

方三

组成　豆蔻 10 克。

制法　将豆蔻研细末（于术后 6 小时），加 150 毫升水煮沸后即服。

用法　每天 2 次，服至患者饮食正常为止。

主治　妇女腹部术后患者出现的腹胀、腹痛。

茯苓

别　　名	茯菟、松薯、茯灵、云苓。
来　　源	本品为多孔菌科真菌茯苓。
生境分布	生长于松科植物赤松或马尾松等树根上，深入地下20～30厘米。主产于湖北、安徽、河南、云南、贵州、四川等地。
采收加工	多于7～9月采挖。挖出后除去泥沙，堆置"发汗"后，摊开晾至表面晒干，再"发汗"，反复数次至现皱纹、内部水分大部散失后，阴干，称为"茯苓个"。取之浸润后稍蒸，及时切片，晒干；或将鲜茯苓按不同部位切制，阴干，生用。
性味归经	味甘、淡，性平。归心、肺、脾、肾经。
功效主治	利水渗湿，健脾，宁心。主治水肿尿少、小儿夜啼、脾虚食少、便溏泄泻、心神不安、惊悸失眠、精神分裂症。
使用注意	虚寒精滑者忌服。

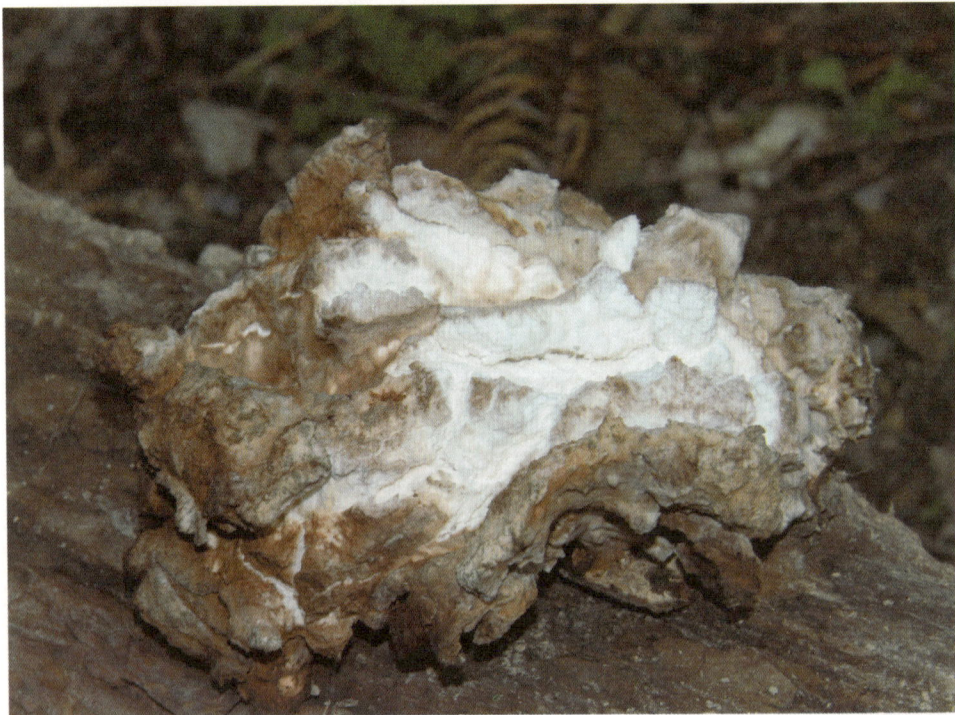

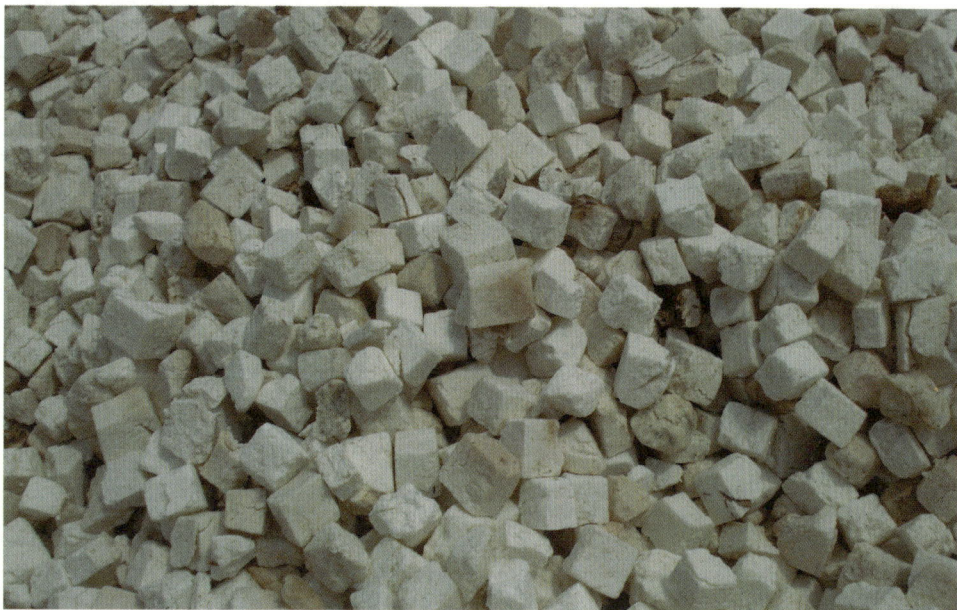

土单方精选

方一

组成	茯苓 10 ～ 20 克。
制法	将茯苓研细末。
用法	每次 1 克，每天 1 ～ 2 次。
主治	小儿夜啼。

方二

组成	茯苓适量。
制法	将茯苓研细末，炒后放瓷瓶内备用。
用法	1 岁以内每次 1 克，每天 3 次，口服。
主治	婴幼儿秋季腹泻。

方三

组成	茯苓 30 ～ 60 克。
制法	水煎。
用法	每天 1 剂，分 3 次服，连服 30 天。
主治	慢性精神分裂症。

薏苡仁

别　　名	薏米、薏仁、苡仁、回回米、薏珠子。
来　　源	本品为禾本科植物薏苡。
生境分布	生长于河边、溪潭边或阴湿山谷中。我国各地均有栽培。长江以南各地有野生。
采收加工	秋季果实成熟时采割植株，晒干，打下果实，再晒干，除去外壳、黄褐色种皮及杂质，收集种仁。生用或炒用。
性味归经	味甘、淡，性凉。归脾、胃、肺经。
功效主治	利水渗湿，健脾止泻，除痹，排脓，解毒散结。主治水肿、脚气、小便不利、脾虚泄泻、湿痹拘挛、肺痈、肠痈、赘疣、癌肿、婴儿睾丸鞘膜积液。
使用注意	津液不足者慎用。

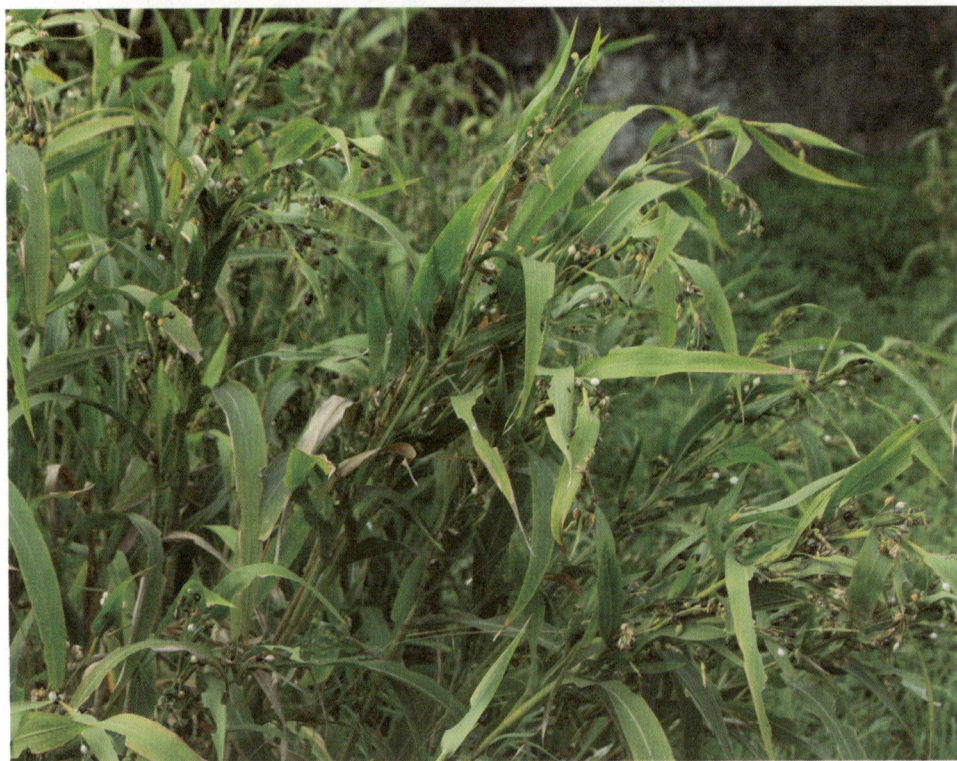

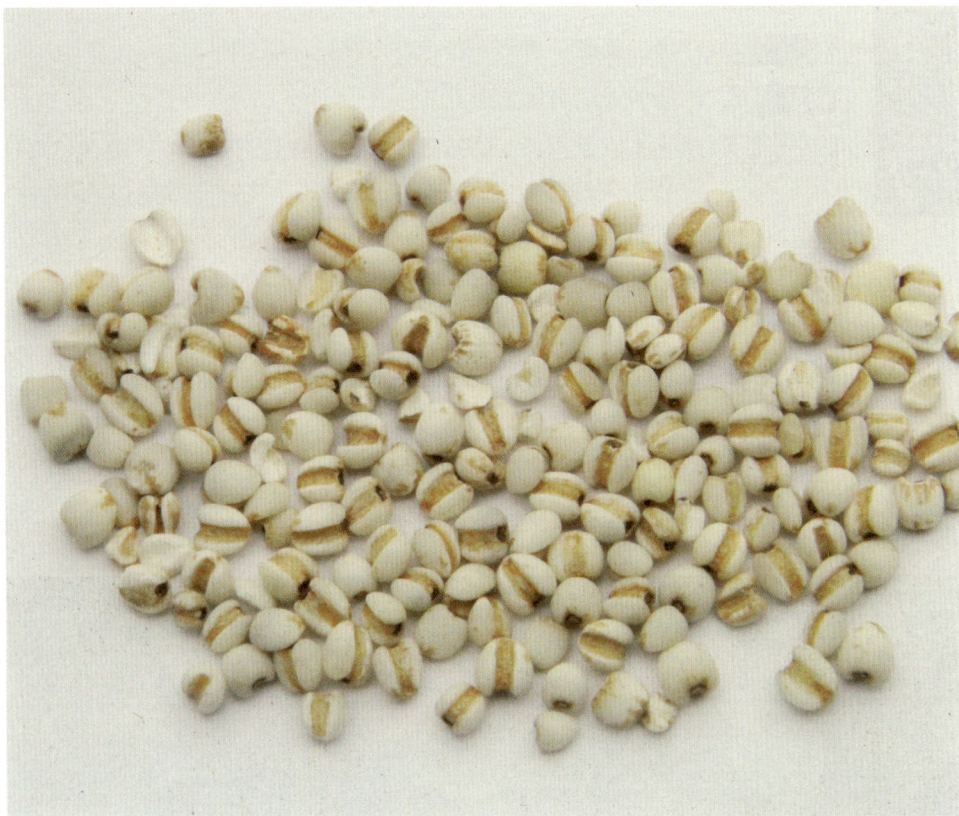

土单方精选

方一		
组成	薏苡仁 10 ~ 30 克。	
制法	水煎。	
用法	连渣服，每天 1 剂，连用 2 ~ 4 周。	
主治	扁平疣。	

方二		
组成	薏苡仁 30 ~ 45 克。	
制法	将薏苡仁加水浓煎，滤取药液，加白糖适量。	
用法	每天 1 剂，分 3 ~ 5 次服，隔天 1 剂。	
主治	婴儿睾丸鞘膜积液。	

泽泻

别　　名	水泽、泽芝、水泻、芒芋、一枝花、如意花。
来　　源	本品为泽泻科植物泽泻。
生境分布	生长于沼泽边缘，幼苗喜荫蔽，成株喜阳光，怕寒冷，在海拔 800 米以下地区，一般都可栽培。主产于福建、四川、江西等地。
采收加工	冬季茎叶开始枯萎时采挖，洗净，晒干，除去须根及粗皮，以水润透切片，晒干。麸炒或盐水炒用。
性味归经	味甘、淡，性寒。归肾、膀胱经。
功效主治	利水渗湿，泄热，化浊降脂。主治小便不利、水肿胀满、泄泻尿少、痰饮眩晕、流行性腮腺炎、高脂血症、血尿、遗精。
使用注意	肾虚精滑者慎用。

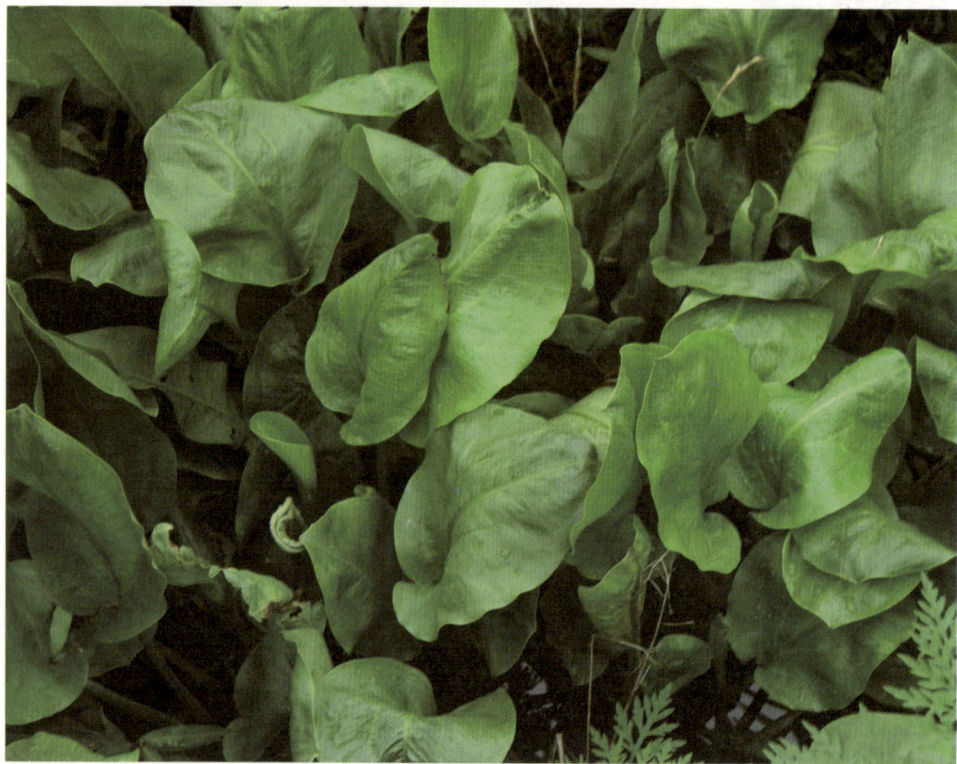

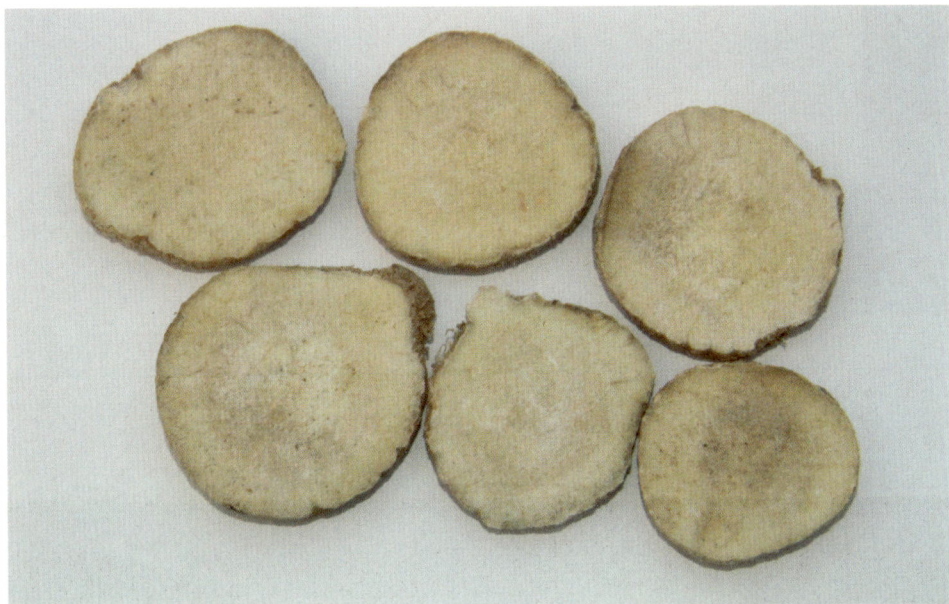

土单方精选

方一

组成 泽泻 10 ~ 12 克。

制法 水煎。

用法 每天早、晚各服 1 次。

主治 血尿。

方二

组成 泽泻 12 克。

制法 水煎。

用法 每天早、晚各服 1 次。

主治 遗精。

方三

组成 泽泻 30 克（干品 15 克）。

制法 将泽泻加 300 毫升水，煎浓汁 150 毫升。

用法 每次 50 毫升，每天 3 次。

主治 流行性腮腺炎。

冬瓜皮

别　　名	白皮、白瓜皮、白冬瓜皮。
来　　源	本品为葫芦科植物冬瓜。
生境分布	全国大部分地区有产。均为栽培。
采收加工	夏末初秋果实成熟时采收。食用冬瓜时，洗净，削取外层的果皮，切块或宽丝，晒干，生用。
性味归经	味甘，性凉。归脾、小肠经。
功效主治	利尿消肿。主治水肿胀满、小便不利、暑热口渴、小便短赤、咳嗽、足癣、心力衰竭、肥胖。
使用注意	因营养不良而致虚肿慎服。

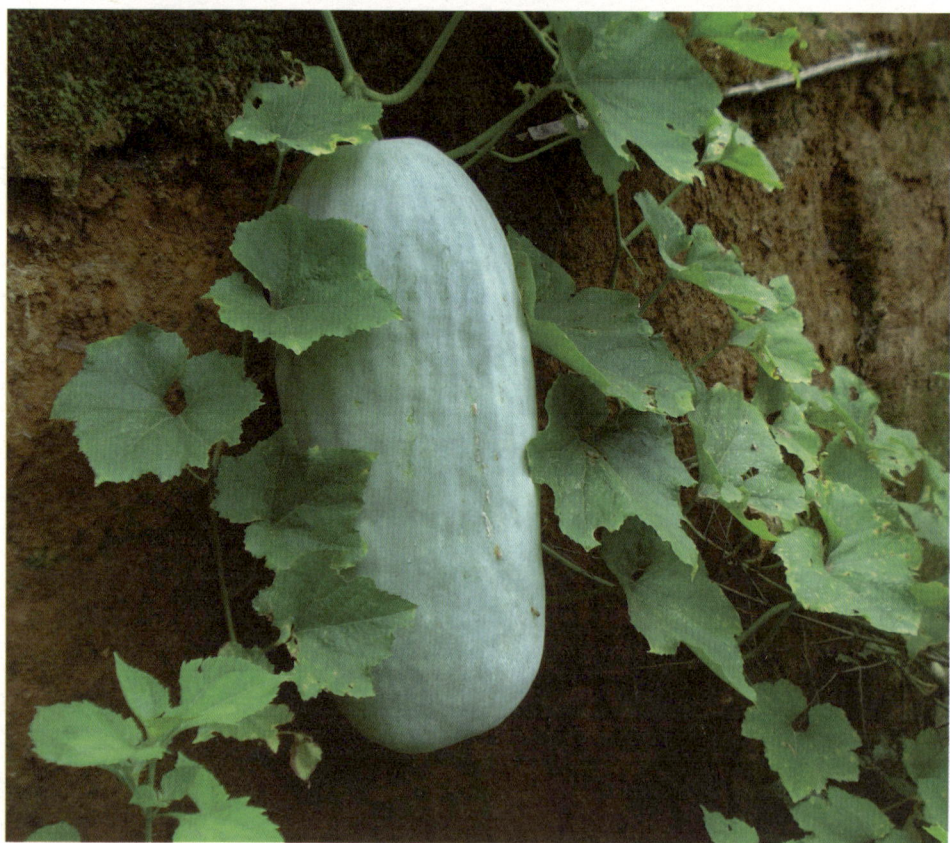

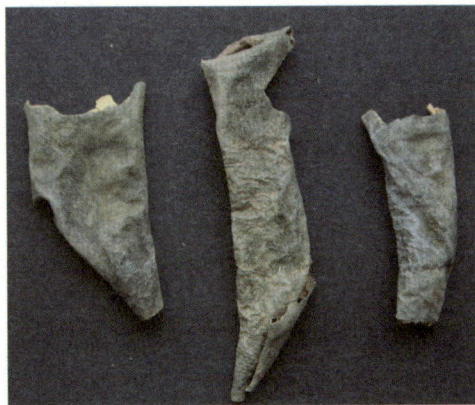

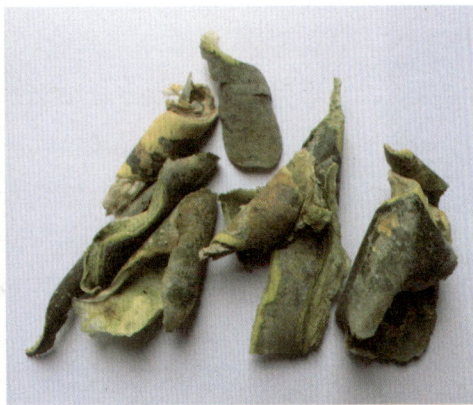

土单方精选

方一

组成 冬瓜皮 15 克。

制法 将冬瓜皮加少量蜂蜜水煎。

用法 趁温服用，每天 2 次。

主治 咳嗽。

方二

组成 冬瓜皮 50 克。

制法 水煎。

用法 趁热泡脚，如脚癣湿烂，可将冬瓜皮阴干研成细末，撒敷患处。

主治 足癣。

方三

组成 冬瓜皮 60 克。

制法 将冬瓜皮加适量水浓煎。

用法 每天 2 ～ 3 次分服。

主治 心力衰竭。

方四

组成 冬瓜皮适量。

制法 将冬瓜皮晒干研细粉。

用法 开水冲服，每次 30 克，每天 1 次。

主治 肥胖。

玉米须

别　　名	玉麦须、玉蜀黍。
来　　源	本品为禾本科植物玉蜀黍。
生境分布	生长于山坡、林下、原野及草地。全国各地均有栽培。
采收加工	玉米上浆时即可采收，但常在秋后剥取玉米时收集。除去杂质，鲜用或晒干生用。
性味归经	味甘，性平。归膀胱、肝、胆经。
功效主治	利水消肿，利湿退黄。主治水肿、蛋白尿、黄疸、胆囊炎、胆结石、高血压、糖尿病、乳汁不通、慢性肾炎。
使用注意	煮食去苞须；不作药用时勿服。

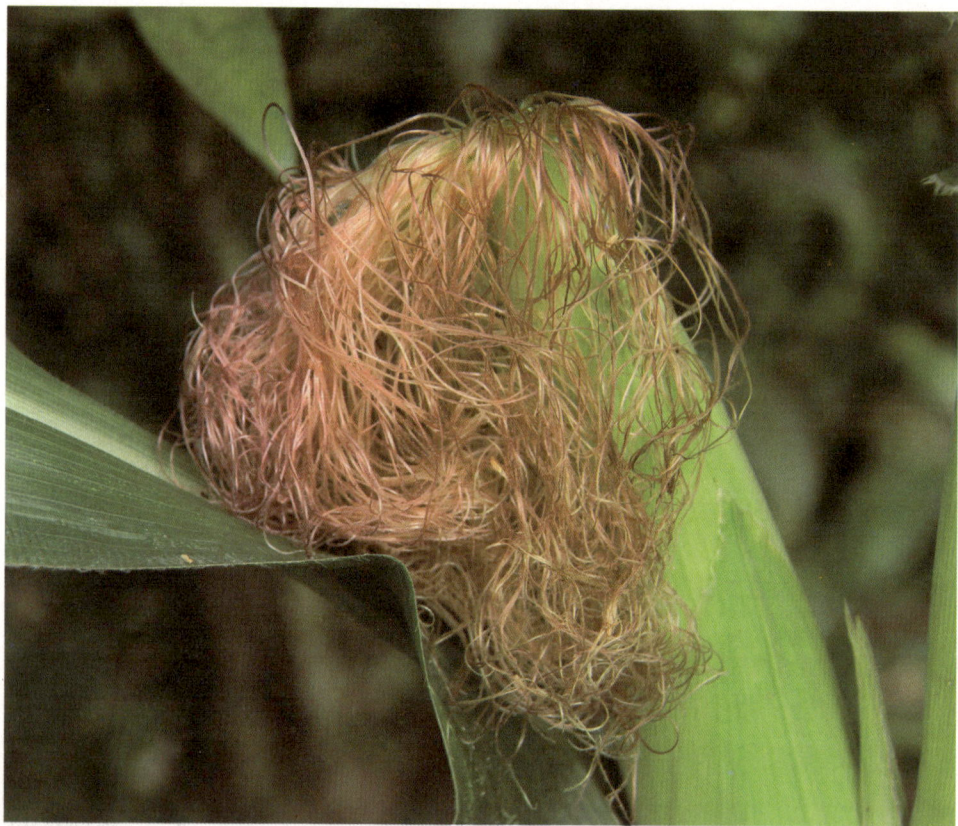

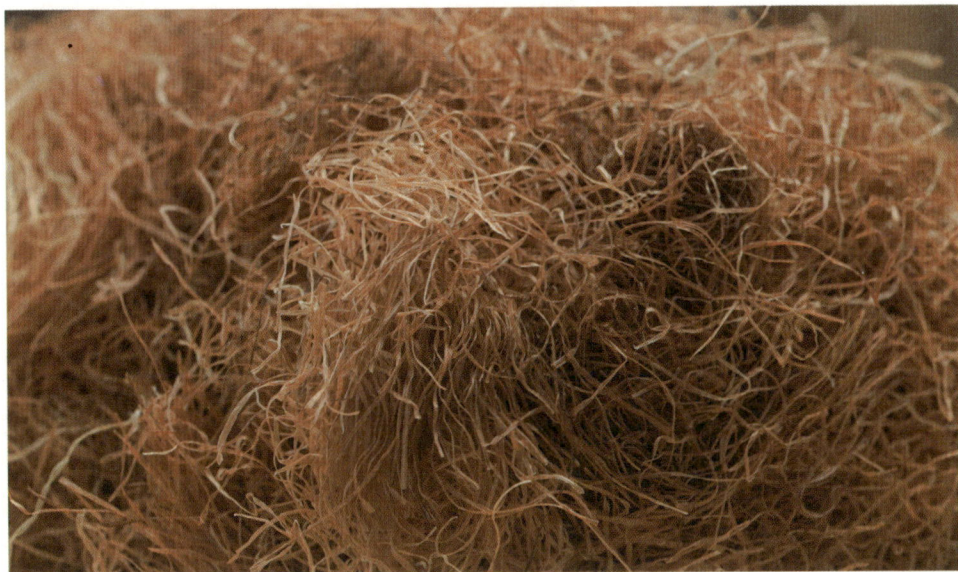

土单方精选

方一

组成　干玉米须 50 克。

制法　将干玉米须加温水 600 毫升，用文火煎煮 20～30 分钟，得 300～400 毫升滤液。

用法　每天 1 次或分次服完。

主治　慢性肾炎。

方二

组成　干玉米须 30～60 克。

制法　水煎。

用法　口服，每天 1 剂。

主治　急性溶血性贫血并发血红蛋白尿。

方三

组成　干玉米须 60 克。

制法　水煎。

用法　每天早、晚 2 次，同时服氯化钾 1 克，每天 3 次。

主治　水肿。

利水渗湿药·利尿通淋药土单方精选

车前子

别　　名	车前实、凤眼前仁、虾蟆衣子、猪耳朵穗子。
来　　源	本品为车前科植物车前或平车前。
生境分布	生长于山野、路旁、沟旁及河边。分布于全国各地。
采收加工	夏、秋二季种子成熟时采收果穗。晒干，搓出种子，除去杂质。生用或盐水炙用。
性味归经	味甘，性寒。归肝、肾、肺、小肠经。
功效主治	清热利尿通淋，渗湿止泻，明目，祛痰。主治热淋涩痛、水肿胀满、消化不良、目赤肿痛、痰热咳嗽、胎位不正。
使用注意	肾虚精滑者慎用。

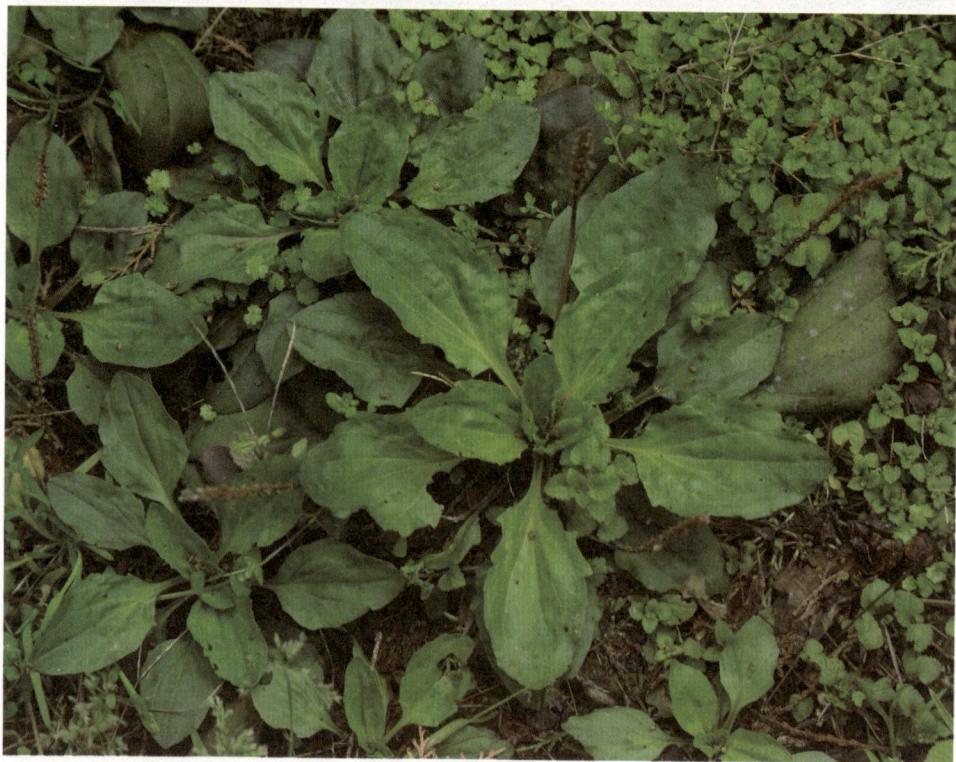

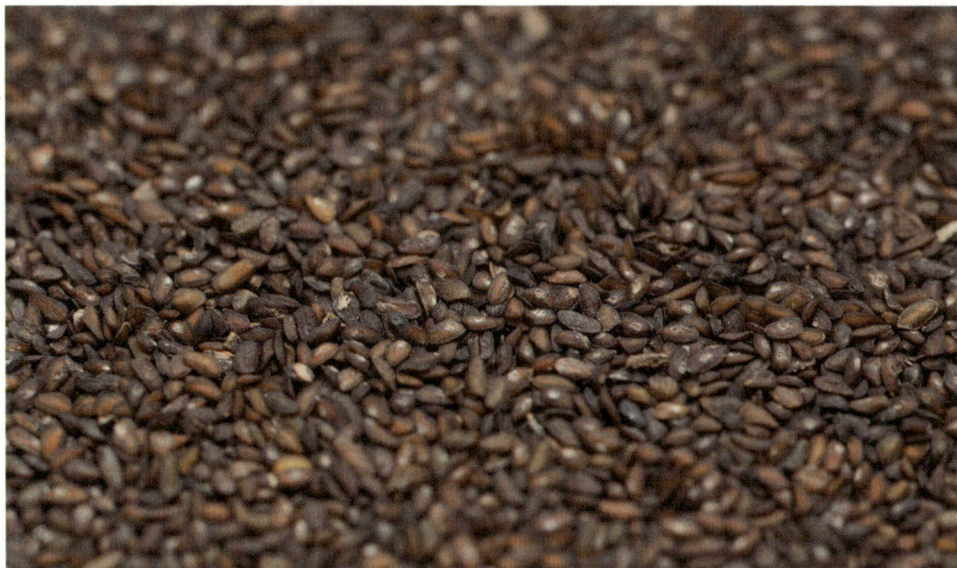

土单方精选

方一

组成 车前子 30 克。

制法 将车前子浓煎取汁，加蜂蜜 30 毫升，和匀。

用法 每天 3 ~ 4 次分服。

主治 百日咳。

方二

组成 车前子 10 克。

制法 将车前子烘干研细末。

用法 温水送服，1 周后复查，如无效，隔 1 周再服 1 次，最多服 3 次。

主治 胎位不正。

方三

组成 车前子适量。

制法 将车前子炒焦研碎。

用法 4 ~ 12 个月小儿每次服 0.5 克，1 ~ 2 岁小儿每次服 1 克，每天 3 ~ 4 次。

主治 小儿单纯性消化不良。

通草

别　　名	寇脱、葱草、通脱木、白通草、大通草、大叶五加皮。
来　　源	本品为五加科植物通脱木。
生境分布	生长于向阳肥厚的土壤中，或栽培于庭园中。主产于贵州、云南、四川、台湾、广西等地。多为栽培。
采收加工	秋季割取茎，裁成段，趁鲜时取出茎髓，理直，晒干，切片，生用。
性味归经	味甘、淡，性微寒。归肺、胃经。
功效主治	清热利尿，通气下乳。主治湿热尿赤、水肿尿少、产后缺乳、乳汁不下、便秘、声音嘶哑。
使用注意	孕妇慎用。

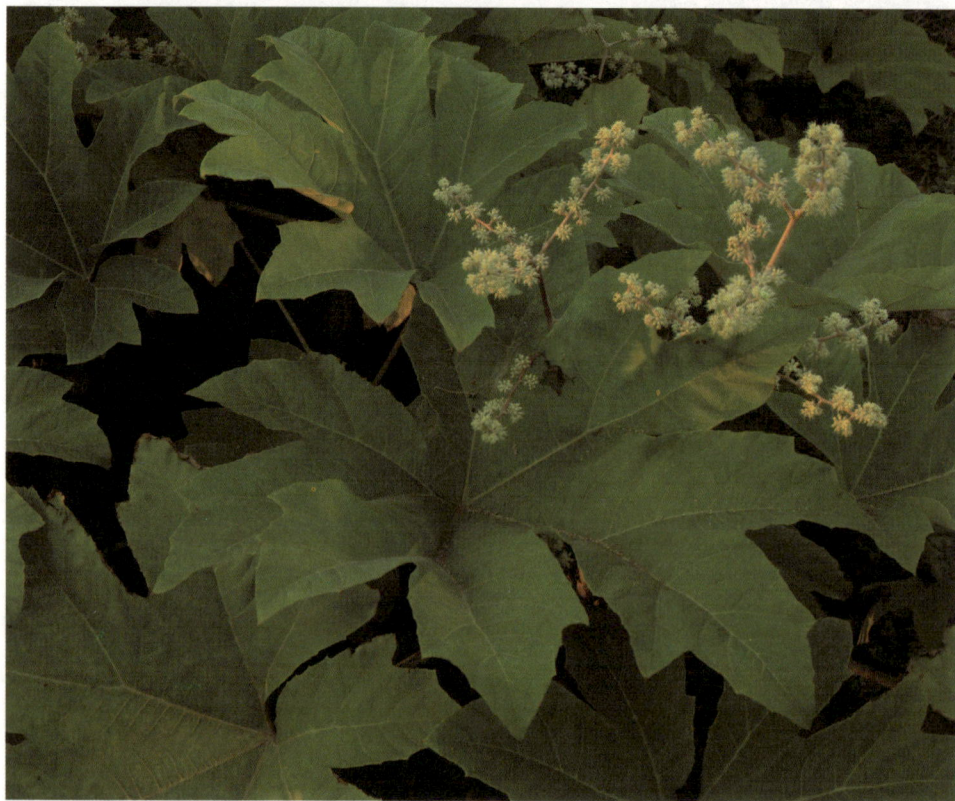

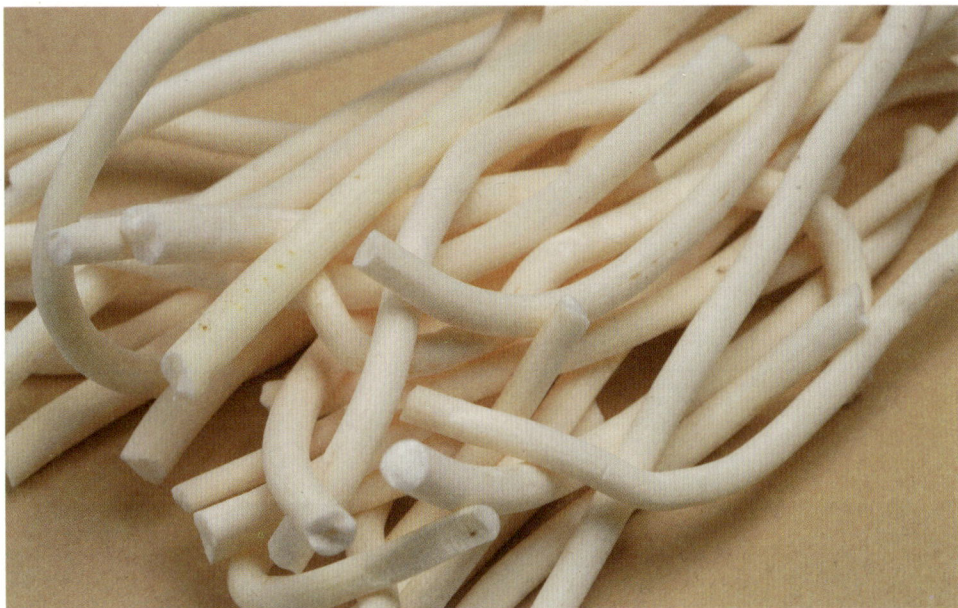

土单方精选

方一
组成　通草6～9克。
制法　将通草与猪骨500克，共煮成汤饮用。
用法　每天1剂，1次服用。
主治　产后缺乳或乳汁不下。

方二
组成　通草9克。
制法　将通草与猪肺煮食。
用法　每天1剂。
主治　便秘。

方三
组成　通草适量。
制法　水煎。
用法　每天1剂，分2次服。
主治　声音嘶哑、失声。

海金沙

别　　名	海金砂、左转藤灰。
来　　源	本品为海金沙科植物海金沙。
生境分布	生长于阴湿山坡灌丛中或路边林缘。主产于广东、浙江等地。
采收加工	秋季孢子未脱落时采割藤叶，晒干，搓揉或打下孢子，除去藤叶，生用。
性味归经	味甘、咸，性寒。归膀胱、小肠经。
功效主治	清利湿热，通淋止痛。主治热淋、石淋、血淋、膏淋、腮腺炎、膀胱炎、胃痛、尿道涩痛。
使用注意	肾阴亏虚者慎服。

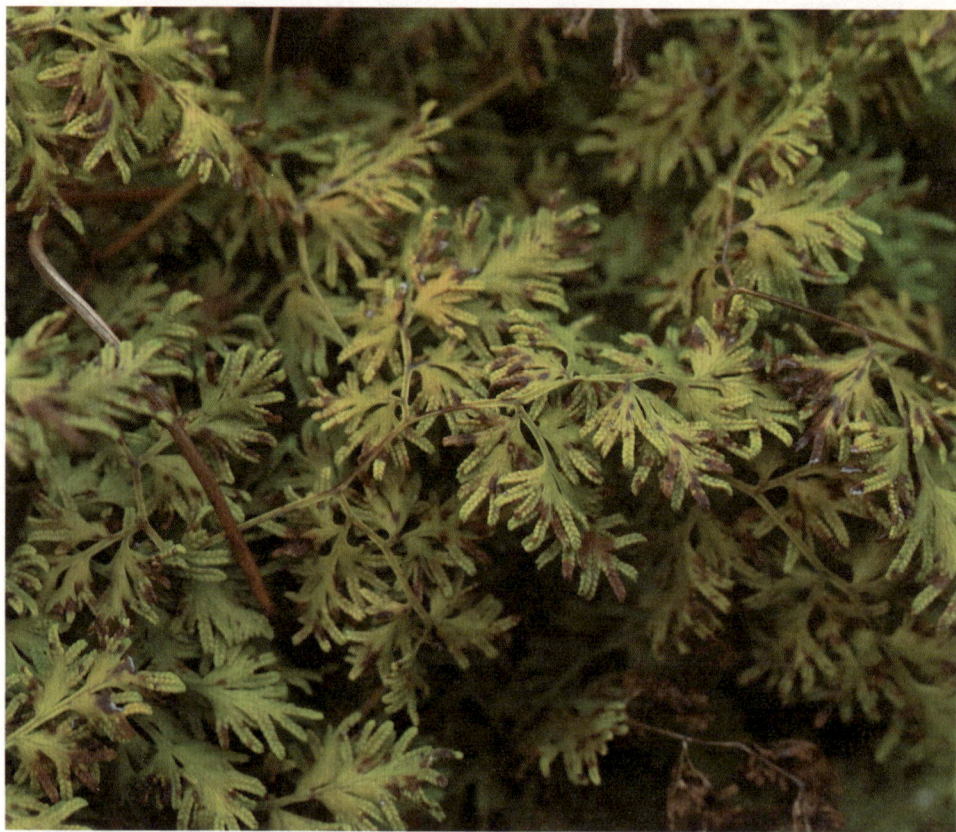

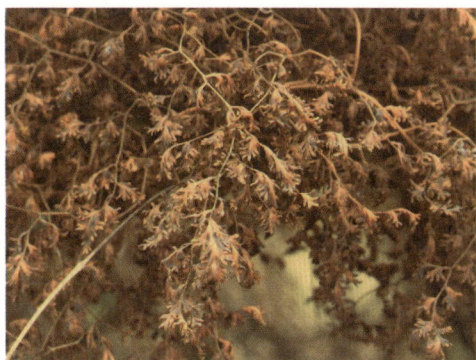

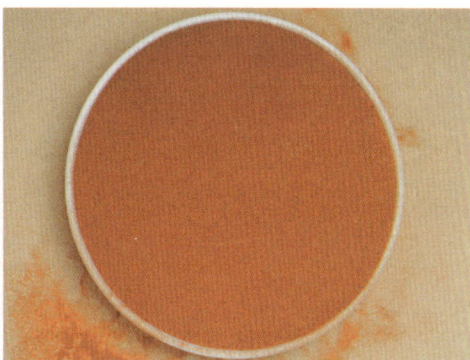

土单方精选

方一

组成	海金沙 20 ~ 30 克。
制法	水煎。
用法	每天 1 剂，分 2 次服。
主治	腮腺炎。

方二

组成	海金沙 60 克。
制法	将海金沙与茶叶适量共研细末。
用法	顿服，每次 10 克。
主治	膀胱炎。

方三

组成	海金沙适量。
制法	将海金沙研细末，装入空心胶囊。
用法	每次吞服 3 ~ 5 克（6 ~ 10 粒），每天 2 ~ 3 次，或不装入胶囊用开水直接吞服，用量相同。
主治	胃痛。

方四

组成	海金沙适量。
制法	将海金沙研细末。
用法	用新汲水或冰糖水送服，每次 3 克。
主治	血淋。

石韦

别　　名	石皮、石剑、石兰、飞刀剑、七星剑、金星草。
来　　源	本品为水龙骨科植物庐山石韦和石韦或有柄石韦。
生境分布	生长于山野的岩石上或树上。主产于长江以南各地。
采收加工	全年均可采收。除去根茎及根，拣去杂质，洗去泥沙，晒干或阴干，切段，生用。
性味归经	味甘、苦，性微寒。归肺、膀胱经。
功效主治	利尿通淋，清肺止咳，凉血止血。主治热淋、血淋、石淋、小便不通、淋沥涩痛、急性肾小球肾炎、白细胞减少症、急性乳腺炎、泌尿系结石、吐血、衄血、尿血、崩漏。
使用注意	阴虚及无湿热者忌服。

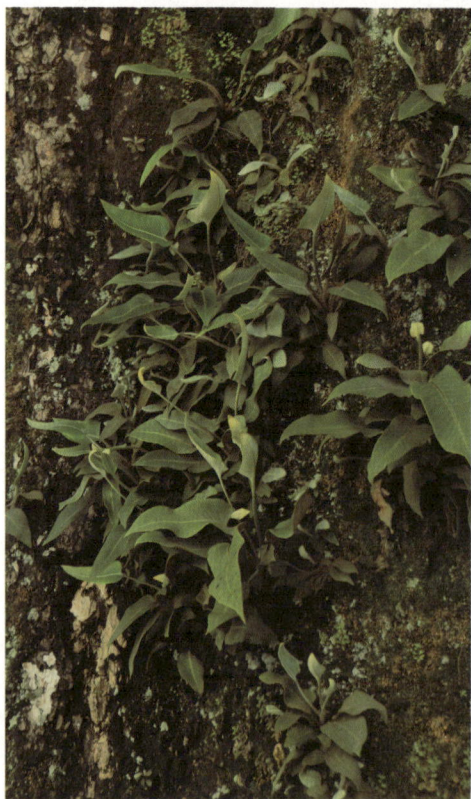

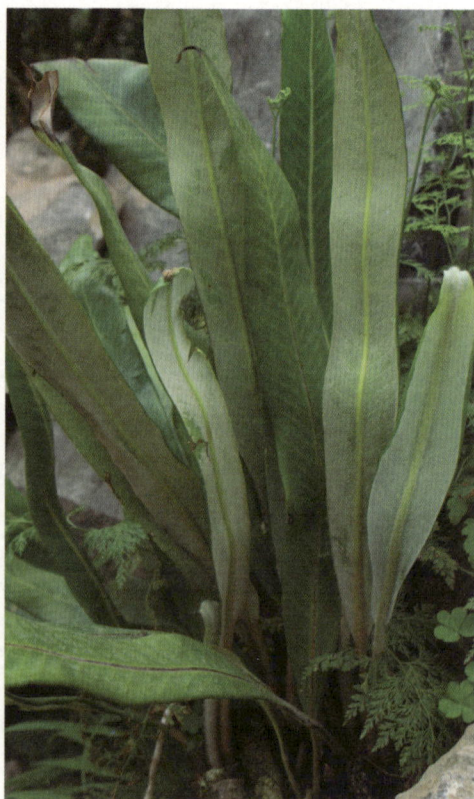

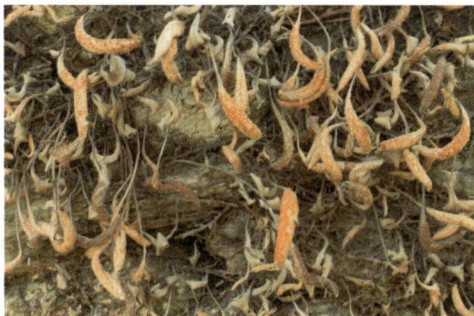

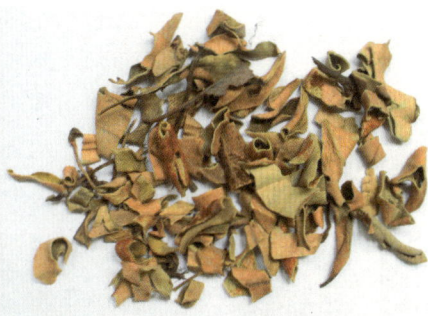

土单方精选

方一

组成	石韦 2 ~ 3 克。
制法	将石韦加 500 ~ 1 000 毫升水水煎。
用法	分 2 次服用；亦可用水煎代茶，10 天为 1 个疗程。
主治	急性肾小球肾炎。

方二

组成	石韦 30 克。
制法	将石韦与大枣 10 克同水煎。
用法	每天 1 剂。必要时可酌加其他中药。
主治	白细胞减少症。

方三

组成	石韦 30 克。
制法	将石韦与酒、水各半煎煮。
用法	兑酒 30 毫升服，初期痛可服 2 次，重者服数次，不能喝酒的可用水煎。
主治	急性乳腺炎。

方四

组成	石韦 30 克。
制法	将石韦加适量水煎沸 15 分钟后，滤出药液，再加适量水放 20 分钟，去渣，2 次药液兑匀即可。
用法	分服，每天 1 ~ 2 剂。
主治	泌尿系结石。

冬葵子

别　　名	葵子、葵菜子。
来　　源	本品为锦葵科植物冬葵。
生境分布	生长于平原、山野等处。多为栽培。全国各地均产。
采收加工	夏、秋二季种子成熟时采收。除去杂质,阴干,生用或捣碎用。
性味归经	味甘、涩,性凉。归大肠、小肠、膀胱经。
功效主治	利尿通淋,下乳,润肠。主治二便不通、热淋、血淋、水肿、妇女乳汁不行、乳房肿痛、痛经、外阴瘙痒、盗汗。
使用注意	本品寒润滑利,脾虚便溏者与孕妇慎用。

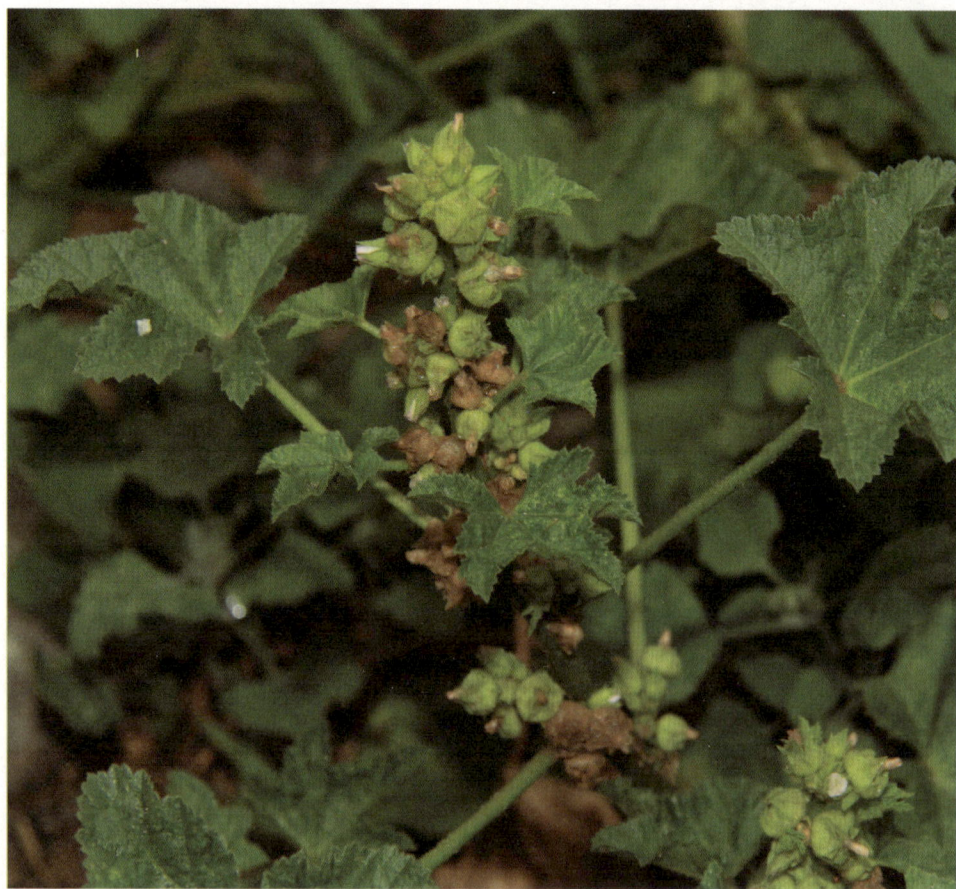

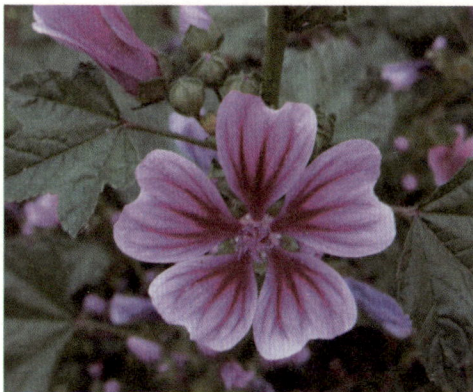

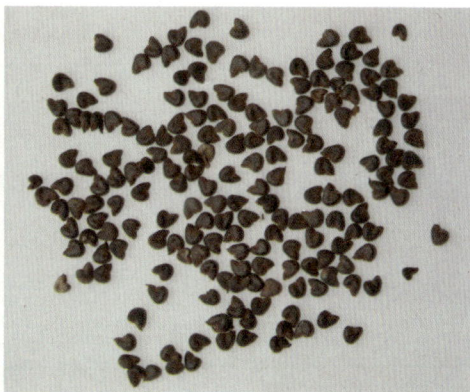

土单方精选

方一		
组成	冬葵子 15 克。	
制法	水煎。	
用法	每天 1 剂，分 2 次服，连服 3 ~ 5 天。	
主治	热淋、血淋。	

方二		
组成	冬葵子 1000 克。	
制法	将冬葵子加大青盐 1 000 克，铁锅炒热，软布包裹。	
用法	置脐及小腹熨之，每天 1 ~ 2 次。	
主治	痛经。	

方三		
组成	冬葵子 12 ~ 15 克。	
制法	水煎。	
用法	每天 1 剂，分 2 次服，连用 3 ~ 5 剂。	
主治	外阴瘙痒。	

方四		
组成	冬葵子 15 克。	
制法	水煎。	
用法	每天 1 剂，兑白糖服。	
主治	盗汗。	

利水渗湿药·利尿退黄药土单方精选

茵陈

别　　名	绒蒿、臭蒿、婆婆蒿、茵陈蒿。
来　　源	本品为菊科植物滨蒿或茵陈蒿。
生境分布	生长于路边或山坡。我国大部分地区有分布，主产于陕西、山西、安徽等地。
采收加工	春季幼苗高 6 ～ 10 厘米时采收或秋季花蕾长成时采割。春季采收的习称"绵茵陈"，秋季采割的习称"茵陈蒿"。除去杂质及老茎，晒干。生用。
性味归经	味苦、辛，性微寒。归脾、胃、肝、胆经。
功效主治	清利湿热，利胆退黄。主治黄疸尿少、湿温暑湿、湿疮瘙痒、感冒、高脂血症、慢性胆囊炎。
使用注意	蓄血发黄者及血虚萎黄者慎用。

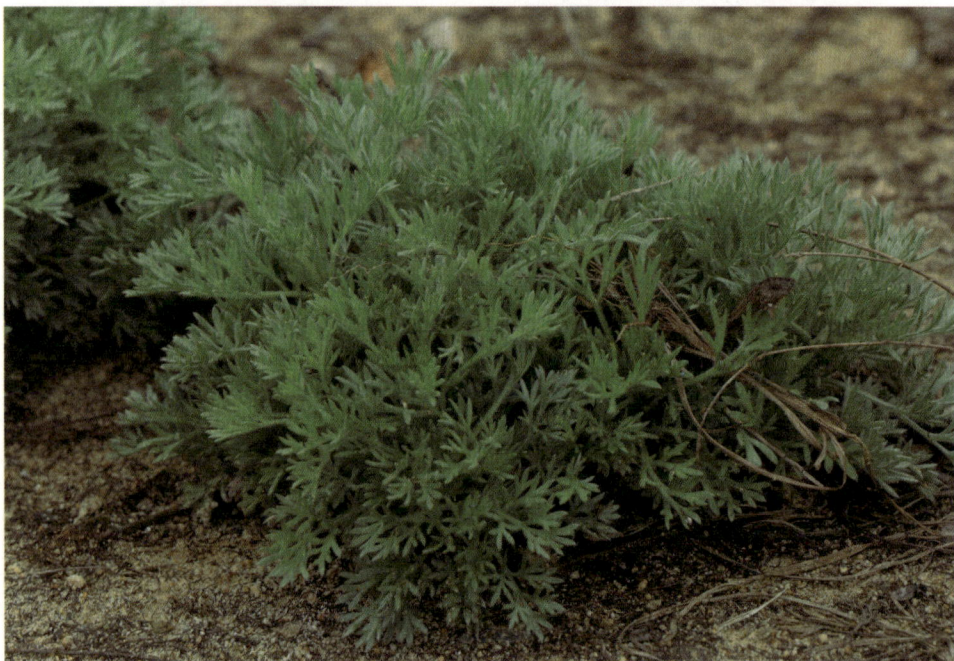

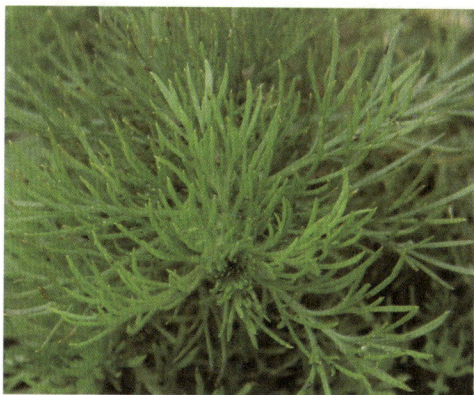

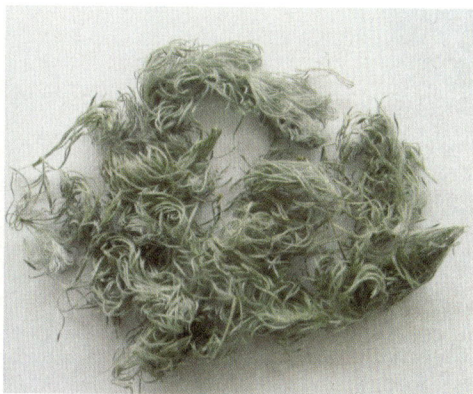

土单方精选

方一

组成　茵陈 6 ~ 10 克。

制法　将茵陈加水煎至药液相当于生药量的 3 ~ 4 倍时即成。

用法　每天 1 ~ 2 次，每次口服 20 ~ 30 毫升，连服 3 ~ 5 天。

主治　感冒。

方二

组成　茵陈 15 克。

制法　将茵陈加红糖 60 克煎水。

用法　代茶频饮。

主治　湿热黄疸。

方三

组成　茵陈 15 克。

制法　将茵陈加适量开水冲泡。

用法　每天代茶饮用，1 个月为 1 个疗程。

主治　高脂血。

方四

组成　茵陈 30 克。

制法　水煎。

用法　每天 1 剂，连服 15 天。

主治　慢性胆囊炎。

金钱草

别　　名	过路黄、对座草、大叶金钱草、对叶金钱草。
来　　源	本品为报春花科植物过路黄。
生境分布	生长于山坡路旁、沟边以及林缘阴湿处。主产于四川、山西、陕西、云南、贵州等地。
采收加工	夏、秋二季采收。除去杂质，晒干，切段生用。
性味归经	味甘、咸，性微寒。归肝、胆、肾、膀胱经。
功效主治	利湿退黄，利尿通淋，解毒消肿。主治湿热黄疸、胆胀胁痛、各种结石、热淋、小便涩痛、急性胆囊炎、流行性腮腺炎、非细菌性胆道感染、痔疮、蛇虫咬伤。
使用注意	凡阴疽诸毒、脾虚泄泻者，忌捣汁生服。

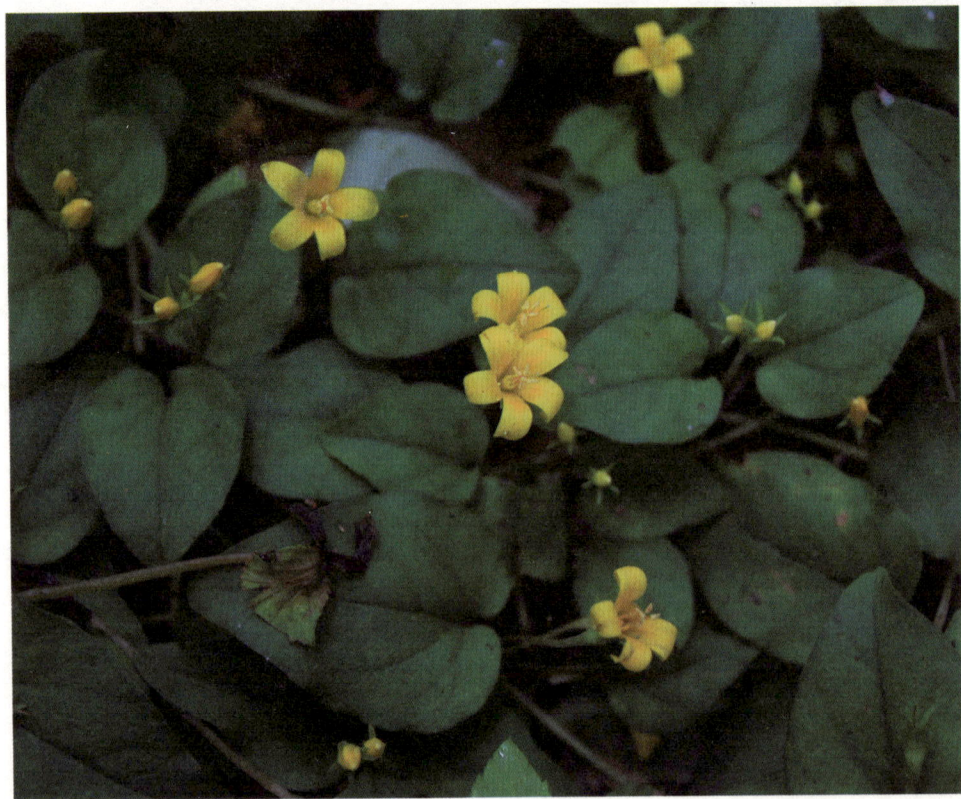

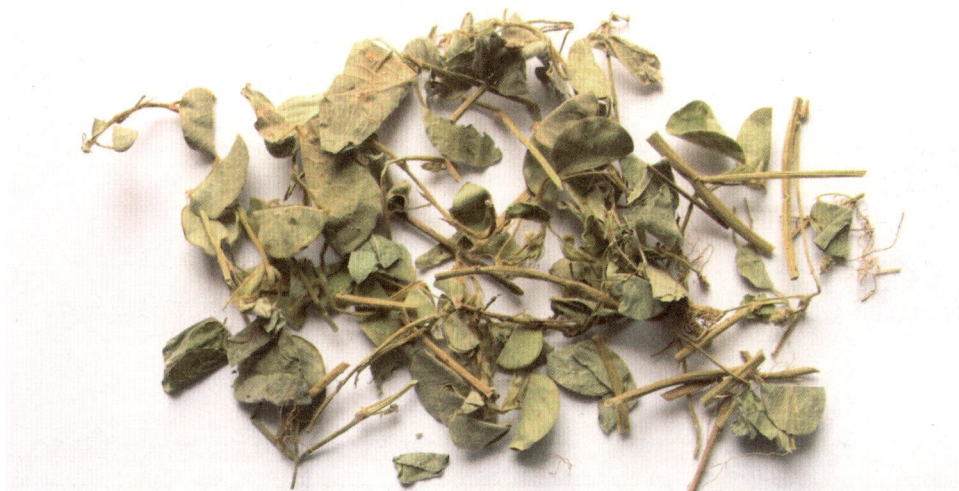

土单方精选

方一

组成　金钱草 60 克。

制法　将金钱草开水浸泡。

用法　当茶饮，每天 1 次，连饮 100 天。

主治　因湿热所致的泌尿系结石、胆结石、肾炎水肿、黄疸型肝炎等。

方二

组成　金钱草 100 克。

制法　水煎。

用法　代茶饮用，每天 1 剂。

功效　急性胆囊炎。

方三

组成　鲜金钱草适量。

制法　将金钱草洗净，加少量食盐捣烂。

用法　敷于肿处，不论一侧或两侧腮腺肿大，一般都两侧一起敷药。

主治　流行性腮腺炎。

方四

组成　鲜金钱草 100 克（干品减半）。

制法　水煎。

用法　口服，每天 2 次，每天 1 剂。

主治　痔疮。

虎杖

别　　名	苦杖、酸杖、斑杖、阴阳莲、蛇总管、紫金龙。
来　　源	本品为蓼科植物虎杖。
生境分布	生长于山沟、溪边、林下阴湿处。我国大部分地区均产。
采收加工	春、秋二季采挖，除去须根，洗净，趁新鲜切短段或厚片，晒干。生用或鲜用。
性味归经	味微苦，性微寒。归肝、胆、肺经。
功效主治	利湿退黄，清热解毒，散瘀止痛，止咳化痰。主治湿热黄疸、淋浊、带下、风湿痹痛、痈肿疮毒、水火烫伤、经闭、癥疾、跌打损伤、肺热咳嗽、肺炎、病毒性肝炎、高脂血症、烧、烫伤。
使用注意	孕妇忌服。

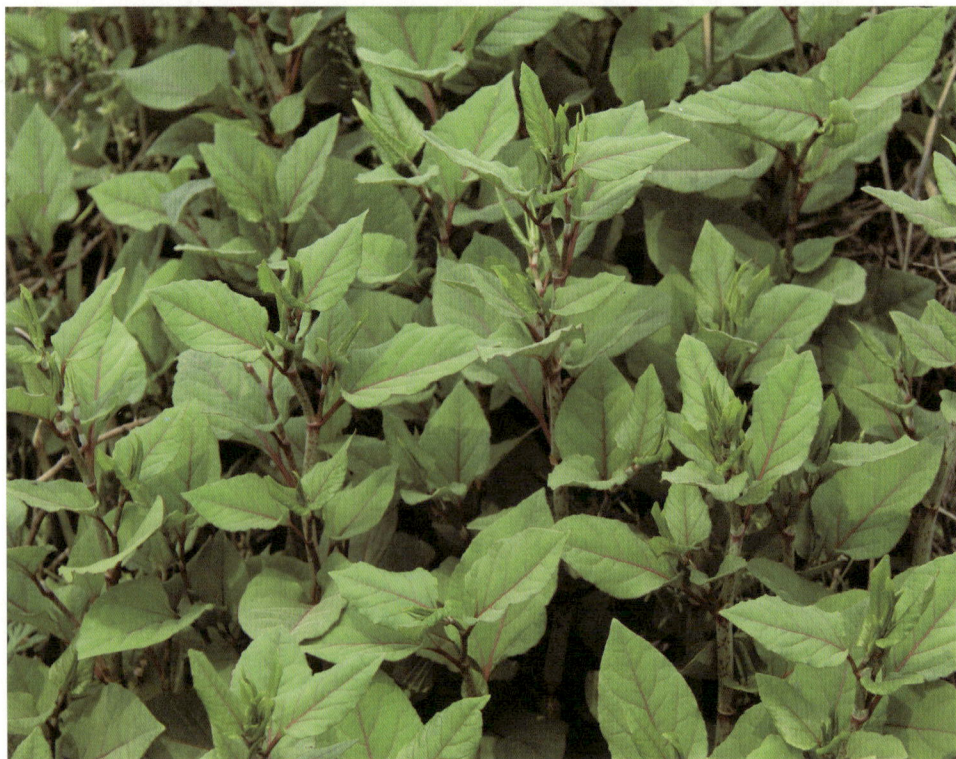

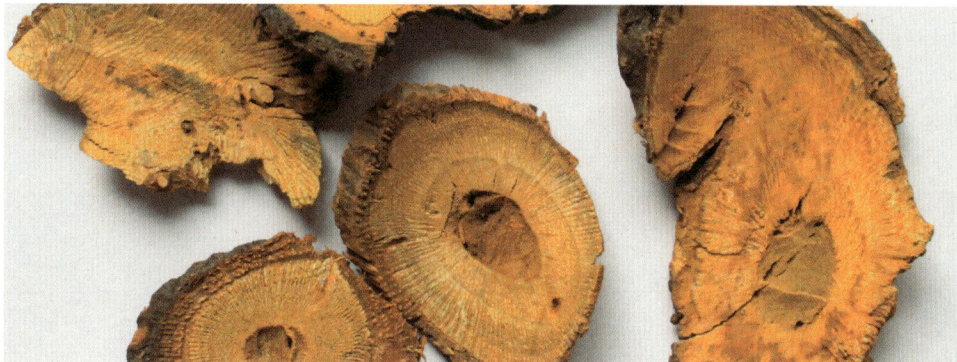

土单方精选

方一

组成　虎杖鲜品1 000克（或干品500克）。

制法　将虎杖洗净切片加5 000毫升水，煎至1 000毫升。

用法　每天2～3次，每次50～100毫升，待体温降至正常，症状好转即酌情减量，至肺部炎症完全吸收时停药。

主治　肺炎。

方二

组成　虎杖90克。

制法　将虎杖加800毫升水浓煎至300毫升。

用法　每天1剂，分3次服。小儿剂量酌减。一般连续服用数周甚至数月，直至症状消失，肝功能恢复正常，再巩固治疗数周。

主治　病毒性肝炎。

方三

组成　虎杖1 000克。

制法　将虎杖研细末后浸入70%酒精5 000毫升中，密封24～48小时备用。

用法　用时将药液装入普通喷雾器中，直接雾喷创面。开始每2小时喷1次，1日后改为上、下午各喷1～2次。

主治　烧、烫伤。

方四

组成　虎杖500克。

制法　将虎杖烘干研细末。

用法　开水送服，每次5克，每天3次。

主治　高脂血。

肉桂

别　　名	筒桂、玉桂、牡桂、大桂、菌桂、辣桂。
来　　源	本品为樟科植物肉桂。
生境分布	生长于山坡密林中、沟边或路旁。主产于云南、广西、广东、福建等地。
采收加工	多于秋季剥取，刮去栓皮，阴干。因剥取部位及品质的不同而加工成多种规格，见的有企边桂、板桂、油板桂等。生用。
性味归经	味辛、甘，性大热。归肾、脾、心、肝经。
功效主治	补火助阳，引火归元，散寒止痛，温通经脉。主治阳痿宫冷、腰膝冷痛、肾虚作喘、眩晕目赤、心腹冷痛、虚寒吐泻、寒疝腹痛、老年性慢性支气管炎、小儿流涎、痛经经闭。
使用注意	阴虚火旺，里有实热，血热妄行出血及孕妇忌用。

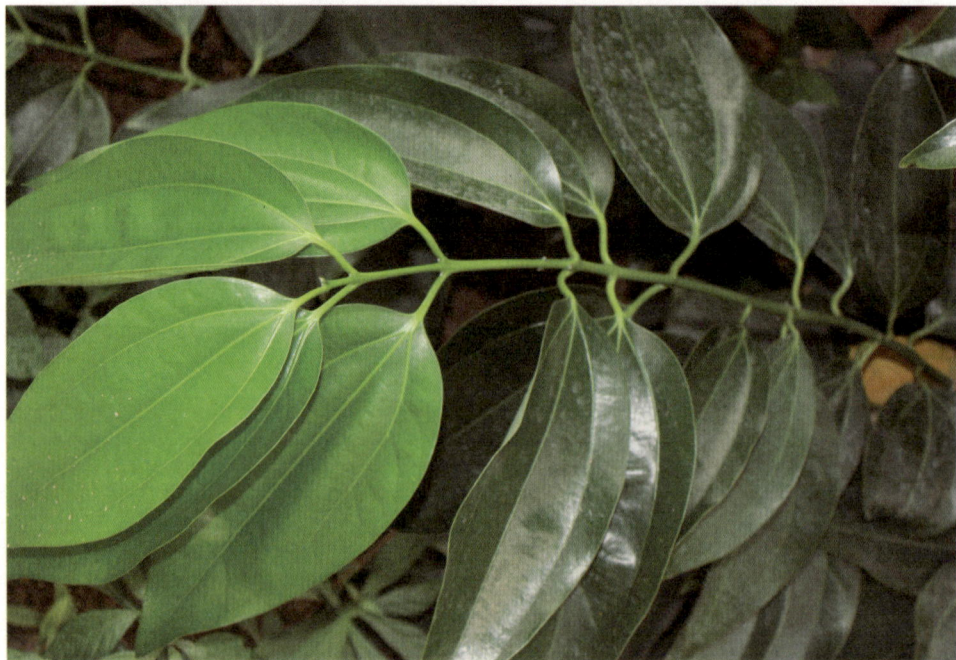

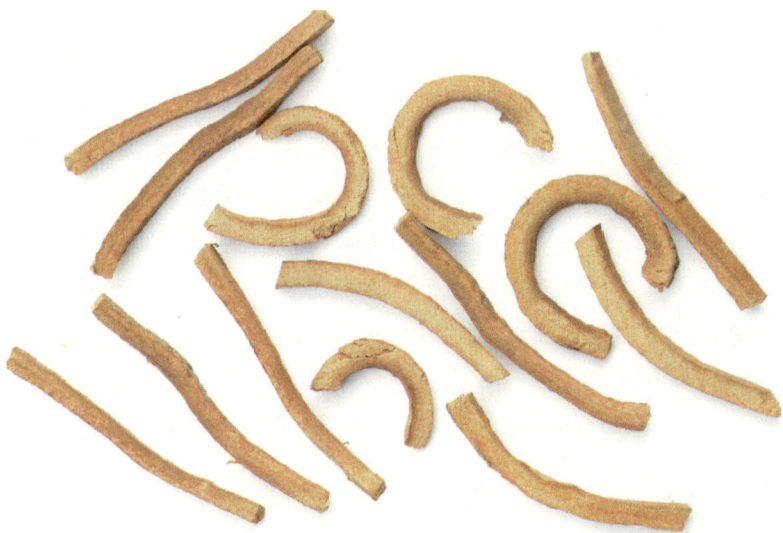

土单方精选

方一

组成 肉桂适量。

制法 将肉桂研为细末，装入瓶内密封备用。

用法 每次3克，用开水冲服，每天3次。症状减轻后改为每次2克，每天3次，连服3周为1个疗程。如同时配合肾气丸内服，则效果更佳。

主治 老年人慢性支气管炎（肾阳虚型）。

方二

组成 肉桂100克。

制法 将肉桂研为细末，装入瓶内密封备用。

用法 用时每次取药末10克，用醋调至糊饼状，每晚临睡前贴敷于双侧涌泉穴，胶布固定，第2天早晨取下。

主治 小儿流涎。

方三

组成 肉桂250克。

制法 将肉桂研为细末，装入瓶内密封备用。

用法 每次5克，每天2次，口服，连服3周为1个疗程。

主治 腰痛。

小茴香

别　　名	谷茴香、野茴香、土茴香、茴香子。
来　　源	本品为伞形科植物茴香。
生境分布	生长于山沟、溪边、林下阴湿处、路旁。全国各地均有栽培。主产于山西、内蒙古、甘肃、辽宁等地。
采收加工	秋季果实初熟时采割植株，晒干，打下果实，除去杂质。生用或盐水炙用。
性味归经	味辛，性温。归肝、肾、脾、胃经。
功效主治	散寒止痛，理气和胃。主治寒疝腹痛、睾丸偏坠、痛经、小腹冷痛、脘腹胀痛、食少吐泻、腰痛。盐小茴香暖肾散寒止痛。
使用注意	阴虚火旺者慎用。

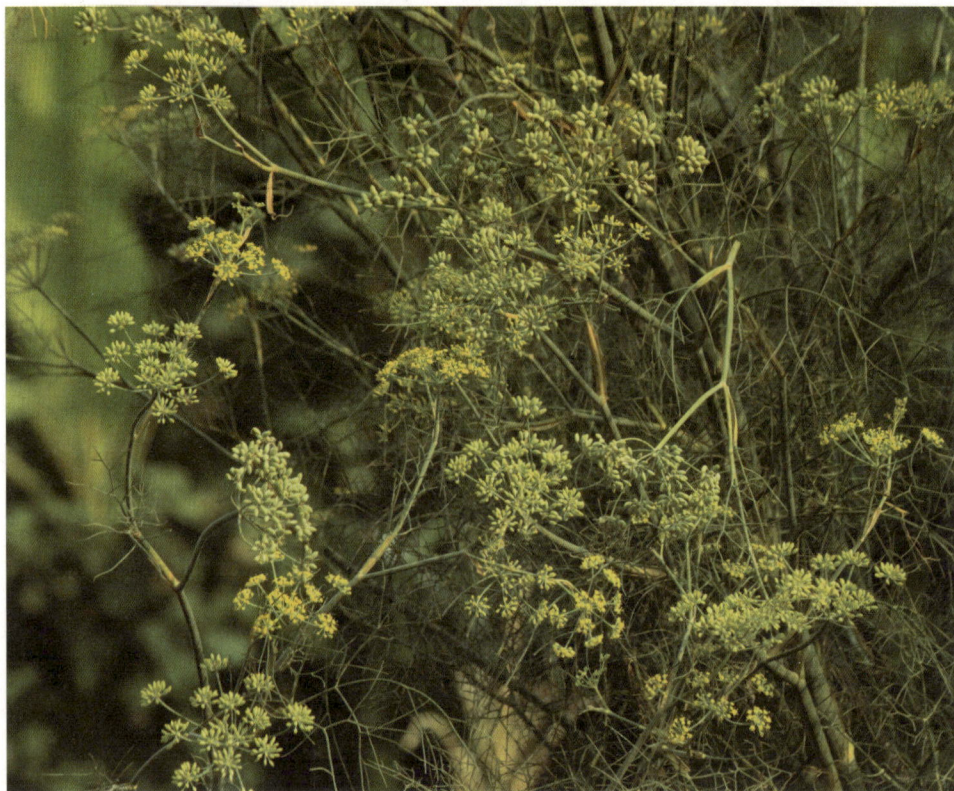

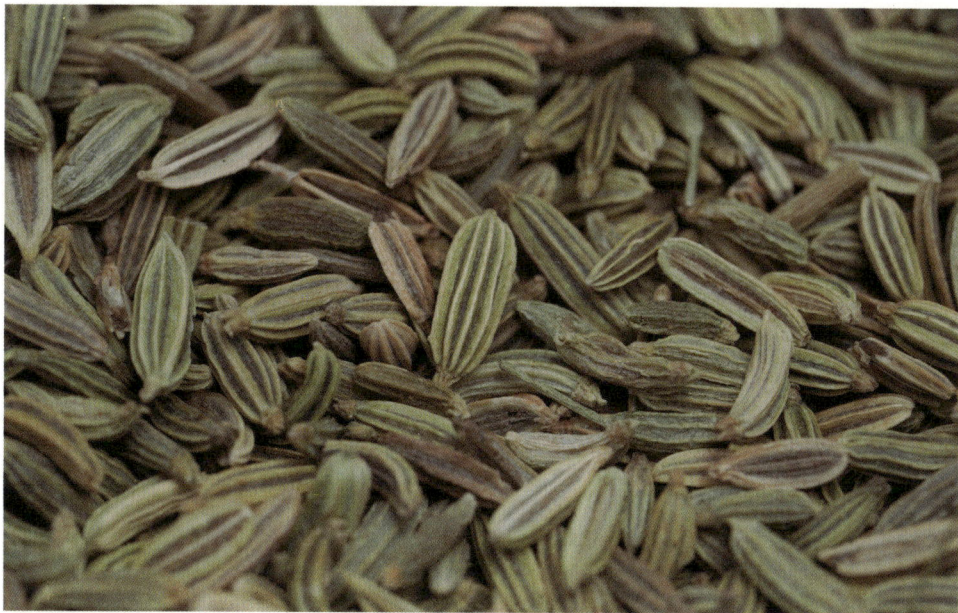

土单方精选

方一

组成 小茴香 6 克。

制法 将小茴香与葱 15 克共捣烂。

用法 敷小腹 1 小时。

主治 小便不通，小腹胀痛。

方二

组成 小茴香 9 克。

制法 将小茴香与生姜 4 片水煎。

用法 每天 1 剂。

主治 痛经。

方三

组成 小茴香适量。

制法 将小茴香研细末。

用法 兑酒服，每次 12 克。

主治 腰痛。

陈皮

别　　名	橘皮、红皮、广橘皮、橘子皮。
来　　源	本品为芸香科植物橘及其栽培变种。药材分为"陈皮"和"广陈皮"。
生境分布	生长于丘陵、低山地带、江河湖泊沿岸或平原。全国各产橘区均产。
采收加工	秋末冬初果实成熟时采收果皮，晒干或低温晒干。以陈久者为佳，故称陈皮。产于广东新会者称新会皮、广陈皮。切丝，生用。
性味归经	味辛、苦，性温。归肺、脾经。
功效主治	理气健脾，燥湿化痰。主治胸脘胀满、食少吐泻、咳嗽痰多、产后小便不通、支气管炎咳嗽者、急性乳腺炎。
使用注意	本品苦燥性温，内有实热或阴虚燥咳、吐血者慎服。

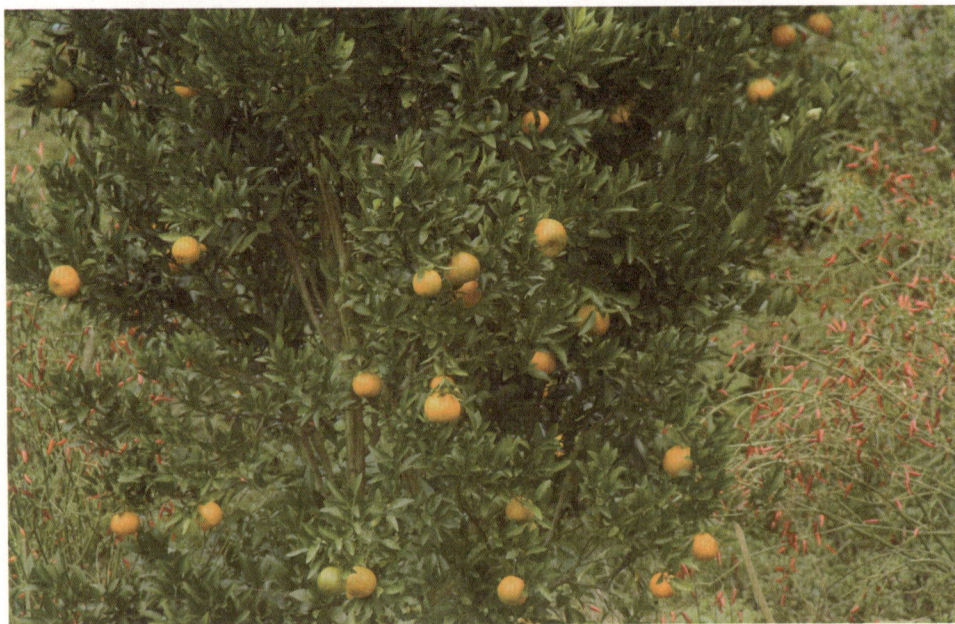

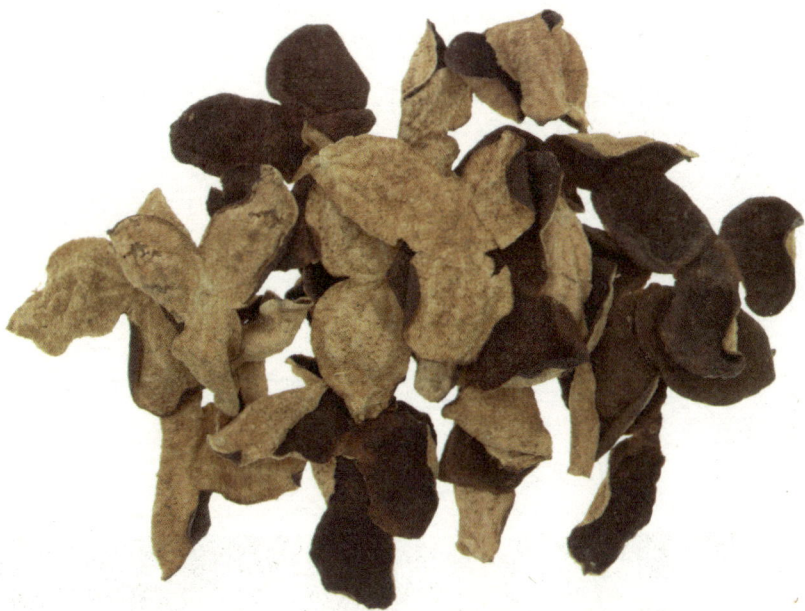

土单方精选

方一		
组成	陈皮 30 克。	
制法	将陈皮去外皮研末。	
用法	餐前温酒调服,每次 9 克。	
主治	产后小便不通。	

方二		
组成	陈皮 5 克。	
制法	开水冲泡。	
用法	代茶频饮。	
主治	支气管炎咳嗽者。	

方三		
组成	陈皮 70 克。	
制法	将陈皮水煎 2 次,合并煎液。	
用法	早、晚分服,每天 1 剂,15 天为 1 个疗程。	
主治	急性乳腺炎。	

川楝子

别　　名	楝实、川楝实、金铃子。
来　　源	本品为楝科植物川楝。
生境分布	生长于丘陵、田边；有栽培。主产于四川、云南等地。
采收加工	冬季果实成熟时采收，除去杂质，晒干。用时打碎。生用或炒用。
性味归经	味苦，性寒。有小毒。归肝、小肠、膀胱经。
功效主治	疏肝泄热，行气止痛，杀虫。主治肝郁化火、胸胁、脘腹胀痛、疝气疼痛、虫积腹痛、尿路感染、乳腺炎、手足皲裂。
使用注意	本品有毒，不宜过量或持续服用，以免中毒。又因性寒，脾胃虚寒者慎用。

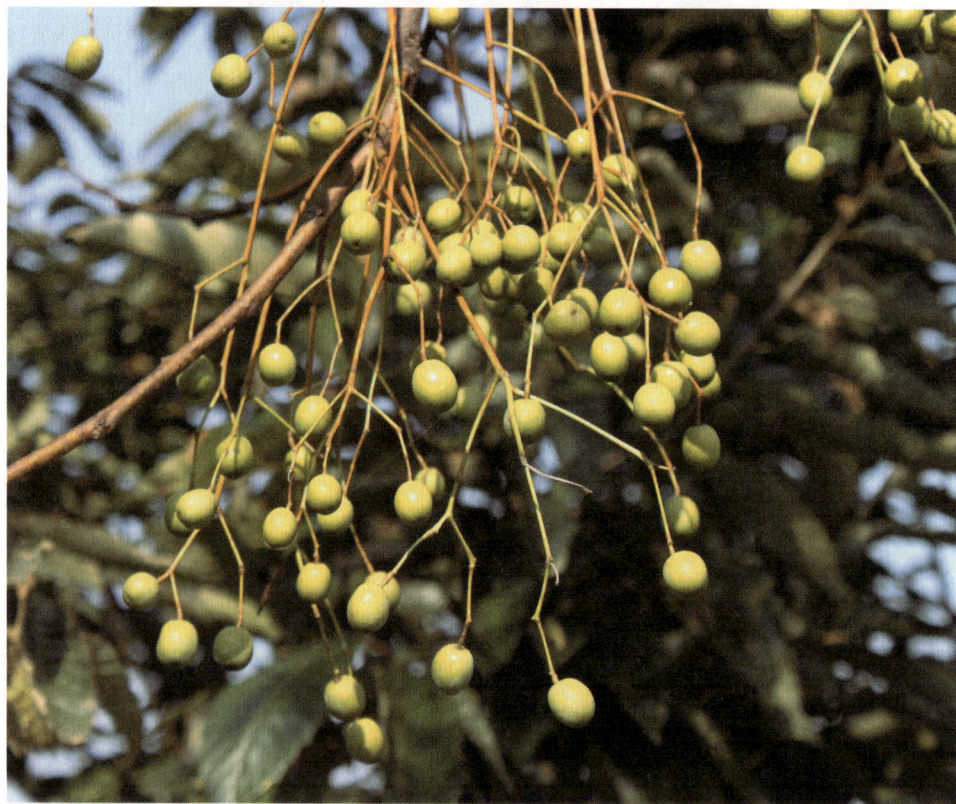

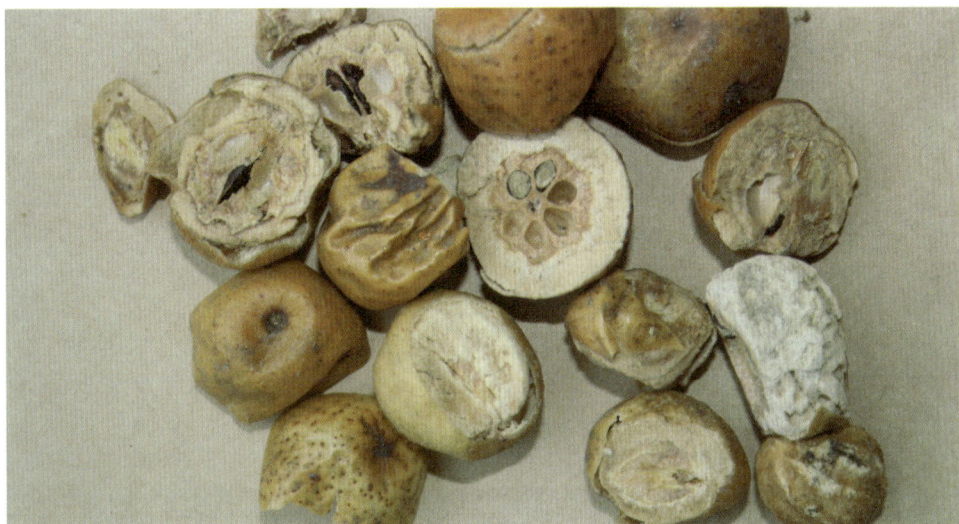

土单方精选

方一

组成 川楝子30克。

制法 水煎。

用法 每天1剂，分3次口服。

主治 尿路感染。

方二

组成 川楝子20克。

制法 将川楝子加500毫升水浸泡半小时，水煎15分钟，去渣取汁，加入红糖50克溶化。

用法 分3次服，每天1剂。

主治 乳腺炎。

方三

组成 川楝子适量。

制法 川楝子洗净加水煮沸半小时，捣烂，去皮核，过筛，以稠厚为宜。将川楝子果肉100克，猪油80克，蜂蜡20克，香料适量，调匀即可。

用法 每天数次搓抹。

主治 手足皲裂。

荔枝核

别　　名	荔核、荔仁、枝核、大荔核。
来　　源	本品为无患子科植物荔枝。
生境分布	多栽培于果园。主产于广东、广西、福建、台湾、四川等地。
采收加工	夏季采摘成熟果实，除去果皮及肉质假种皮，洗净，晒干。生用或盐水炙用。用时打碎。
性味归经	味甘、微苦，性温。归肝、肾经。
功效主治	行气散结，祛寒止痛。主治寒疝腹痛、睾丸肿痛、糖尿病、寒性呃逆、疝气、阴囊肿痛。
使用注意	无寒湿气滞者慎服。

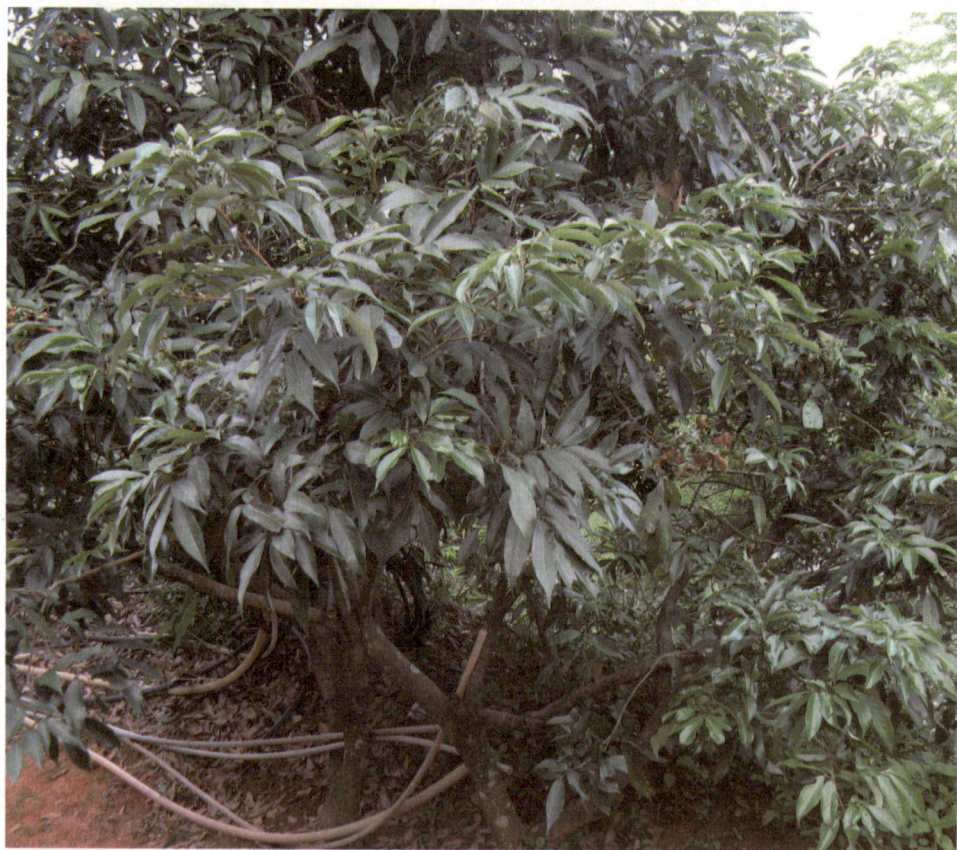

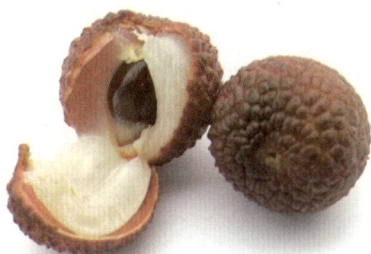

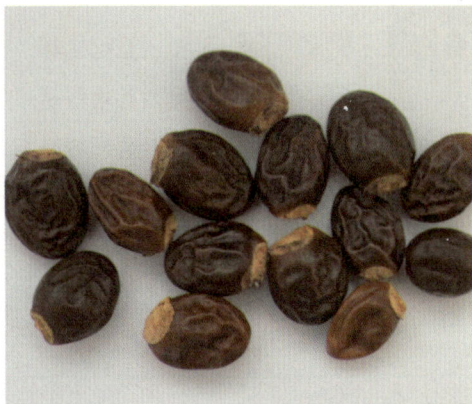

土单方精选

方一

组成	荔枝核适量。
制法	将荔枝核烘干研末制成散剂。
用法	每天 3 次，每次 10 克，饭前 30 分钟温水送服。
主治	糖尿病。

方二

组成	荔枝核 7 个。
制法	将荔枝核连皮核烧灰研末。
用法	开水调服，每天 1 剂。
主治	寒性呃逆。

方三

组成	荔枝核适量。
制法	水煎，或荔枝核 15 克，焙干压碾成粉。
用法	每天 2 次，空腹用温开水调匀服下。
主治	疝气。

方四

组成	荔枝核数枚。
制法	将荔枝核煅研细末，以米酒拌成泥糊状。
用法	敷于患处。
主治	阴囊肿痛。

佛手

别　　名	手柑、五指柑。
来　　源	本品为芸香科植物佛手。
生境分布	生长于果园或庭院中。主产于广东、四川及福建；次产广西、云南、浙江及江西等地。
采收加工	秋季果实尚未变黄或刚变黄时采收，纵切成薄片，晒干或低温晒干。生用。
性味归经	味辛、苦、酸，性温。归肝、脾、胃、肺经。
功效主治	疏肝理气，和胃止痛，燥湿化痰。主治肝胃气痛、胸胁胀痛、胃脘痞满、食少呕吐、咳嗽痰多。
使用注意	阴虚有火，无气滞者慎服。

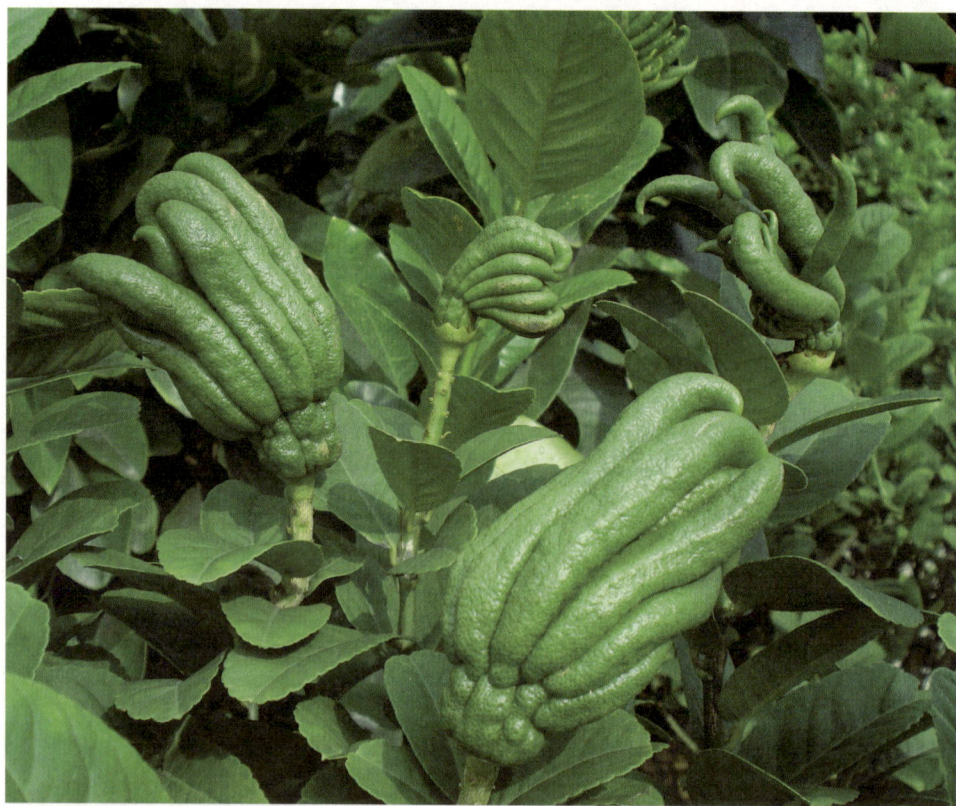

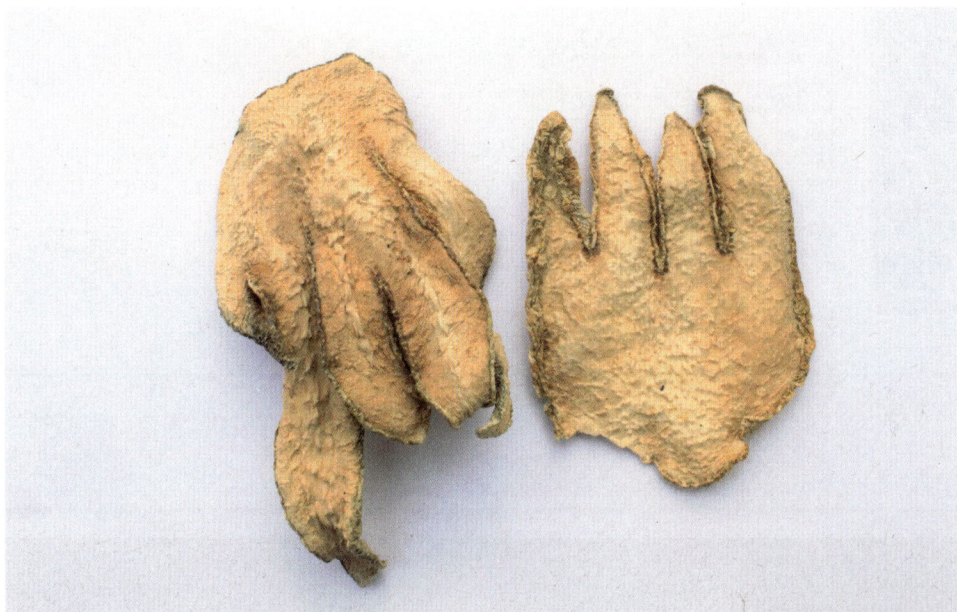

土单方精选

方一

组成	鲜佛手 12 ~ 15 克。
制法	将鲜佛手用开水冲泡。
用法	代茶频饮。
主治	肝胃气痛。

方二

组成	佛手 120 克。
制法	将佛手加 600 毫升水，煎至 300 毫升。
用法	每次服 20 毫升，每天 4 次。
主治	痰气交阻之梅核气。

方三

组成	佛手适量。
制法	将鲜佛手焙干至黄色，研为细末。
用法	每次 9 克，以白酒送服，每天 2 次。
主治	胃气痛。

玫瑰花

别　　名	湖花、刺玫瑰、徘徊花、笔头花。
来　　源	本品为蔷薇科植物玫瑰。
生境分布	均为栽培。全国各地均产，主产于江苏、浙江、福建、山东、四川等地。
采收加工	春末夏初花将开放时分批采收，除去花柄及蒂，及时低温晒干。生用。
性味归经	味甘、微苦，性温。归肝、脾经。
功效主治	行气解郁，和血，止痛。主治肝胃气痛、食少呕恶、月经不调、跌仆伤痛、慢性胃炎、消化不良、肝气郁结头疼、肥胖症。
使用注意	阴虚火旺者慎服。

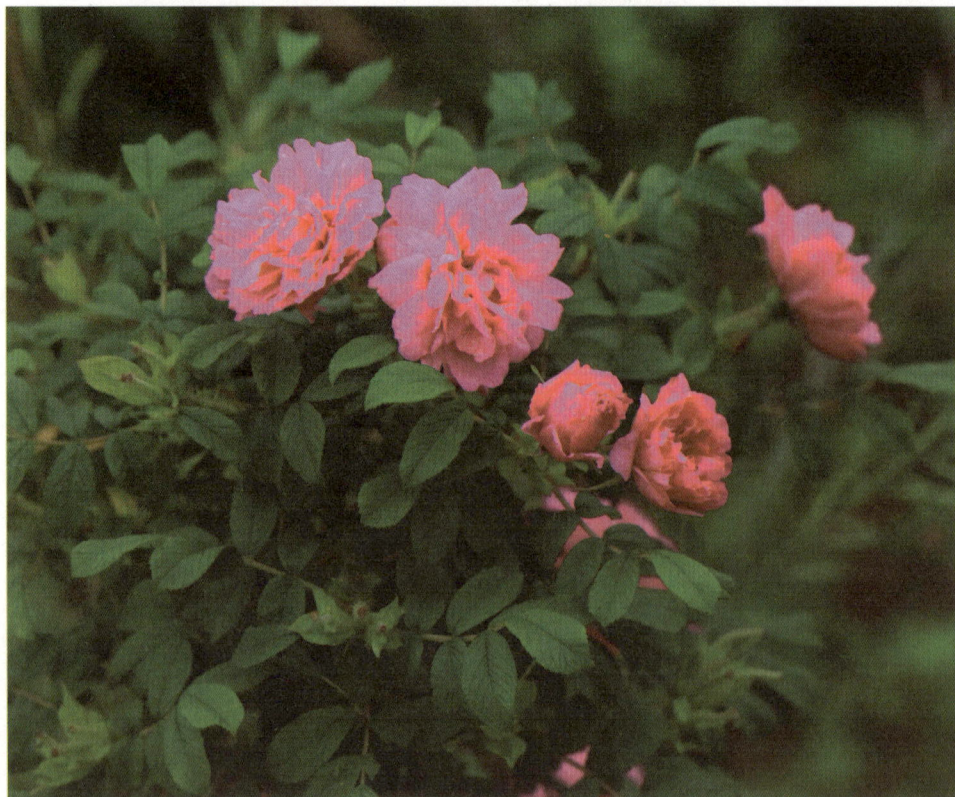

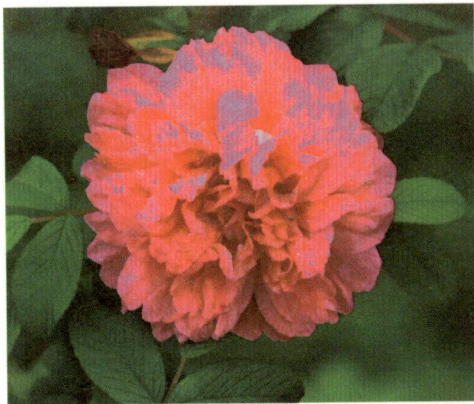

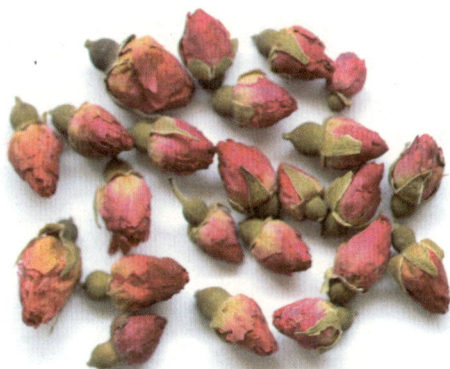

土单方精选

方一

组成	玫瑰花6～10克。
制法	将玫瑰花放入茶杯内，以沸水冲泡即可。
用法	每天1剂，代茶频饮。
主治	慢性胃炎。

方二

组成	玫瑰花3～6克。
制法	将玫瑰花加适量红糖煎服。
用法	每天1剂，分2次服。
主治	消化不良。

方三

组成	玫瑰花5～10朵。
制法	将玫瑰花加水略煎或开水冲泡。
用法	代茶频饮。
主治	肝气郁结头疼。

方四

组成	玫瑰花适量。
制法	开水冲泡。
用法	代茶频饮。
主治	肥胖症。

刀豆

别　　名	马刀豆、刀豆子、挟剑豆、关刀豆、刀巴豆。
来　　源	本品为豆科植物刀豆。
生境分布	生长于河岸、山坡，攀援于灌丛或树上。主产于江苏、湖北、安徽、浙江、广西等地。
采收加工	秋季种子成熟时采收荚果，剥取种子，晒干。生用。
性味归经	味甘，性温。归胃、肾经。
功效主治	温中，下气，止呃。主治虚寒呃逆、呕吐、慢性支气管炎、月经不调、小儿疝气。
使用注意	胃热盛者慎服。

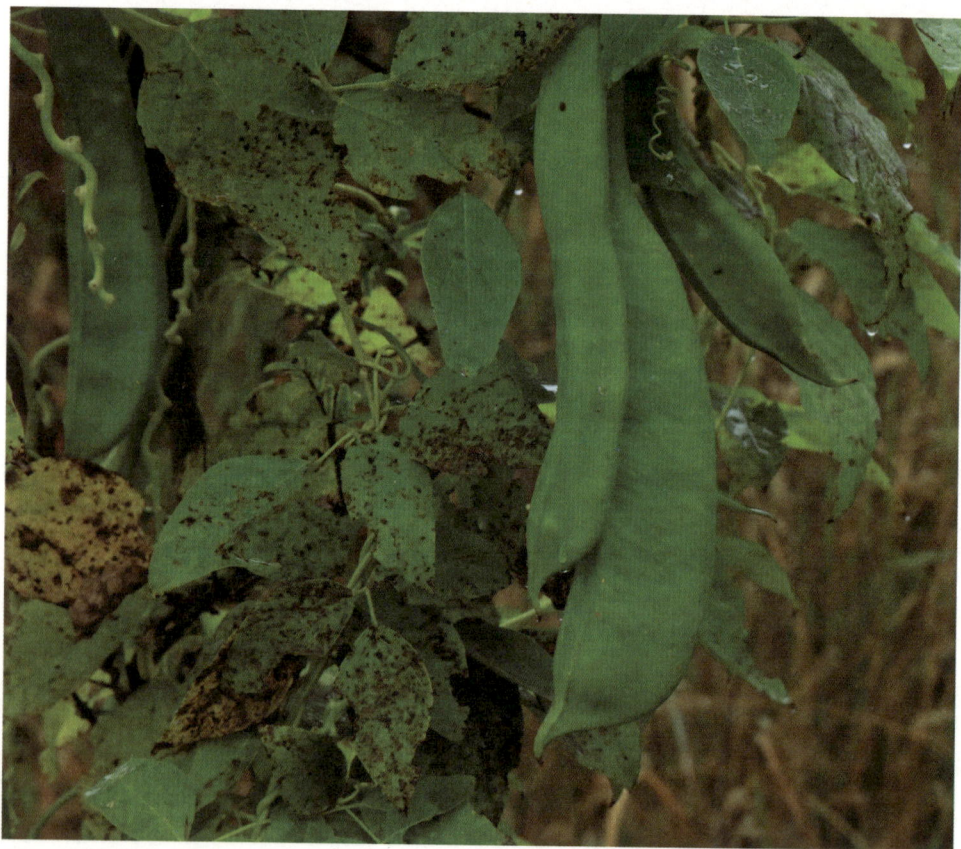

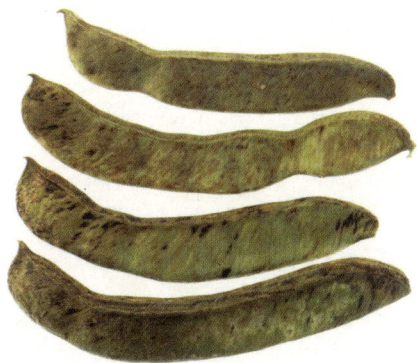

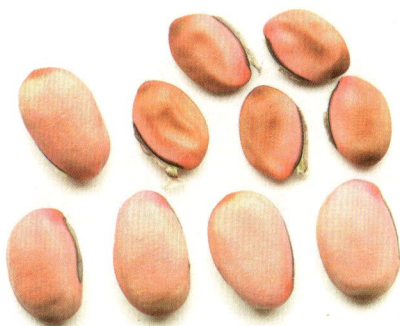

土单方精选

方一

组成	刀豆适量。
制法	将刀豆晒干研成细末。
用法	以白糖生姜汤送服，每次3克，每天3次。
主治	慢性支气管炎。

方二

组成	刀豆3粒。
制法	将刀豆煨熟捣细末。
用法	每天1剂，开水调和送服。
主治	呃逆。

方三

组成	刀豆9克。
制法	将刀豆水煎兑适量白糖服。
用法	每天1剂，分2次服。
主治	月经不调。

方四

组成	刀豆适量。
制法	将刀豆研细粉。
用法	开水冲服，每次4.5克。
主治	小儿疝气。

山楂

别　　名	酸枣、棠梨子、赤瓜实、山里红果。
来　　源	本品为蔷薇科植物山里红或山楂。
生境分布	生长于山谷或山地灌丛中。主产于河南、山东、河北等地。多为栽培品。
采收加工	秋季果实成熟时采收。切片，晒干。生用或炒用。
性味归经	味酸、甘，性微温。归脾、胃、肝经。
功效主治	消食健胃，行气散瘀，化浊降脂。主治肉食积滞、胃脘胀满、泻痢腹痛、瘀血经闭、产后瘀阻、心腹刺痛、胸痹心痛、疝气疼痛、高脂血症、痛经。焦山楂消食导滞作用增强。主治肉食积滞、泻痢不爽。
使用注意	脾胃虚弱而无积滞者或胃酸分泌过多者均慎用。

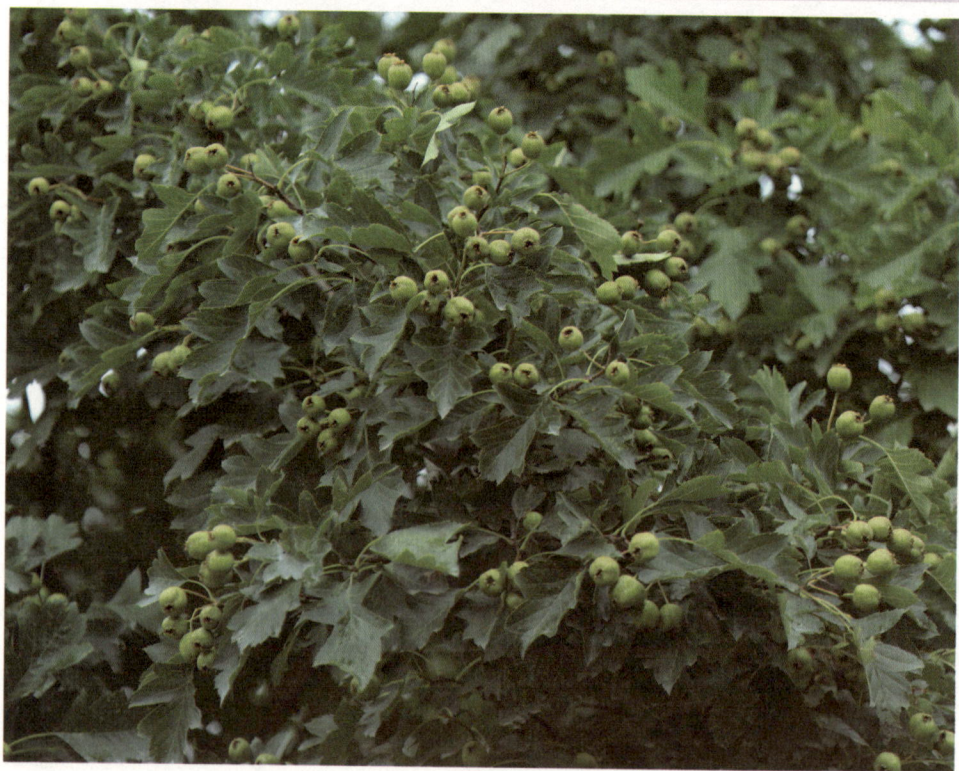

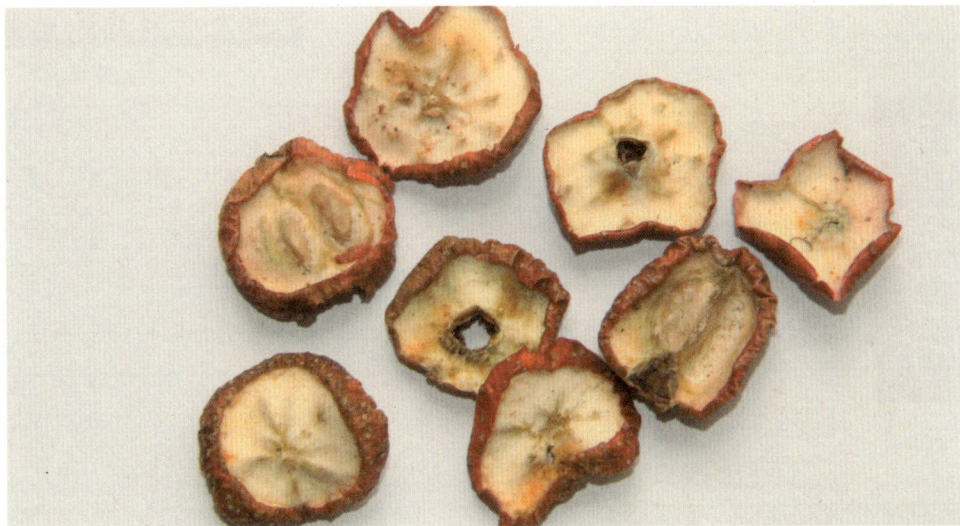

土单方精选

方一

组成	山楂 15 克。
制法	水煎。
用法	1 次饮服煎液后将药渣泡茶饮用，每天 1 剂。
主治	高脂血症。

方二

组成	山楂 60 克。
制法	将山楂与茶叶 5 克共煎。
用法	每天 1 剂。
主治	痢疾。

方三

组成	山楂 50 克（去核）。
制法	将山楂研成粉。
用法	每天 1 剂，分 2 次服。经前 1 天开始，连服 2 剂为 1 个疗程，服时加红糖少许，温开水送下。
主治	痛经。

使君子

别　　名	留球子、君子仁、索子果、五棱子。
来　　源	本品为使君子科植物使君子。
生境分布	生长于山坡、平地、路旁等向阳灌丛中，亦有栽培。主产于四川、福建、广东、广西等地。
采收加工	9～10月果皮变紫黑时采收，晒干。去壳，取种仁生用或炒香用。
性味归经	味甘，性温。归脾、胃经。
功效主治	杀虫消积。主治蛔虫、蛲虫病、虫积腹痛、小儿脱肛、小儿疳积。
使用注意	大量服用可致呃逆、眩晕、呕吐、腹泻等反应。若与热茶同服，亦能引起呃逆、腹泻，故服用时当忌饮茶。

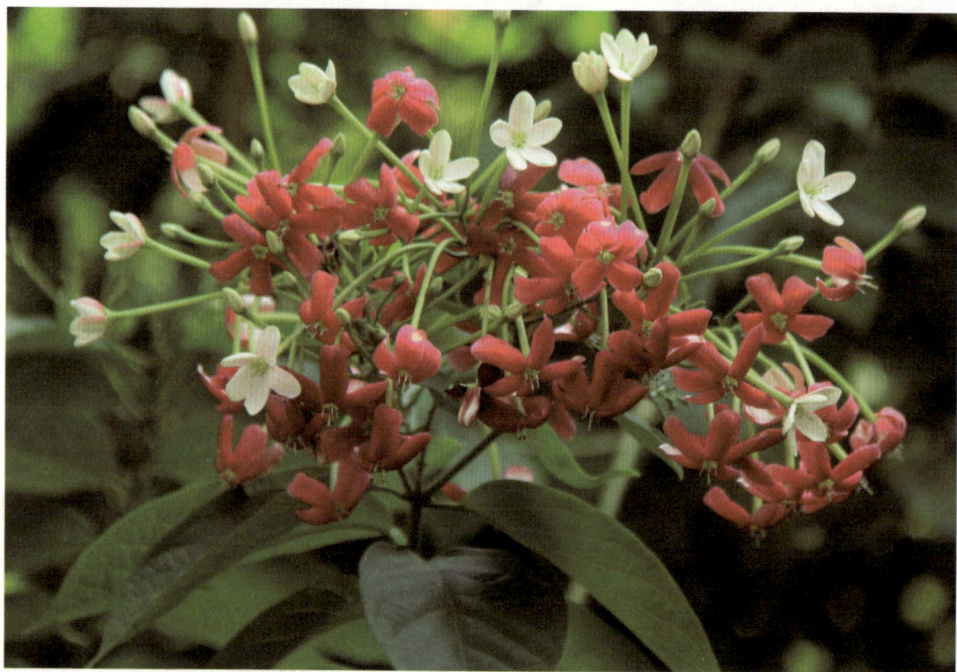

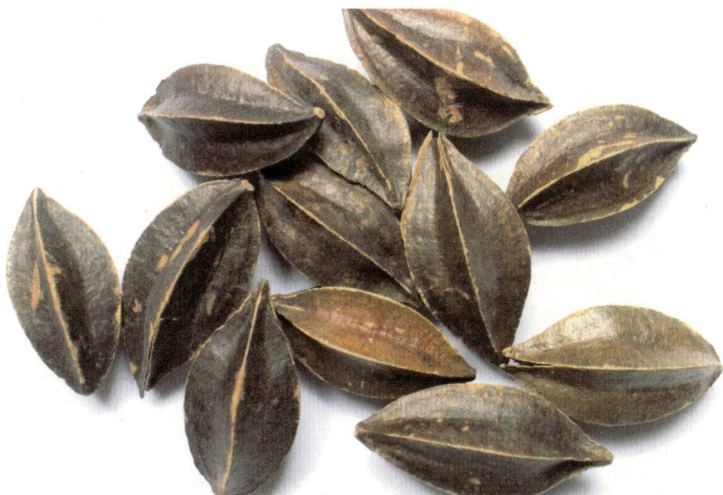

土单方精选

方一

组成 使君子适量。

制法 将使君子去壳取仁，捣烂后加入适量饴糖，搓为丸状，每丸3克。

用法 每次1丸，炖猪瘦肉100～250克，3天服药汤1次，3次为1个疗程。少数患儿服本药后偶有轻度恶心呕吐，食欲缺乏等反应，一般在服药后2～3天后恢复正常。

主治 小儿脱肛。

方二

组成 使君子适量。

制法 将使君子略炒至香、备用。

用法 按年龄每岁每天2粒（最多每天不得超过20粒），分3次嚼服，3天为1个疗程。

主治 小儿蛔虫病及蛲虫病。

方三

组成 使君子60克。

制法 将使君子焙干研为细末。

用法 用适量红糖拌匀，每天早、晚空腹各服6克。

主治 蛔虫病。

槟榔

别　　名	宾门、榔玉、大腹子、橄榄子、槟榔子。
来　　源	本品为棕榈科植物槟榔。
生境分布	生长于阳光较充足的林间或林边。主产于海南、福建、云南、广西、台湾等地。
采收加工	春末至秋初采收成熟果实，用水煮后，晒干，除去果皮，取出种子，晒干。浸透切片或捣碎用。
性味归经	味苦、辛，性温。归胃、大肠经。
功效主治	杀虫，消积，行气，利水，截疟。主治绦虫病、蛔虫病、幽门螺旋杆菌感染、小儿蛲虫病、青光眼、水肿脚气、疟疾。
使用注意	脾虚便溏或气虚下陷者忌用；孕妇慎用。

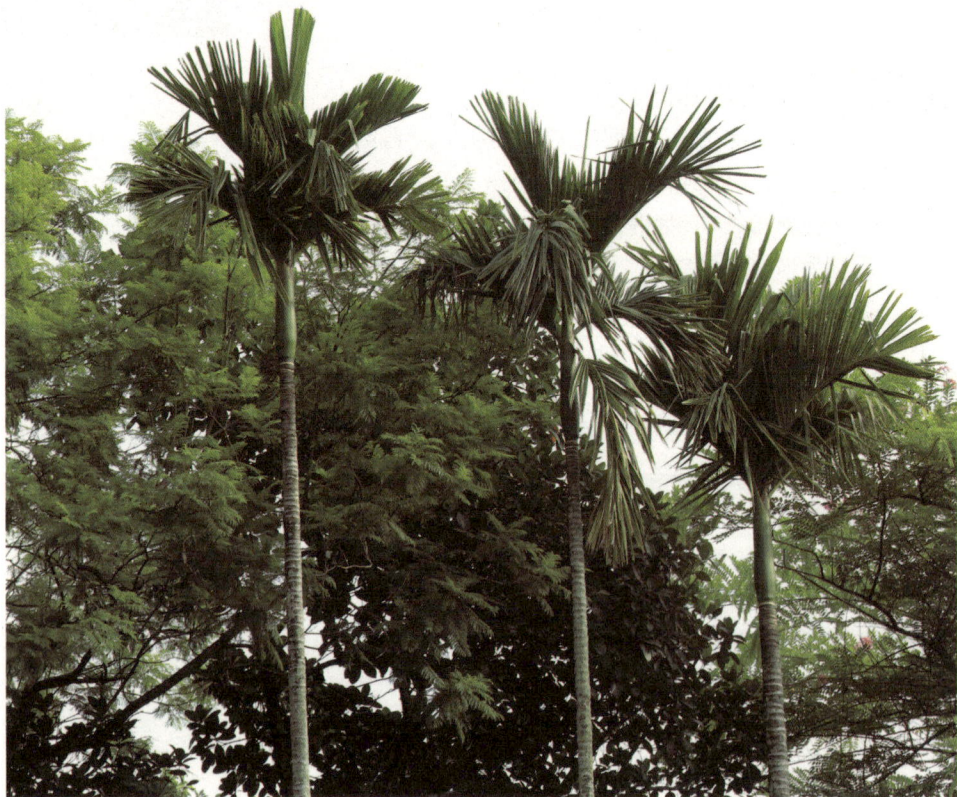

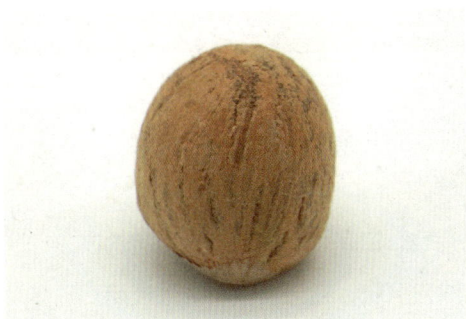

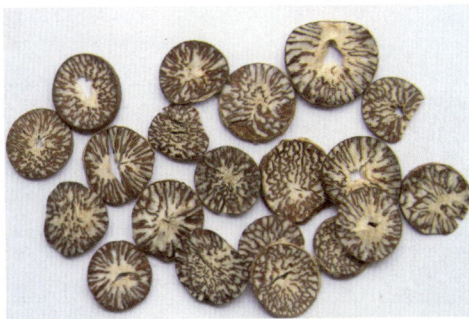

土单方精选

方一

组成 鲜槟榔 8 克。

制法 将鲜槟榔用 150 毫升水浸泡 1 小时，文火煎至 50 ~ 70 毫升。

用法 每天上午空腹口服 1 次，2 周为 1 个疗程

主治 幽门螺旋杆菌感染。

方二

组成 槟榔 30 克。

制法 将槟榔研为细末。

用法 5 岁以下每次 3 克，5 岁及以上每次 6 克，白开水加蜜适量，晨间空腹冲服，连服 2 天。

主治 小儿蛲虫病。

方三

组成 槟榔 30 克。

制法 水煎。

用法 每天 1 剂，连服 3 剂。

主治 绦虫病。

方四

组成 槟榔 10 ~ 30 克。

制法 水煎。

用法 每天 1 剂，分 2 次服，槟榔用量以服后轻泻为度，否则应适当增加用量，可酌情连煎，服 3 ~ 5 天。

主治 肝郁脾虚型青光眼。

小蓟

别　　名	猫蓟、刺蓟菜、青刺蓟、刺儿菜、千针草、青青菜。
来　　源	本品为菊科植物刺儿菜。
生境分布	生长于山坡、河旁或荒地、田间。全国大部分地区均产。
采收加工	夏、秋季花期采集。除去杂质，晒干。生用或炒炭用。
性味归经	味甘、苦、性凉。归心、肝经。
功效主治	凉血止血，散瘀解毒消痈。主治衄血、吐血、尿血、血淋、便血、崩漏、外伤出血、痈肿疮毒、咯血、上消化道出血、外阴瘙痒。
使用注意	脾胃虚寒而无瘀滞者忌服。

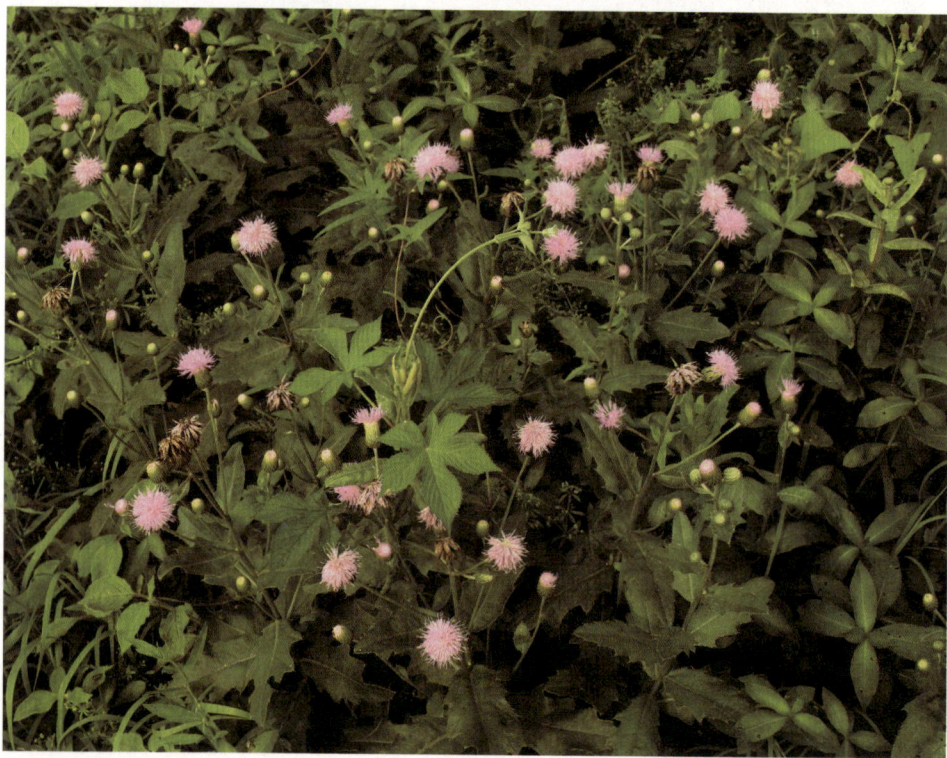

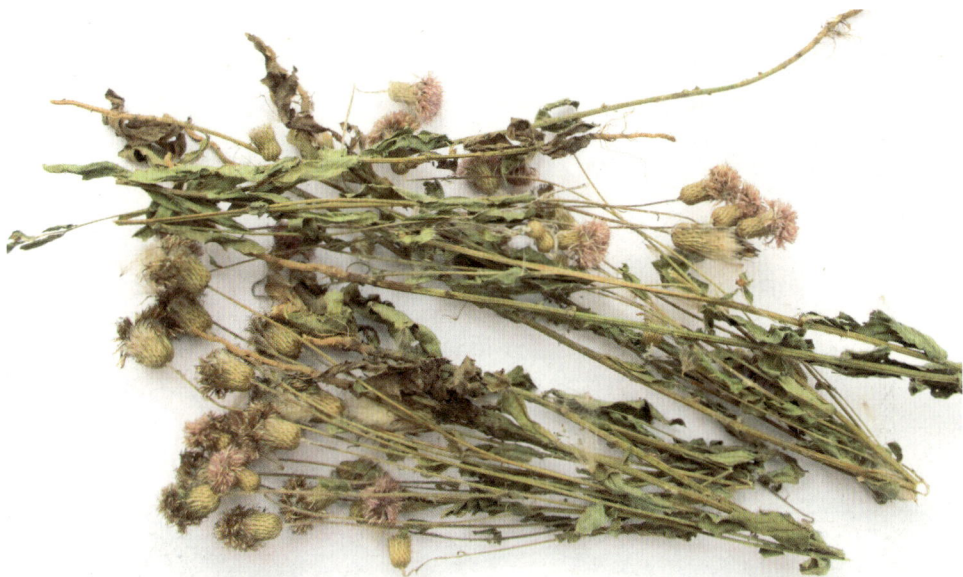

土单方精选

方一		
	组成	小蓟适量。
	制法	将小蓟研成细粉。
	用法	每次9克，用温水送服；或鲜小蓟20克，每天1剂，水煎分2次服。
	主治	咯血。

方二		
	组成	小蓟适量。
	制法	将小蓟捣烂压汁。
	用法	口服，每次300毫升。
	主治	上消化道出血。

方三		
	组成	小蓟适量。
	制法	水煎。
	用法	熏洗患处，每天3次。
	主治	外阴瘙痒。

大蓟

别　　名	刺蓟、虎蓟、山牛蒡、大刺盖、鸡脚刺、大刺儿菜。
来　　源	本品为菊科植物蓟。
生境分布	生长于山野、路旁、荒地。全国大部分地区均产。
采收加工	夏、秋季花开时割取地上部分，除去杂质，晒干，生用或炒炭用。
性味归经	味甘、苦，性凉。归心、肝经。
功效主治	凉血止血，散瘀解毒消痈。主治衄血、吐血、尿血、便血、崩漏、外伤出血、痈肿疮毒、阑尾炎、烧伤、原发性高血压。
使用注意	虚寒性出血不宜用。

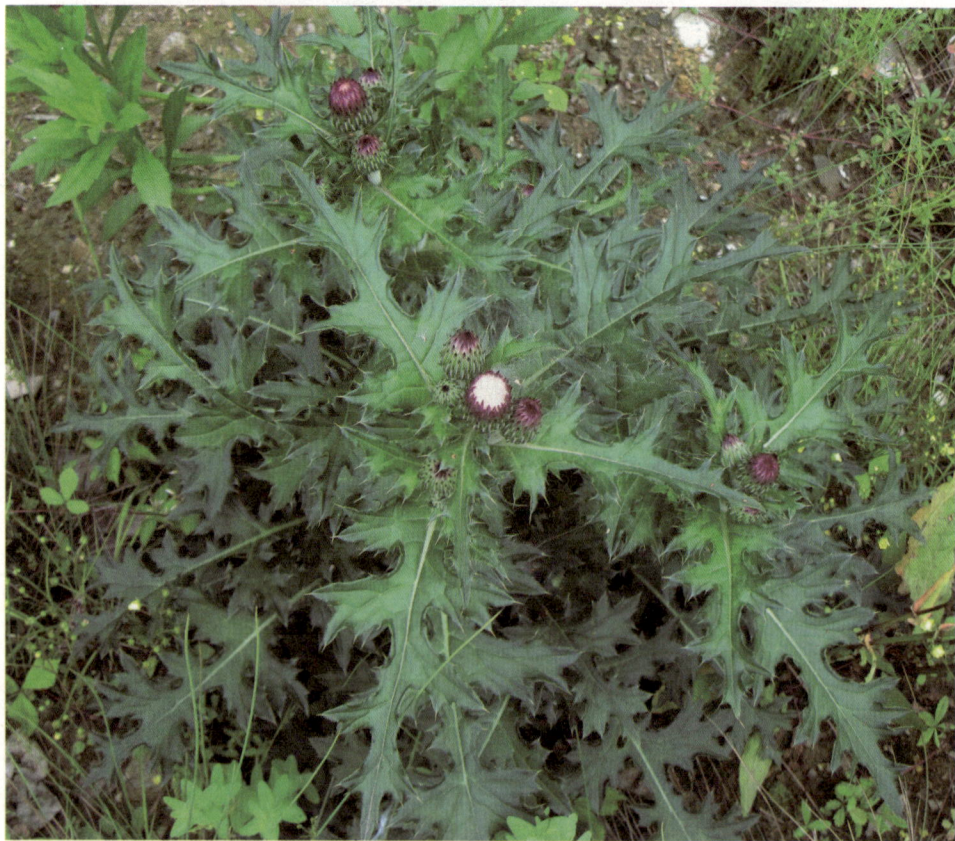

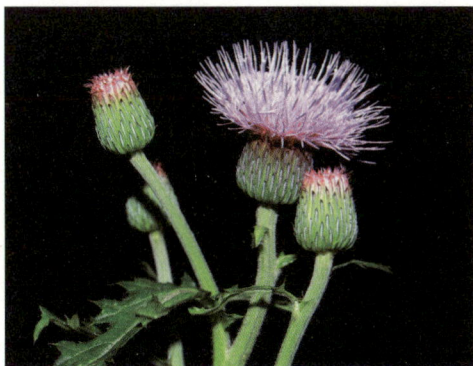

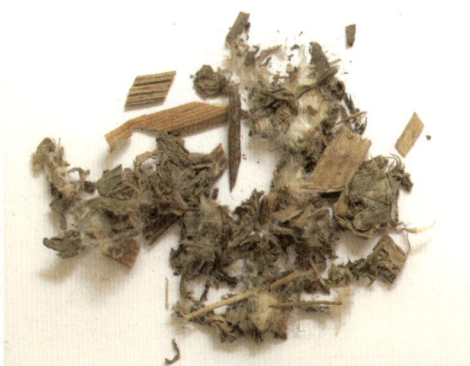

土单方精选

方一		
组成	鲜大蓟 60 克。	
制法	将鲜大蓟洗净捣烂绞汁。	
用法	内服，渣外敷于患处，每天换敷 2 次。	
主治	疔疮痈肿初起。	

方二		
组成	鲜大蓟适量。	
制法	将鲜大蓟打碎，绞汁 1 杯。	
用法	加适量蜂蜜调服，每天 2 ～ 3 次（至热退炎消为止）。	
主治	阑尾炎。	

方三		
组成	鲜大蓟 3 棵。	
制法	将鲜大蓟洗净切丝，捣烂取汁，与食用油按一定比例调成糊状。	
用法	搽抹患处。	
主治	烧伤。	

方四		
组成	鲜大蓟 30 克。	
制法	将鲜大蓟加水浸泡 30 分钟，煎煮 3 次，每次煮沸 30 分钟，滤液合并浓缩成 200 毫升（相当于生药 30 克）。	
用法	早、晚各服 1 次，每次 100 毫升。	
主治	原发性高血压。	

白茅根

别　　名	茅根、地筋、兰根、茅草根、甜草根、地节根。
来　　源	本品为禾本科植物白茅。
生境分布	生长于低山带沙质草甸、平原河岸草地、荒漠与海滨。全国各地均有产，但以华北地区较多。
采收加工	春、秋二季采挖，除去须根及膜质叶鞘，洗净，晒干，切段生用。
性味归经	味甘，性寒。归肺、胃、膀胱经。
功效主治	凉血止血，清热利尿。主治血热吐血、衄血、尿血、湿热黄疸、水肿尿少、热淋涩痛、病毒性肝炎、肾小球肾炎。
使用注意	脾胃虚寒、溲多不渴者忌服。

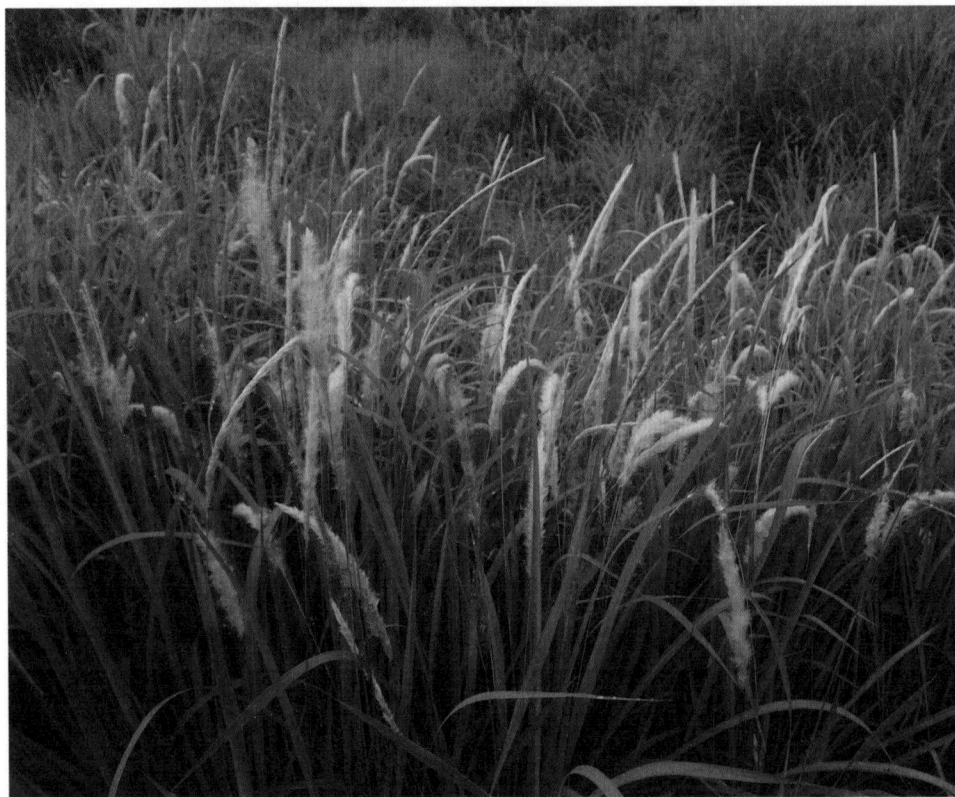

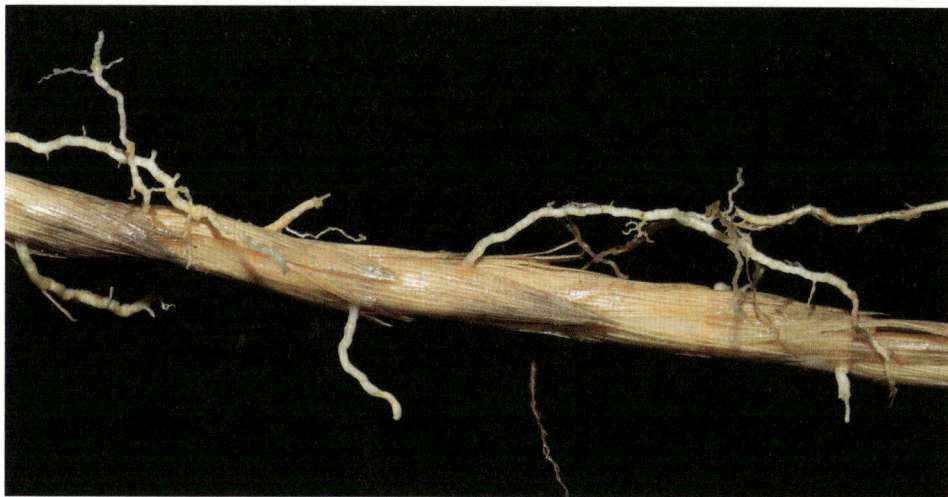

土单方精选

方一

组成 白茅根 60 克。

制法 将白茅根加适量水煎 2 次，合并煎液。

用法 分 2 次服，每天 1 剂。

主治 病毒性肝炎。

方二

组成 白茅根 250 克。

制法 将白茅根加 500 ～ 1 000 毫升水，水煎至 200 ～ 400 毫升。

用法 分早、晚 2 次口服。

主治 肾小球肾炎。

方三

组成 白茅根 100 克。

制法 将白茅根水煎 2 次，合并煎液。

用法 分早、晚空腹服用，15 天为 1 个疗程。

主治 血尿。

方四

组成 白茅根 60 克。

制法 水煎。

用法 冷服，或加白砂糖同服。

主治 鼻出血。

三七

别　　名	田三七、金不换、盘龙七、人参三七、开化三七。
来　　源	本品为五加科植物三七。
生境分布	生长于山坡丛林下。主产于云南、广西、贵州、四川等地。
采收加工	夏末秋初开花前或冬季种子成熟后采挖，去尽泥土，洗净，晒干。分开主根、支根及根茎，晒干。支根习称"筋条"，根茎习称"剪口"。生用或研细粉用。
性味归经	味甘、微苦，性温。归肝、胃经。
功效主治	散瘀止血，消肿定痛。主治咯血、吐血、衄血、便血、崩漏、外伤出血、胸腹刺痛、跌仆肿痛、褥疮、类风湿性关节炎、高脂血症、腹膜炎、术后腹痛。
使用注意	孕妇慎用。

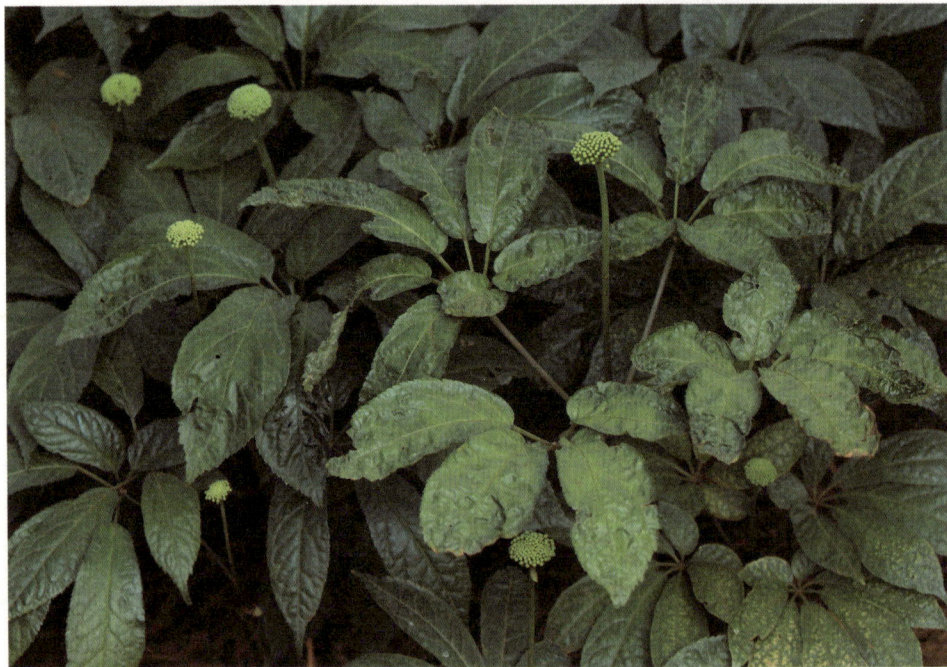

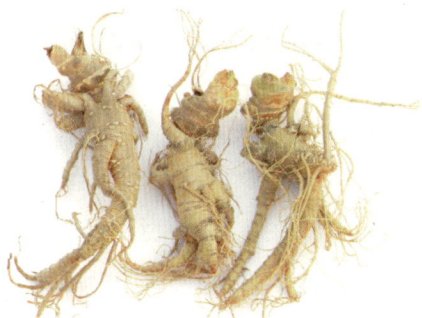

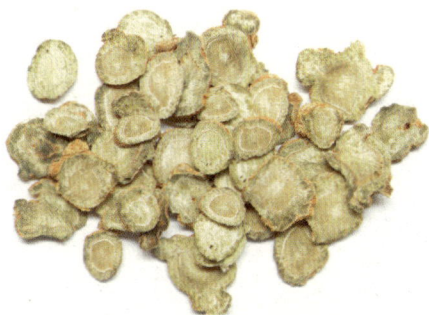

土单方精选

方一

组成　三七适量。

制法　将三七研为极细末。

用法　以醋调搽患处，如为无感染的创面，宜先用生理盐水清洁创面，再用碘酊、乙醇消毒，然后以药膏搽创面，不能太厚，隔天1次；感染严重者，先用过氧化氢溶液（双氧水）冲洗创面后，再搽药。

主治　褥疮。

方二

组成　三七适量。

制法　将三七研细末。

用法　每次3克，每天2次，连服30天为1个疗程。

主治　类风湿性关节炎。

方三

组成　三七适量。

制法　将三七研细末。

用法　每次服0.6克，每天3次，饭前服，连服1～2个月。

主治　高脂血症。

方四

组成　三七5克。

制法　将三七研细末。

用法　水冲服，每天3次，止痛时间4～8小时，连用3～5天。

主治　腹膜炎、术后腹痛。

白及

别　　名	白根、白给、白芨、甘根、地螺丝。
来　　源	本品为兰科植物白及。
生境分布	生长于林下阴湿处或山坡草丛中。主产于贵州、四川、湖南、湖北、安徽、河南、浙江、陕西、云南、江西、甘肃、江苏、广东等地。
采收加工	夏、秋二季采挖，除去须根，洗净，晒干，生用。
性味归经	味苦、甘、涩，性微寒。归肺、肝、胃经。
功效主治	收敛止血，消肿生肌。主治咯血、吐血、外伤出血、疮疡肿毒、皮肤皲裂、上消化道出血、肺结核、流行性出血热。
使用注意	不宜与川乌、制川乌、草乌、制草乌、附子同用。

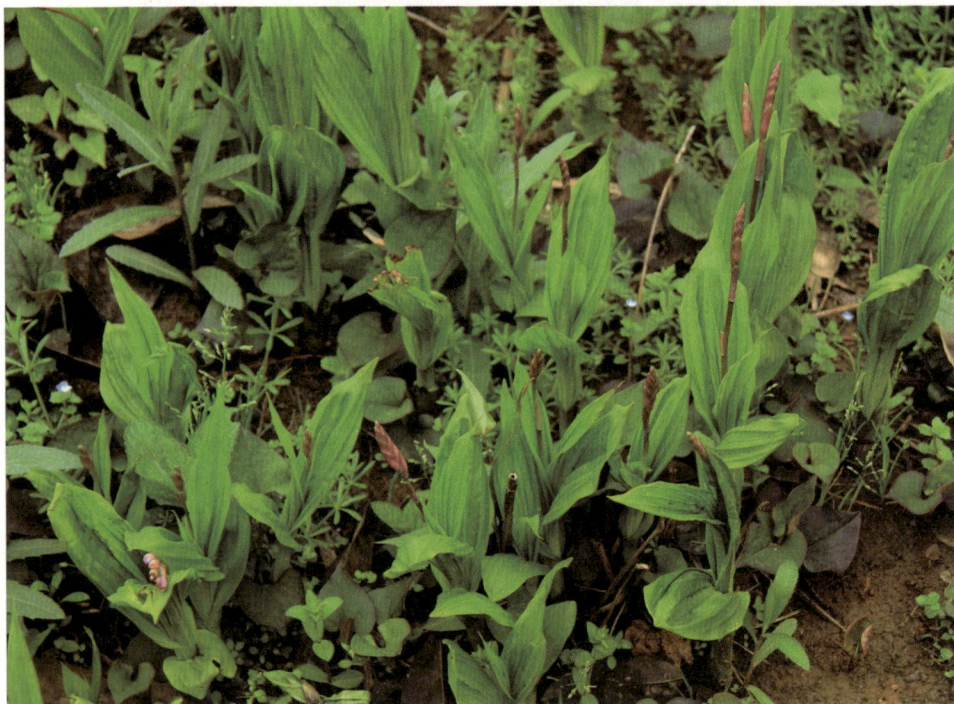

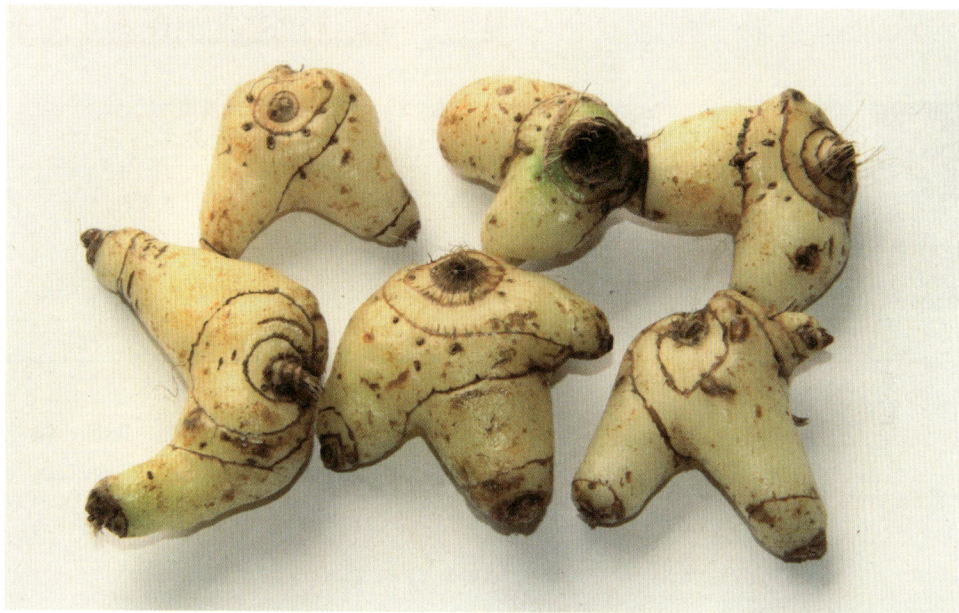

土单方精选

方一

组成　白及适量。

制法　将白及研成细末。

用法　每次3克，每天3次，温开水送下。

主治　上消化道出血。

方二

组成　白及50～100克。

制法　将白及加2 000毫升水煎成胶冻状溶液500～1 000毫升。

用法　频服或分3次服，至大便潜血转阴后停服。

主治　流行性出血热、消化道出血。

方三

组成　白及适量。

制法　将白及研为细末。

用法　每天吞服6克，连续用药3个月。

主治　肺结核。

止血药·温经止血药土单方精选

艾叶

别　名	艾蒿、香艾、蕲艾、艾蒿叶、家艾叶、野莲头。
来　源	本品为菊科植物艾。
生境分布	生长于荒地、林缘，有栽培。全国大部分地区均产。
采收加工	夏季花未开时采摘，除去杂质，晒干或阴干，生用、捣绒或制炭用。
性味归经	味辛、苦，性温。有小毒。归肝、脾、肾经。
功效主治	温经止血，散寒止痛；外用祛湿止痒。主治吐血、衄血、崩漏、月经过多、胎漏下血、小腹冷痛、经寒不调、宫冷不孕、腹泻、哮喘、扁平疣、闭经；外治皮肤瘙痒。醋艾炭温经止血，用于虚寒性出血。
使用注意	阴虚血热者慎用。

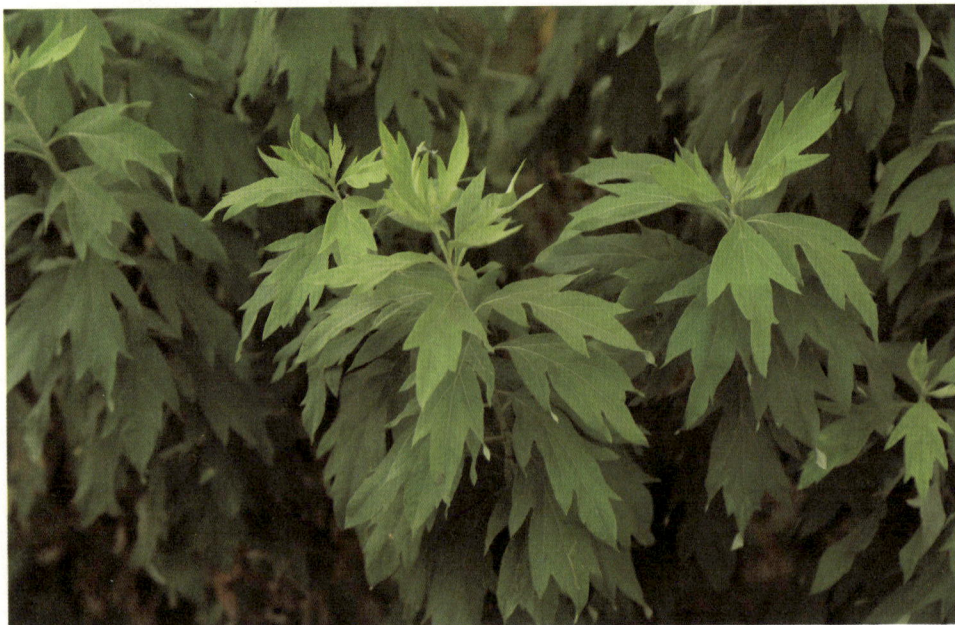

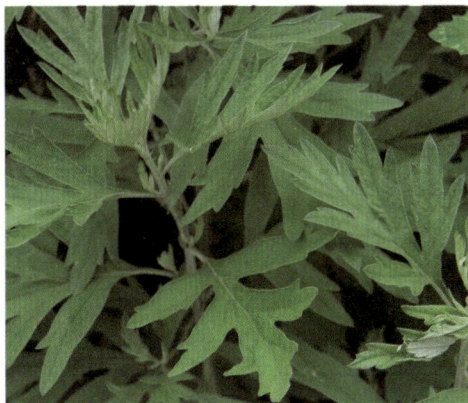

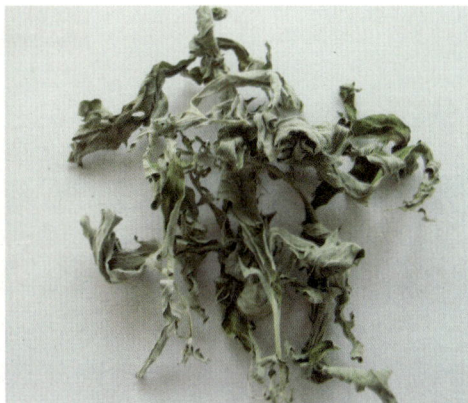

土单方精选

方一
组成 艾叶 250 ～ 300 克。
制法 将艾叶洗净后切碎，加 1 500 ～ 2 000 毫升水，煎煮后备用。
用法 水冷可再加热重复熏洗双足，一般每天 3 ～ 5 次。
主治 腹泻。

方二
组成 鲜艾叶 120 克。
制法 将鲜艾叶加水捣烂。
用法 绞汁饮服，每天 1 次。
主治 哮喘。

方三
组成 鲜艾叶适量。
制法 将鲜艾叶揉至出汁。
用法 在疣表面摩擦至皮肤微热或微红，每天 2 次。
主治 扁平疣。

方四
组成 艾叶 30 克。
制法 水煎。
用法 冲适量红糖服，每天 1 剂，分 2 次服，连用 2 ～ 3 天。
主治 闭经。

活血化瘀药 · 活血止痛药土单方精选

川芎

别　　名	香果、台芎、西芎、杜芎。
来　　源	本品为伞形科植物川芎。
生境分布	生长于向阳山坡或半阳山的荒地或水地，以及土质肥沃、排水良好的沙壤土。主产于四川、贵州、云南，以四川产者质优。系人工栽培。
采收加工	夏季当茎上的节盘显著突出，并略带紫色时采挖，除去泥沙，晒后烘干，再去须根。用时切片生用或酒炙。
性味归经	味辛，性温。归肝、胆、心包经。
功效主治	活血行气，祛风止痛。主治胸痹心痛、胸胁刺痛、跌仆肿痛、月经不调、经闭痛经、癥瘕腹痛、头痛、骨质增生症、跟骨骨刺。
使用注意	阴虚火旺，多汗，热盛及无瘀之出血证和孕妇均当慎用。

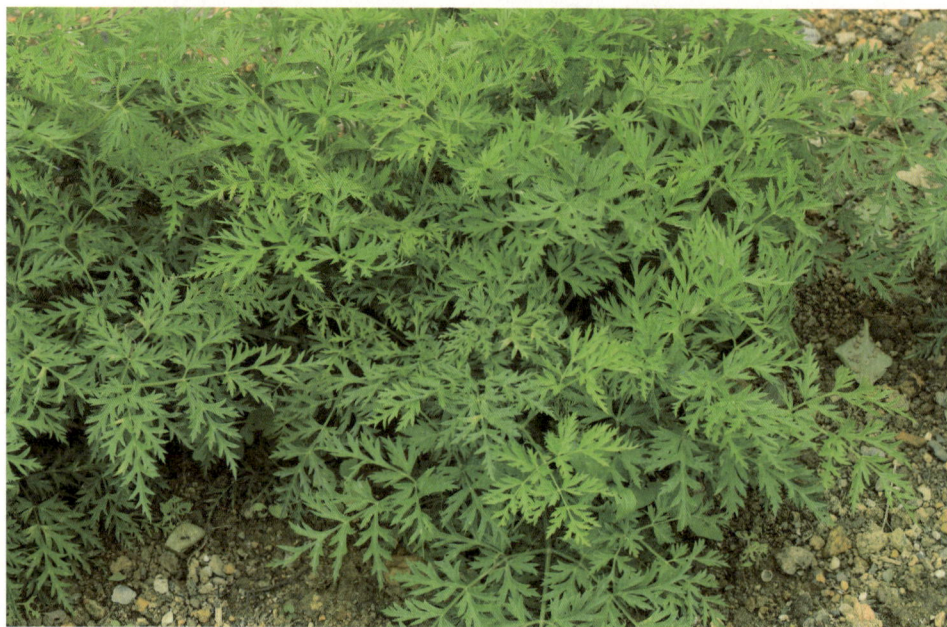

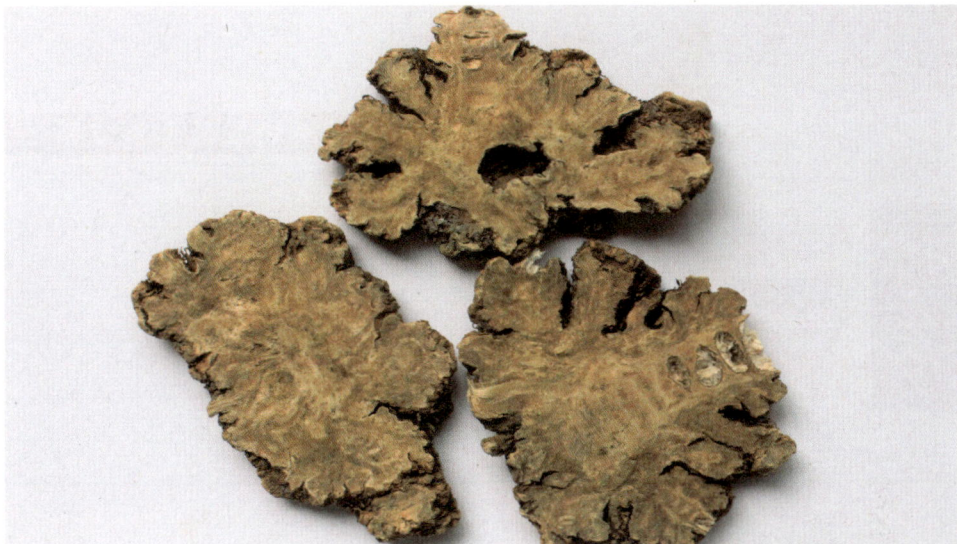

土单方精选

方一

组成　川芎适量。

制法　将川芎研为细末，备用。

用法　用时取本品6～9克，加山西老陈醋调成糊状，然后用少许药与凡士林调匀。随即将配好的药膏抹在骨质增生处，盖一层塑料纸，再贴上纱布，用宽胶布将纱布四周封固，第2天换药1次，10天为1个疗程。

主治　骨质增生症。

方二

组成　川芎适量。

制法　将川芎焙干，研成细粉（过80～100目筛）；另用棉布1块（据患部大小而定）做成药袋。

用法　热敷患处，每天3次。

主治　骨质增生等无菌性炎症。

方三

组成　川芎45克。

制法　将川芎研为细末，分装在用薄布缝成的布袋内，每袋装药15克左右。

用法　将药袋放在鞋内直接与痛处接触，每次用药1袋，每天换药1次，3个药袋交替使用，换下的药袋晒干后仍可再使用。

主治　跟骨骨刺。

活血化瘀药·活血调经药土单方精选

丹参

别　　名	山参、赤参、红根、紫丹参、活血根。
来　　源	本品为唇形科植物丹参。
生境分布	生长山坡草地林边道旁，或疏林晒干地上。多为栽培，全国大部分地区均有。主产于四川、安徽、江苏、河南、山西等地。
采收加工	春、秋二季采挖，除去茎叶，洗净，润透，切成厚片，晒干。生用或酒炙用。
性味归经	味苦，性微寒。归心、肝经。
功效主治	活血祛瘀，通经止痛，清心除烦，凉血消痈。主治胸痹心痛、脘腹疼痛、癥瘕积聚、热痹疼痛、心烦不眠、月经不调、痛经闭经、疮疡肿痛、冠心病、痤疮。
使用注意	孕妇慎用。

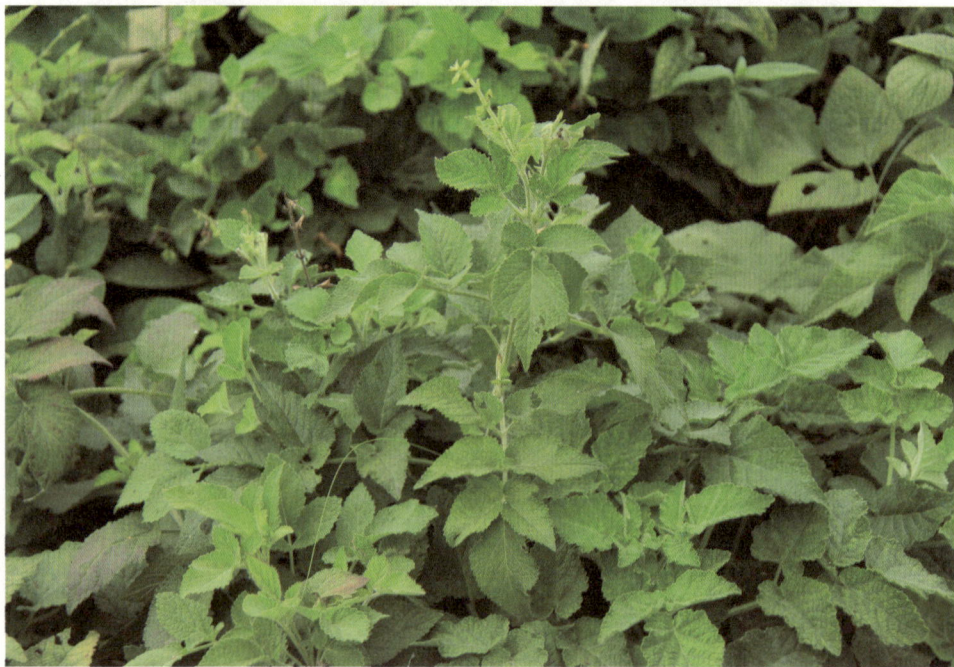

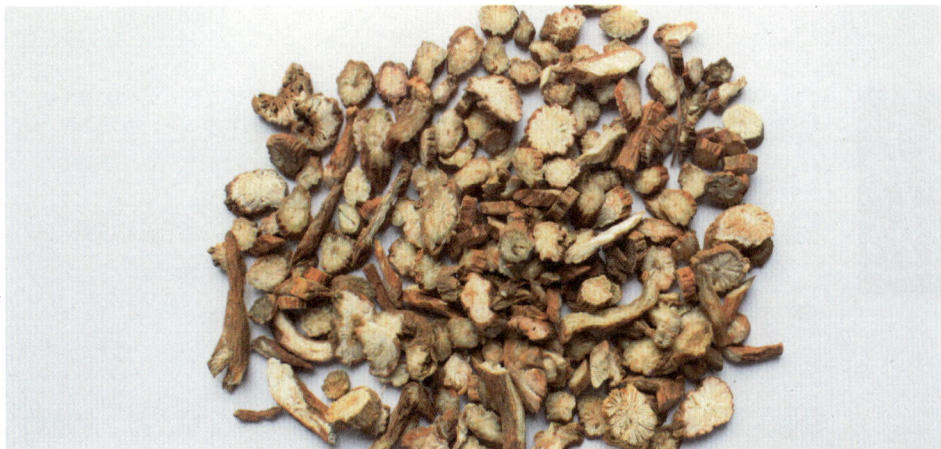

土单方精选

方一
组成　丹参 20 ～ 30 克。
制法　水煎。
用法　每次 10 毫升，每天 3 次。
主治　冠心病引起的心绞痛、胸闷、心悸。

方二
组成　丹参 100 克。
制法　将丹参研为细末。
用法　每天 3 次，每次 3 克，内服。
主治　痤疮。一般 2 周后即可好转，6 ～ 8 周痤疮减少，可逐渐减为每天 1 次。

方三
组成　丹参 50 克。
制法　将丹参加白酒 1 000 毫升，先将白酒兑成 40 度，再将丹参浸入酒中，浸泡 7 天即可服用。
用法　每天 2 次，早、晚各饮用 25 ～ 50 毫升。
主治　冠心病。

方四
组成　丹参 12 ～ 30 克。
制法　水煎。
用法　分 2 次口服，30 天为 1 个疗程。
主治　失眠。

红花

别　　名	刺红花、杜红花、草红花、红蓝花、金红花。
来　　源	本品为菊科植物红花。
生境分布	生长于山坡草地、高山草甸、林缘、沟边。全国各地多有栽培，主产于河南、湖北、四川、云南、浙江等地。
采收加工	花色由黄转为鲜红时采摘。阴干或微火烘干。
性味归经	味辛，性温。归心、肝经。
功效主治	活血通经，散瘀止痛。主治经闭、痛经、恶露不行、癥瘕痞块、胸痹心痛、褥疮、脉管炎、扁平疣、跌仆损伤、疮疡肿痛。
使用注意	孕妇忌用。有出血倾向者慎用。

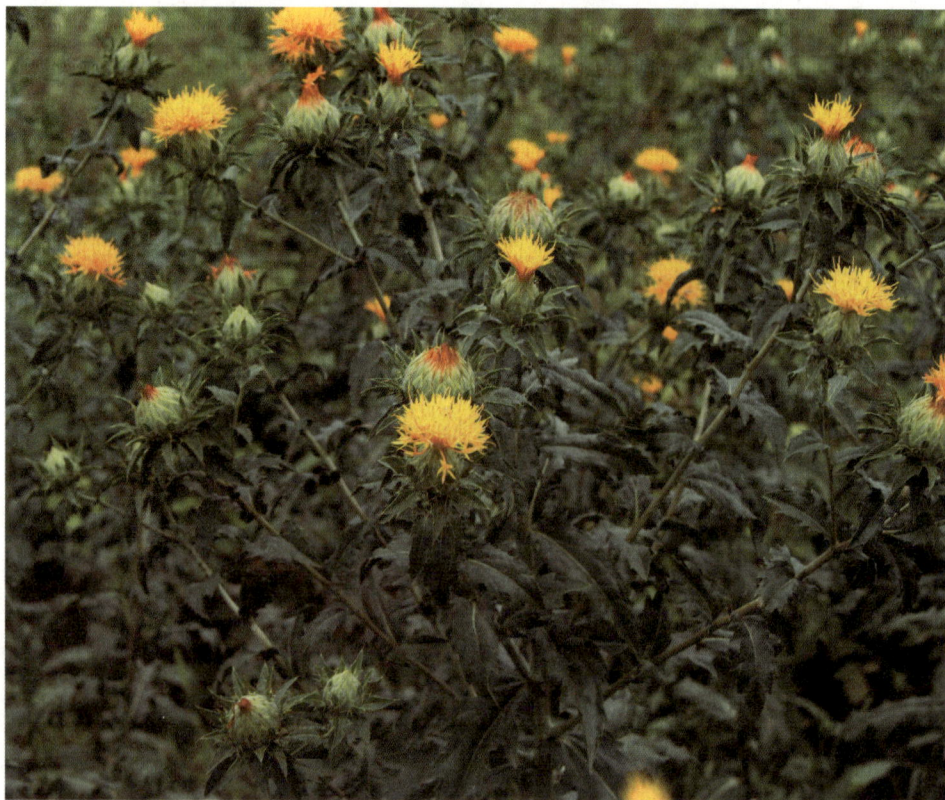

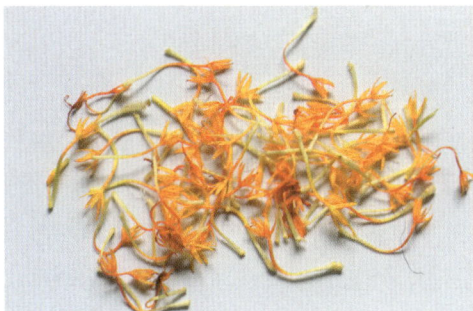

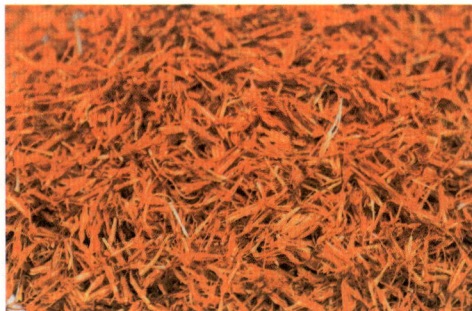

土单方精选

方一

组成　红花 500 克。

制法　将红花加 1 000 毫升水，煎 2 小时后红花颜色呈白色，过滤，去残渣，将滤液再用温水煎 3 ～ 4 小时，至呈胶状物为止，冷却后即可使用。

用法　用时将浸膏搽于纱布上，然后敷于患部，并再盖以消毒纱布，以胶布固定，隔天换药 1 次。

主治　褥疮。

方二

组成　红花 100 克。

制法　将红花与 75% 酒精 500 毫升，共置于密封玻璃容器内浸泡 7 天以上。

用法　用时以棉签蘸药搽患处，每天 3 次。

主治　脉管炎。

方三

组成　红花 6 克。

制法　沸水冲泡。

用法　代茶频饮，每天 1 剂，连服 10 天为 1 个疗程。

主治　扁平疣。

方四

组成　红花 10 ～ 12 克。

制法　将红花加适量水煎汁。

用法　加少许白酒，外洗损伤处，每天 3 ～ 5 次。

主治　跌打损伤。

益母草

别　　名	益母、坤草、茺蔚、野天麻、益母蒿、地母草。
来　　源	本品为唇形科植物益母草。
生境分布	生长于山野荒地、田埂、草地等。我国大部分地区均产，野生或栽培。
采收加工	鲜品春季幼苗期至初夏花前期采割；干品通常在夏季茎叶茂盛，花未开或初开时采割，除去杂质，洗净，润透，切段后晒干。生用或熬膏用。
性味归经	味苦、辛，性微寒。归肝、心包、膀胱经。
功效主治	活血调经，利尿消肿，清热解毒。主治月经不调、痛经经闭、恶露不尽、水肿尿少、急性肾炎、不孕症。
使用注意	无瘀滞及阴虚血少者忌用，孕妇禁用。

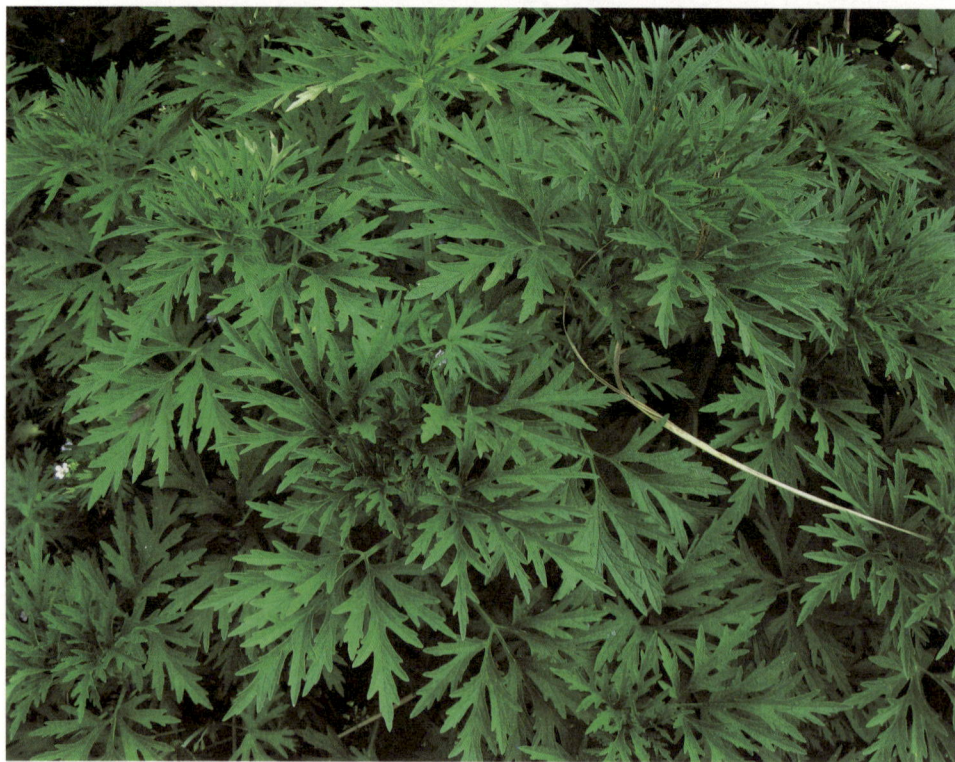

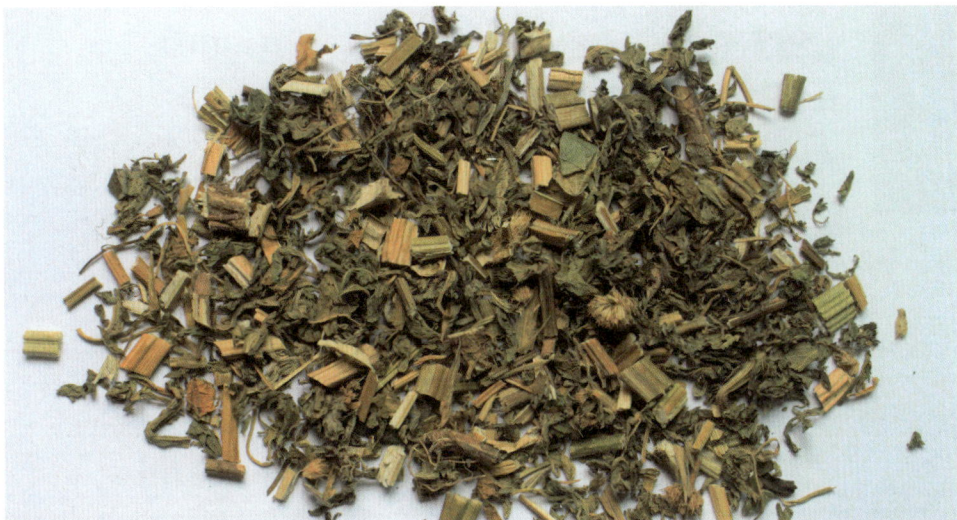

土单方精选

方一

组成　益母草 15 ~ 20 克。

制法　水煎。

用法　每天 1 剂，连服 1 周。

主治　月经不调，产后子宫出血、子宫复旧不全、月经过多等。

方二

组成　益母草干品 90 ~ 120 克（鲜品加倍）。

制法　将益母草加 700 毫升水，小火煎至 300 毫升，去渣。

用法　每天 2 ~ 3 次温服。

主治　急性肾炎。

方三

组成　益母草干品 15 克（鲜品 30 克）。

制法　将益母草、即将下蛋的黄雌鸡 1 只（重约 1 千克）。宰杀后去其内脏洗净，将切好的益母草加少许盐、姜和米酒调味，放入鸡腹内，然后把整只鸡置于有盖的大碗内，加少量清水盖好，再放入大锅内隔水用文火炖至熟烂。

用法　晚上连鸡肉、药、汤一起吃，吃不完的第二天晚上再吃。

主治　妇女不孕症。

牛膝

别　　名	百倍、牛茎、山苋菜、鸡胶骨、对节菜、怀牛膝。
来　　源	本品为苋科植物牛膝（怀牛膝）和川牛膝（甜牛膝）。
生境分布	栽培或野生长于山野路旁。以栽培品为主，也有野生者。怀牛膝主产河南；川牛膝主产四川、云南、贵州等地。
采收加工	冬季苗枯时采挖。洗净，晒干。生用或酒炙用。
性味归经	味苦、甘、酸，性平。归肝、肾经。
功效主治	逐瘀通经，补肝肾，强筋骨，利尿通淋，引血下行。主治经闭、痛经、腰膝酸痛、筋骨无力、淋证、水肿、头痛、眩晕、牙痛、口疮、吐血、衄血、膝关节炎、足跟痛、乳汁过多。
使用注意	本品为动血之品，性专下行，孕妇及月经过多者忌服。中气下陷，脾虚泄泻，下元不固，多梦遗精者慎用。

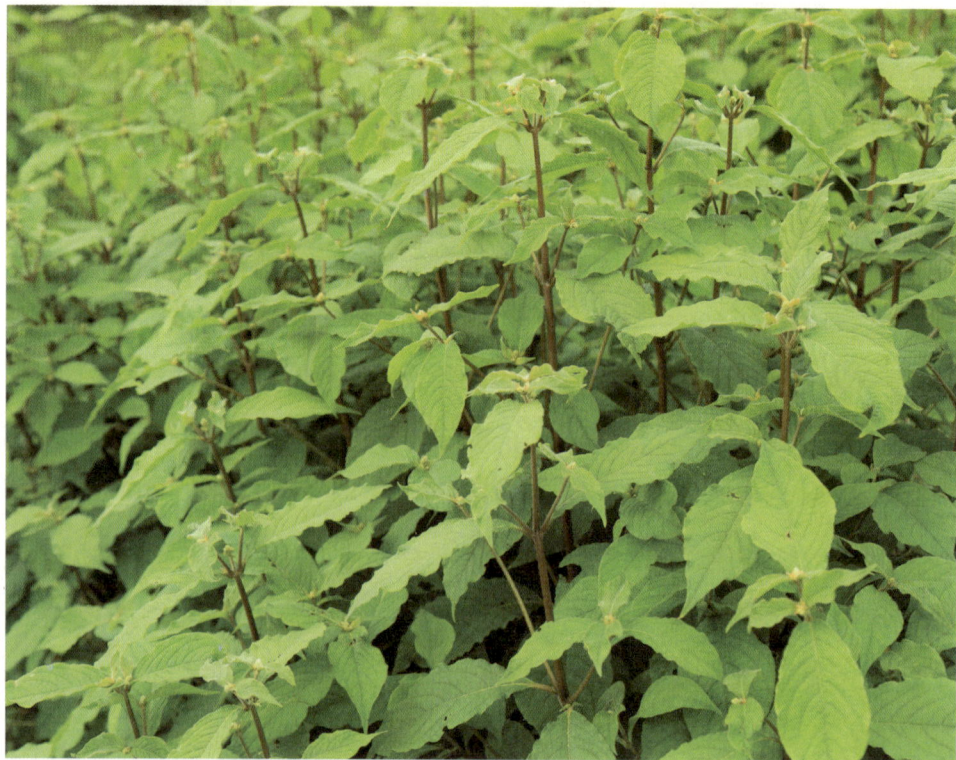

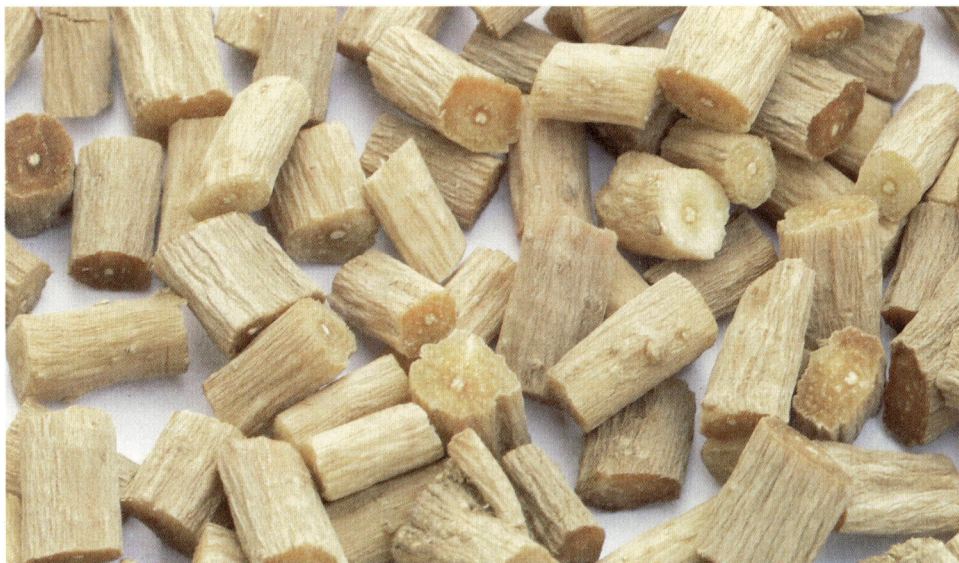

土单方精选

方一

组成　牛膝 100 克。

制法　将牛膝 50 克水煎。

用法　早、晚各服 1 次；另 50 克水煎后稍冷片刻，用毛巾浸湿外敷患处，每次热敷 30 分钟，每晚 1 次。

主治　膝关节炎，膝关节疼痛，活动不利，或肿胀，站立或行走后疼痛加重。

方二

组成　牛膝 30 克。

制法　水煎。

用法　每天 1 剂，分 3 次口服。

主治　足跟痛，即站立或行走后疼痛加重，休息后稍轻。

方三

组成　牛膝 30 克。

制法　水煎。

用法　每天 2 次，内服。

主治　乳汁过多。

化痰止咳平喘药·温化寒痰药土单方精选

半夏

别　　名	示姑、地茨菇、老鸹头、地珠半夏、羊眼半夏。
来　　源	本品为天南星科植物半夏。
生境分布	生长于山坡、溪边阴湿的草丛中或林下。全国大部分地区均产。主产于四川、湖北、江苏、安徽等地。
采收加工	夏、秋二季茎叶茂盛时采挖，除去外皮及须根。晒干，为生半夏；一般用姜汁、明矾制过入煎剂。
性味归经	味辛，性温。有毒。归脾、胃、肺经。
功效主治	燥湿化痰，降逆止呕，消痞散结。主治湿痰寒痰、咳喘痰多、痰饮眩悸、眉棱角痛、闪挫伤筋、慢性咽炎、胸脘痞闷、梅核气；生用外治痈肿痰核。姜半夏多用于降逆止呕。
使用注意	不宜与川乌、草乌、制川乌、制草乌、附子同用；生品内服宜慎。阴虚燥咳、血证、热痰、燥痰慎用。

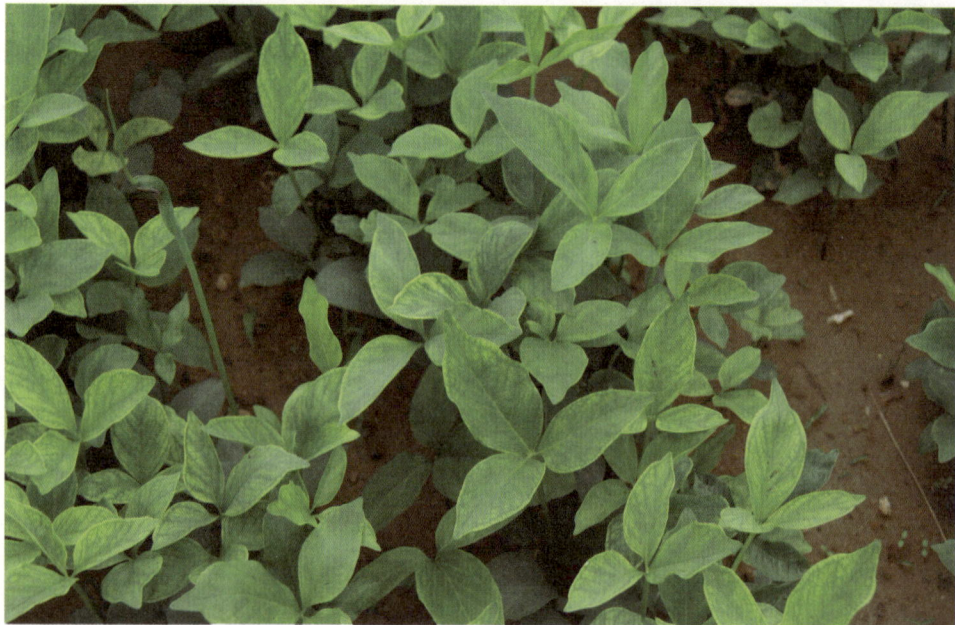

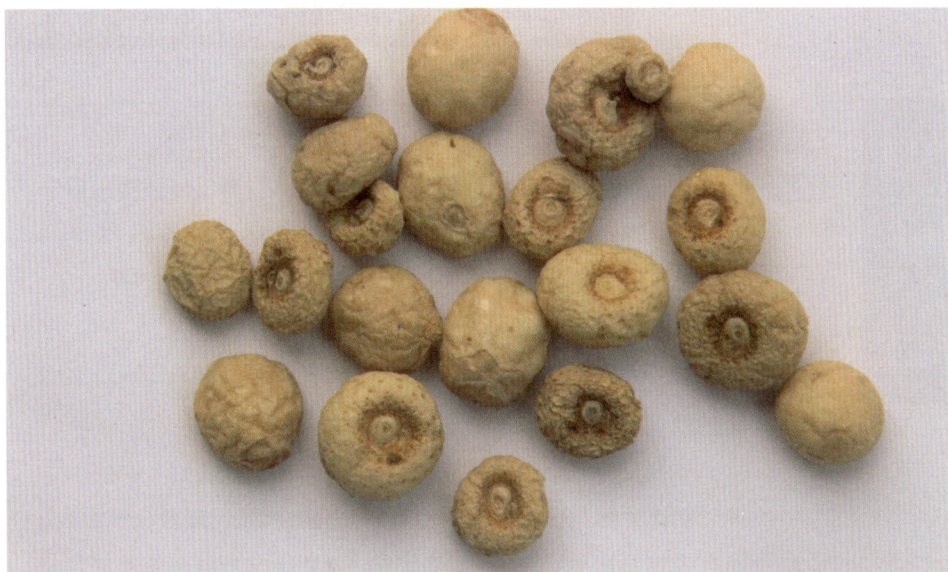

土单方精选

方一

组成 生半夏 30 ~ 60 克。

制法 将生半夏配鲜生姜 30 ~ 50 克，用沸水泡或用武火煎 30 分钟。

用法 频频服用，每天 1 剂。

主治 眉棱角痛。

方二

组成 生半夏 30 克。

制法 将生半夏研为极细末。

用法 用陈醋适量调糊，敷患处，包扎固定，每天换药 1 次。

主治 闪挫伤筋及跌打损伤表皮未破者。

方三

组成 生半夏 6 克。

制法 将生半夏加醋 30 毫升，微火煮沸 30 分钟，去渣，加鸡蛋 1 枚搅匀，再煮沸即可。

用法 不拘时，少少含咽为佳，使药力持久作用于咽部。

主治 慢性咽炎、慢性扁桃体炎。

化痰止咳平喘药 · 清化热痰药土单方精选

川贝母

别　　名	贝壳母、川贝、京川、贝母、母贝。
来　　源	本品为百合科植物川贝母、暗紫贝母、甘肃贝母或梭砂贝母。前三者按不同性状习称"松贝"和"青贝"；后者称"炉贝"。
生境分布	生长于高寒地区、土壤比较湿润的向阳山坡。主产于四川、云南、甘肃等地。
采收加工	夏、秋二季或积雪融化时采挖，除去须根，粗皮，晒干，生用。
性味归经	味苦、甘，性微寒。归肺、心经。
功效主治	清热润肺，化痰止咳，散结消痈。主治肺热燥咳、干咳少痰、阴虚劳嗽、痰中带血、瘰疬、乳痈、肺痈、慢性支气管炎。
使用注意	不宜与川乌、草乌、附子同用。脾胃虚寒及有湿痰者不宜用。

土单方精选

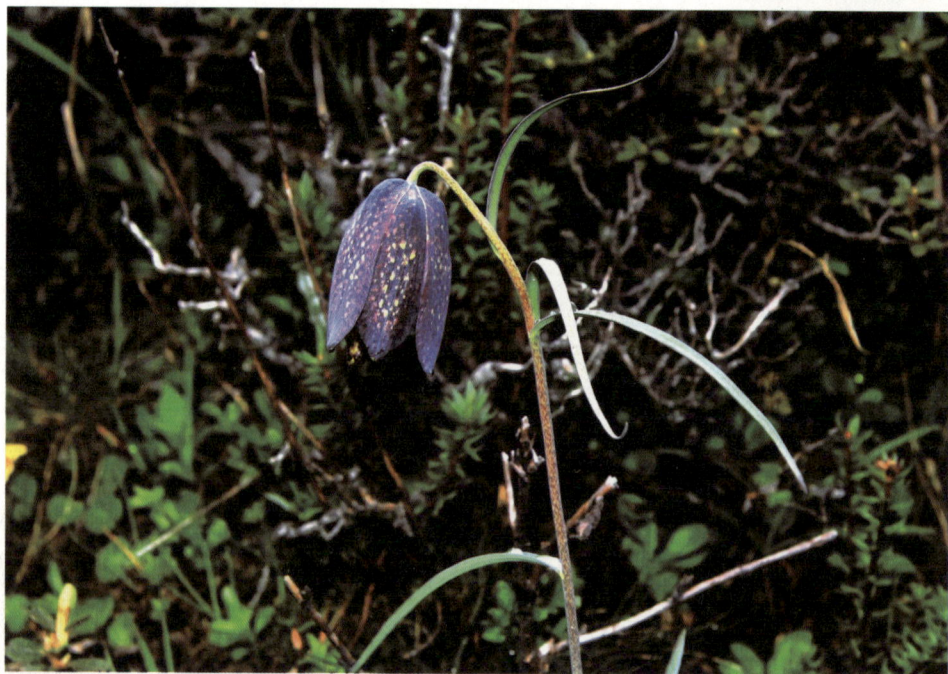

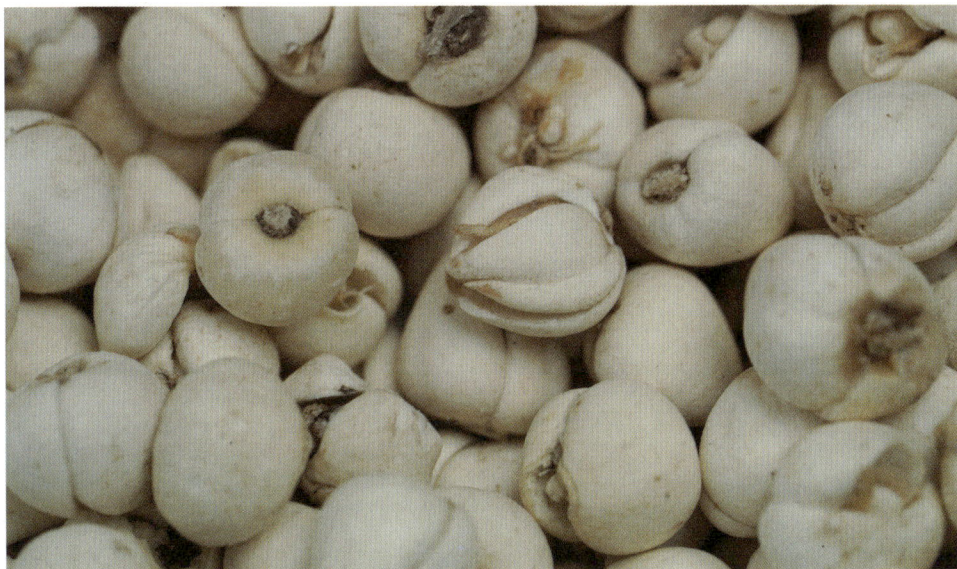

方一

组成　川贝母 15 克。

制法　将川贝母与莱菔子 15 克水煎。

用法　每天 1 剂,分 2 次服。或共研粗末,放入杯内,冲入沸水,盖杯 10 分钟,代茶饮用。

主治　慢性支气管炎。

方二

组成　川贝母适量。

制法　将川贝母与适量知母,共压碾成细末。

用法　每次 6 ~ 9 克,用白开水送下,每天 2 次,连服 5 ~ 7 天。

主治　肺热咳嗽。

方三

组成　川贝母 50 克。

制法　将川贝母研细末,入微炼白蜜 100 克调匀。

用法　分 10 次服,每天 3 次。

主治　久咳不愈者。

桔梗

别　　名	白药、苦梗、梗草、大药、卢茹、苦菜根。
来　　源	本品为桔梗科植物桔梗。
生境分布	生长于海拔 2 000 米以下的阳处草丛、灌丛中或林下。全国大部分地区均有。以东北、华北地区产量较大，华东地区质量较优。
采收加工	秋季采挖，除去须根，刮去外皮，放清水中浸 2 ~ 3 小时，切片，晒干生用或炒用。
性味归经	味苦、辛，性平。归肺经。
功效主治	宣肺，利咽，祛痰，排脓。主治咳嗽痰多、胸闷不畅、咽痛音哑、肺痈吐脓、上消化道出血、咳嗽、肺热喉痛。
使用注意	本品性升散，凡气机上逆，呕吐、呛咳、眩晕、阴虚火旺咳血等不宜用，胃、十二指肠溃疡者慎服。用量过大易致恶心呕吐。

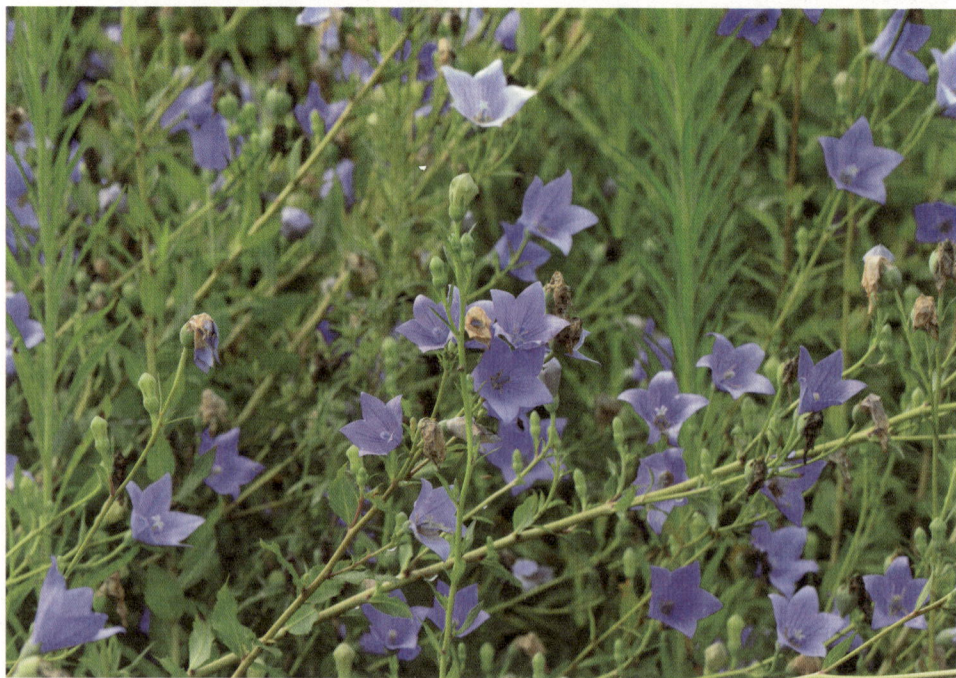

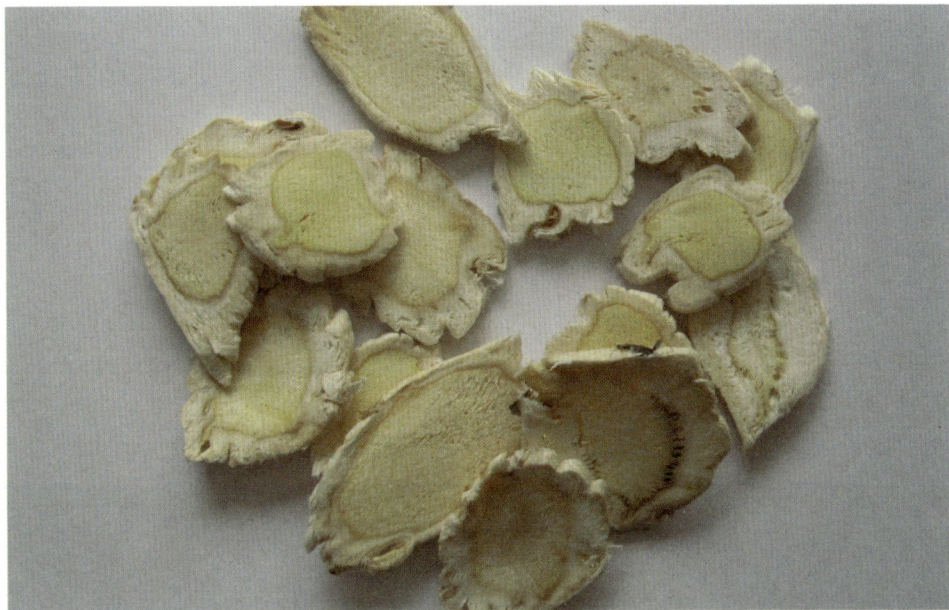

土单方精选

方一
- **组成**　桔梗适量。
- **制法**　将桔梗研细后水调服。
- **用法**　每次 1 匙，每天 4 次。
- **主治**　上消化道出血。

方二
- **组成**　桔梗 30 克。
- **制法**　将桔梗以米泔水浸 1 夜，与甘草（炒）60 克，阿胶 250 克共水煎。
- **用法**　每天 2 次。
- **主治**　肺热喉痛。

方三
- **组成**　桔梗 15 克。
- **制法**　水煎。
- **用法**　每天 1 剂，频饮服。
- **主治**　咳嗽。

胖大海

别　　名	大海榄、大洞果、大海子、安南子。
来　　源	本品为梧桐科植物胖大海。
生境分布	生长于低山丘陵中下坡和台地。主产于泰国、柬埔寨、马来西亚、印度尼西亚、越南、印度等国。
采收加工	4～6月果实成熟开裂时，采种子，晒干。
性味归经	味甘，性寒。归肺、大肠经。
功效主治	清热润肺，利咽开音，润肠通便。主治肺热声哑、干咳无痰、咽喉干痛、热结便闭、头痛目赤、痢疾、婴幼儿便秘。
使用注意	感冒者禁用。

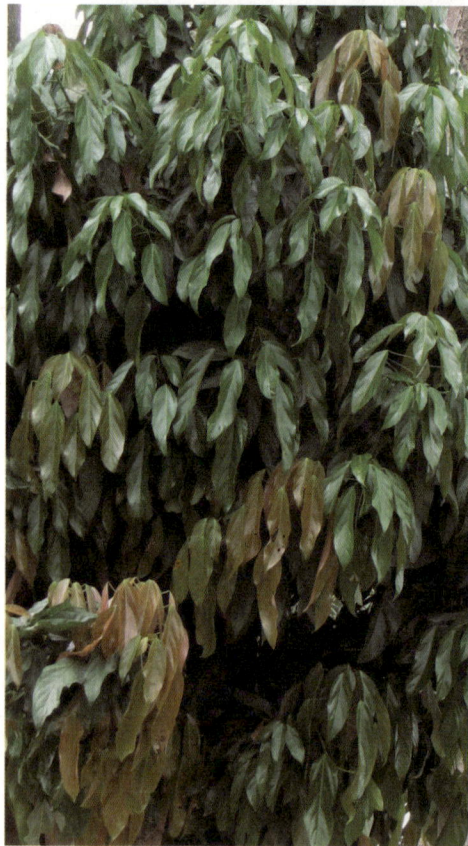

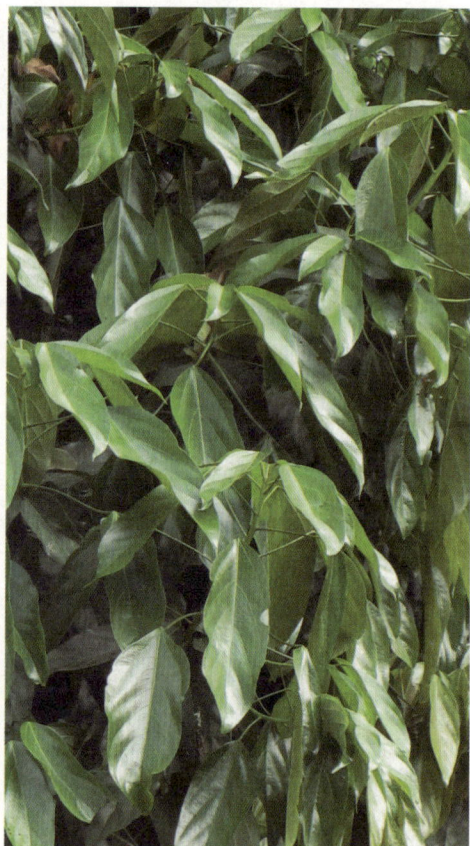

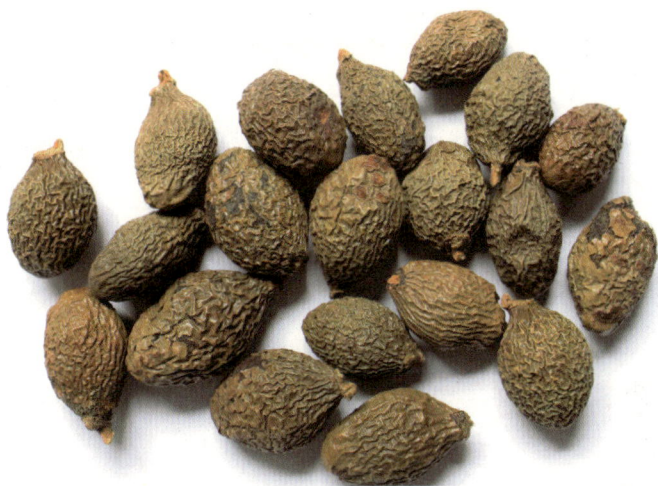

土单方精选

方一

组成 胖大海 15 克。

制法 取胖大海、开水 200 毫升,将胖大海放碗中冲开,如红痢加白糖 15 克,白痢加红糖 15 克。

用法 服汁并食胖大海。

主治 痢疾。

方二

组成 胖大海适量。

制法 每次用胖大海 2 粒,清水洗净后用适量开水浸泡,使其充分膨胀,然后去核搅拌成烂泥状。

用法 晚睡时外敷于眼,并用纱布块适当固定即可,每晚敷 1 次,连敷 3 晚,在治疗期间停用其他疗法。

主治 红眼病。

方三

组成 胖大海 3 枚。

制法 将胖大海用开水泡。

用法 每天 1 剂。

主治 婴幼儿便秘。

化痰止咳平喘药·止咳平喘药土单方精选

紫苏子

别　　名	苏子、红苏子、野麻子、铁苏子、香苏子、黑苏子。
来　　源	本品为唇形科植物紫苏。
生境分布	生长于山坡、溪边、灌丛中。主产于江苏、安徽、河南等地。
采收加工	秋季果实成熟时采收，晒干。生用或微炒，用时捣碎。
性味归经	味辛，性温。归肺经。
功效主治	降气化痰，止咳平喘，润肠通便。主治痰壅气逆、咳嗽气喘、肠燥便秘、蛔虫病、产后小便不通、小腹胀痛。
使用注意	阴虚喘咳及脾虚便溏者慎用。

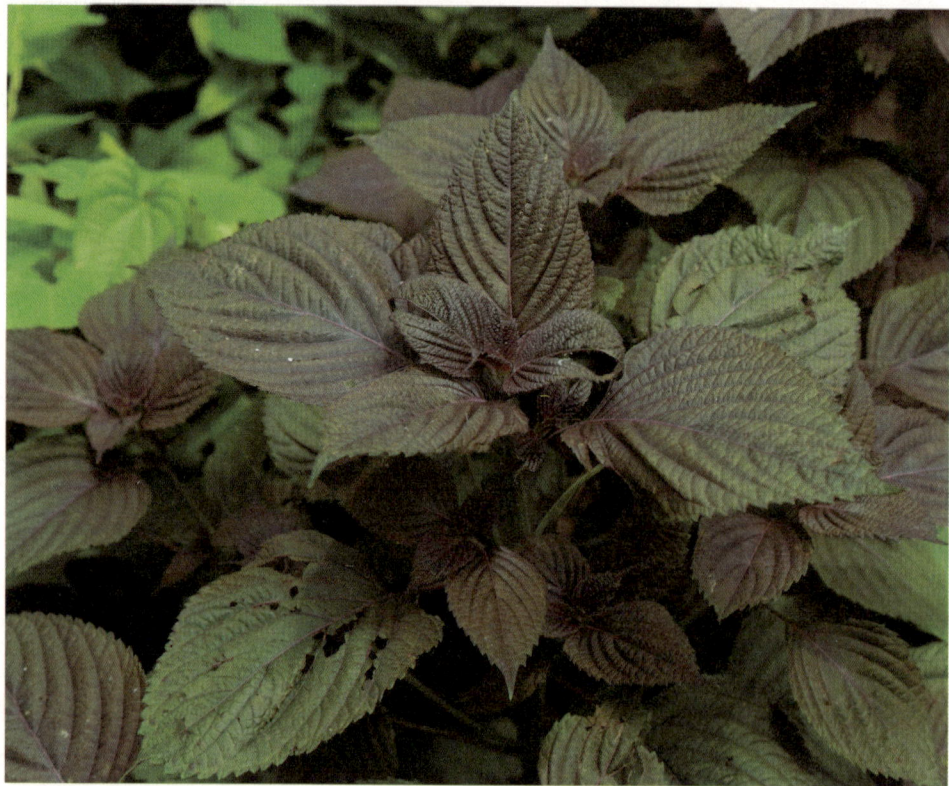

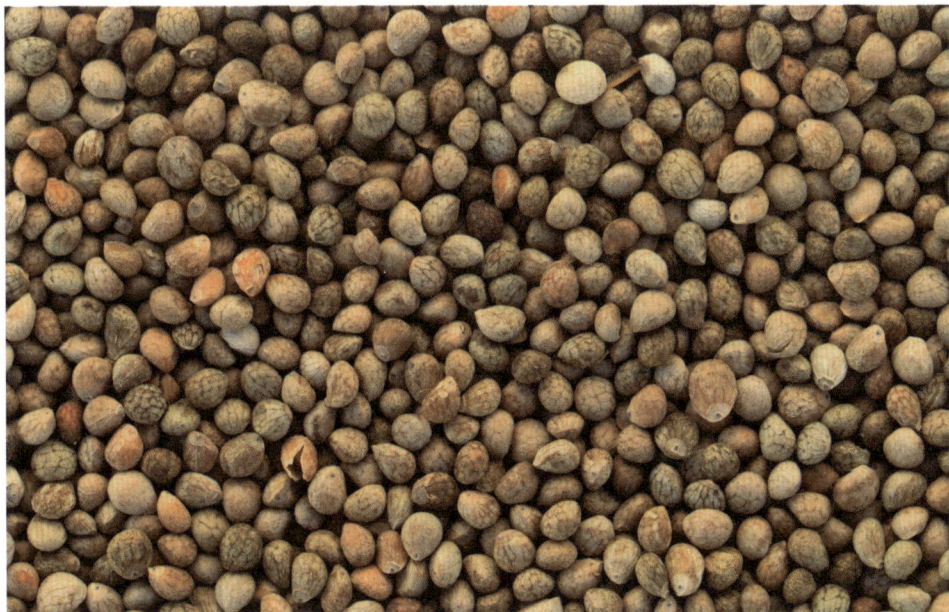

土单方精选

方一

组成　紫苏子 30 ～ 50 克。

制法　将紫苏子捣烂。

用法　每天 1 剂，分 2 ～ 3 次空腹服下，连服 3 天。

主治　蛔虫病。

方二

组成　紫苏子 50 克。

制法　将紫苏子水煎取浓汁。

用法　去渣温服，每天 1 剂。

主治　寒性气喘。

方三

组成　紫苏子 60 克。

制法　将紫苏子捣碎。

用法　开水冲服，每天 1 剂。

主治　产后小便不通、小腹胀痛。

百部

别　　名	百条根、药虱药、山百根、野天门冬。
来　　源	本品为百部科植物直立百部、蔓生百部或对叶百部。
生境分布	生长于阳坡灌木林下或竹林下。主产于安徽、江苏、湖北、浙江、山东等地。
采收加工	春、秋二季采挖，除去须根，洗净，置沸水中略烫或蒸至无白心，取出，晒干，切厚片生用，或蜜炙用。
性味归经	味甘、苦，性微温。归肺经。
功效主治	润肺下气止咳，杀虫灭虱。主治新久咳嗽、肺痨咳嗽、顿咳、酒渣鼻、慢性咽炎、钩虫病；外用于头虱、体虱、蛲虫病、阴痒。蜜百部润肺止咳，用于阴虚劳嗽。
使用注意	易伤胃滑肠，脾虚便溏者慎服。本品有小毒，服用过量，可引起呼吸中枢麻痹。

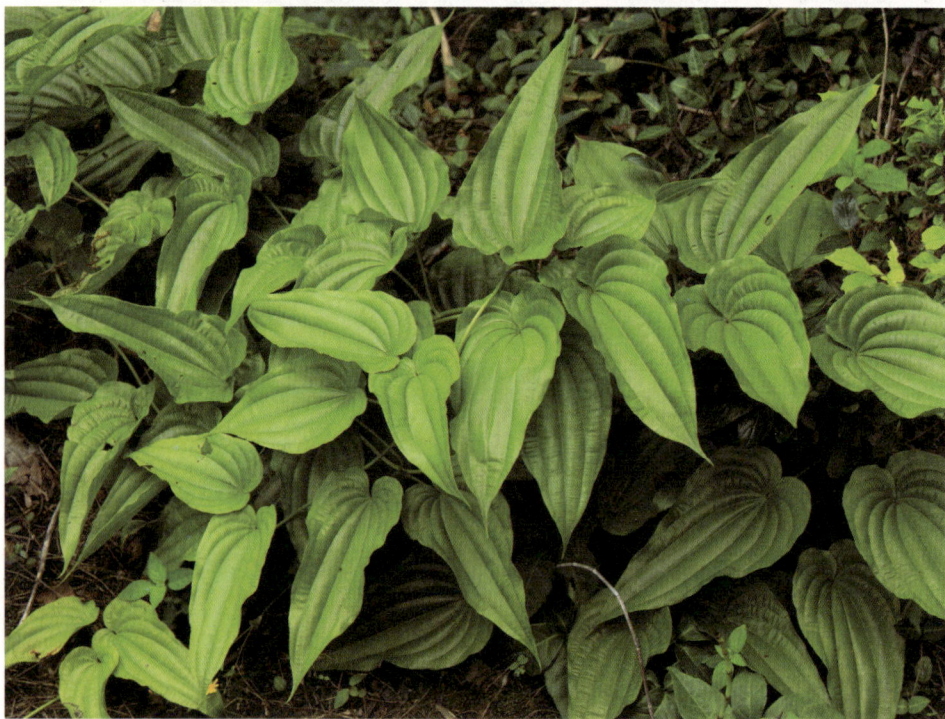

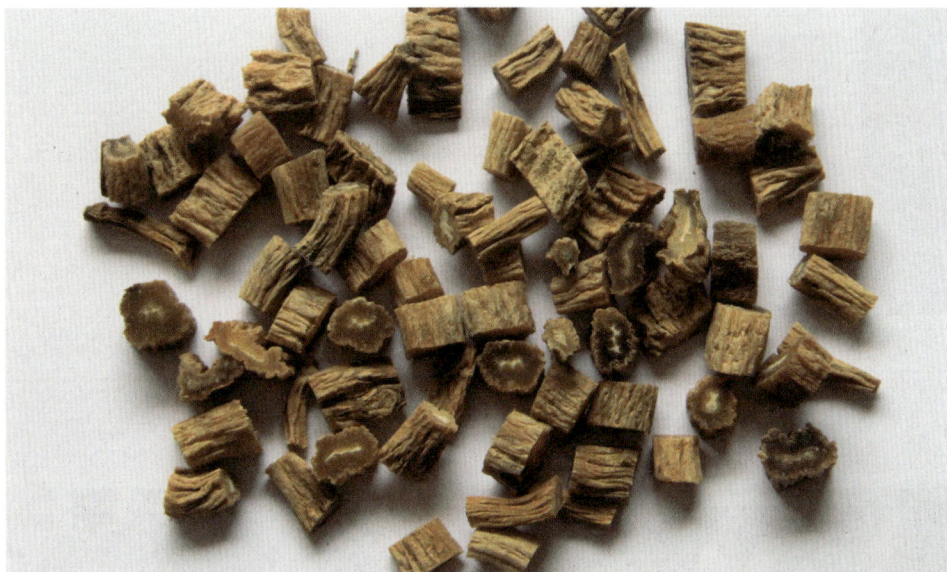

土单方精选

方一

组成　百部 50 克。

制法　将百部用水洗净，浸泡于 95% 酒精 100 毫升中，一般 5 ~ 7 天即可。

用法　每天取药液搽患处 2 ~ 3 次，1 个月为 1 个疗程。

主治　酒渣鼻。

方二

组成　百部适量。

制法　将百部加水浓煎 3 次，取汁浓缩加饴糖、砂糖收膏 (三者比例为 9 : 15 : 10)。

用法　每次 1 匙，每天 3 次。

主治　慢性咽炎。

方三

组成　百部 20 克。

制法　水煎。

用法　每天 1 剂，分 2 次服。

主治　钩虫病。

枇杷叶

别　　名	杷叶、巴叶、无忧扇、芦桔叶。
来　　源	本品为蔷薇科植物枇杷。
生境分布	常栽种于村边、平地或坡边。全国大部分地区均有栽培。主产于广东、江苏、浙江、福建、湖北等地。
采收加工	全年均可采收，晒干，刷去毛，切丝生用或蜜炙用。
性味归经	味苦，性微寒。归肺、胃经。
功效主治	清肺止咳，降逆止呕。主治肺热咳嗽、气逆喘急、胃热呕逆、烦热口渴、久咳、流行性感冒、酒渣鼻、断乳。
使用注意	入药须去毛。风寒咳嗽或胃寒呕吐慎服。

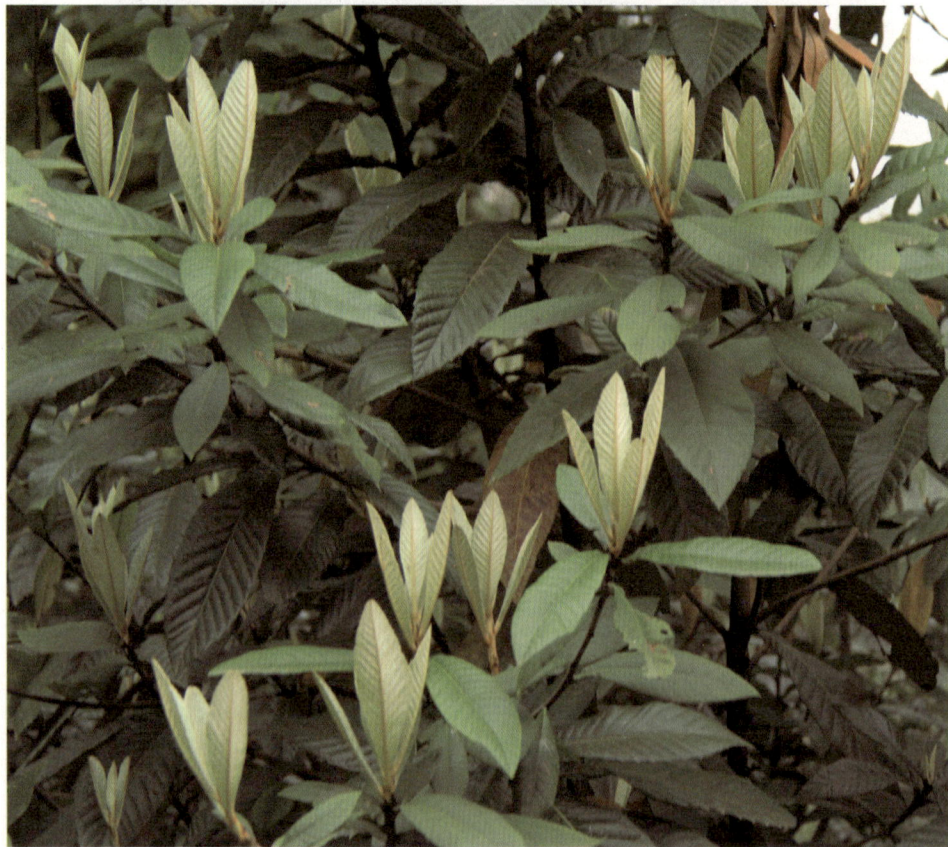

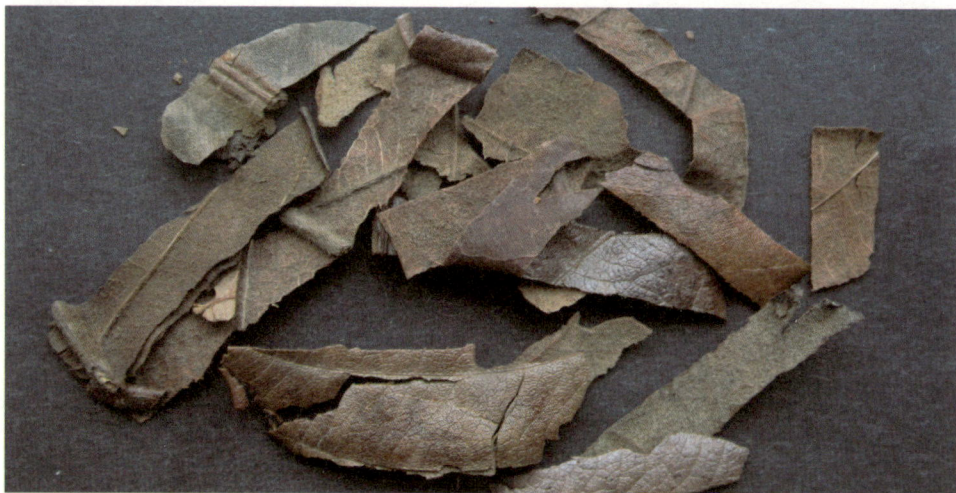

土单方精选

方一

组成　枇杷叶适量。

制法　将枇杷叶去毛煮数沸后去渣，再煎浓缩，兑蜂蜜 400 克。

用法　每次 25 克，每天 3 次。

主治　久咳。

方二

组成　枇杷叶 15 克。

制法　水煎。

用法　趁温服用，连用 3 天。

主治　流行性感冒。

方三

组成　枇杷叶（去毛）适量。

制法　将枇杷叶焙干后研细末。

用法　用茶水送服，每次 6 克，每天 3 次。

主治　酒渣鼻。

方四

组成　枇杷叶 60 克。

制法　将枇杷叶去毛后洗净，加 700 毫升水，用文火煎至 350 ～ 400 毫升。

用法　每天 3 次（服至停乳为止）。

主治　断乳。

酸枣仁

别　名	山枣、刺枣、酸枣子、酸枣核。
来　源	本品为鼠李科植物酸枣。
生境分布	生长于阳坡或晒干瘠土处，常形成灌丛。主产于河北、陕西、辽宁、河南、山西、山东、甘肃等地。
采收加工	秋末冬初采收成熟果实，除去果肉及核壳，收集种子，晒干。生用或炒用，用时捣碎。
性味归经	味甘、酸，性平。归肝、胆、心经。
功效主治	养心补肝，宁心安神，敛汗，生津。主治虚烦不眠、惊悸多梦、体虚多汗、津伤口渴、心律失常、久咳肺虚、遗精。
使用注意	肠滑泄泻、心脾实热、感冒风寒者不宜服用。

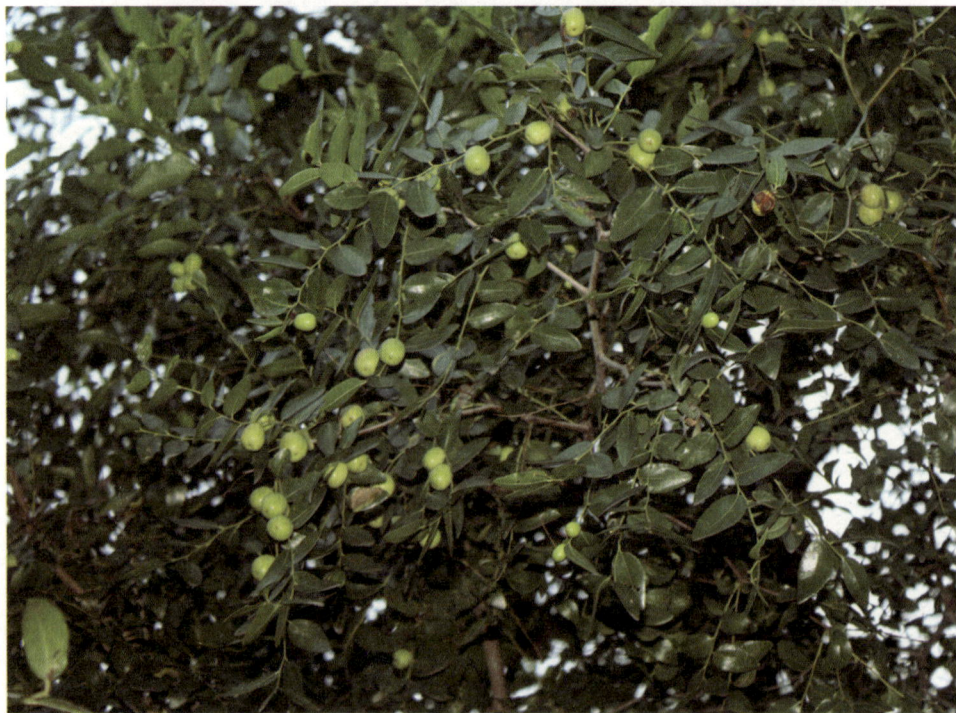

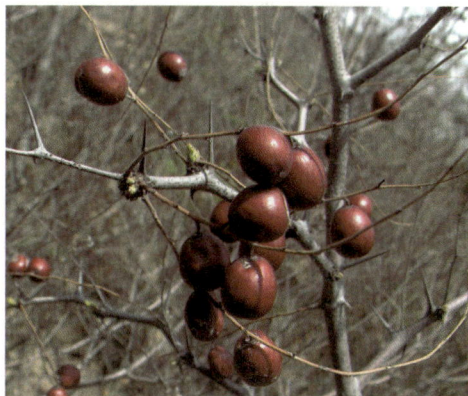

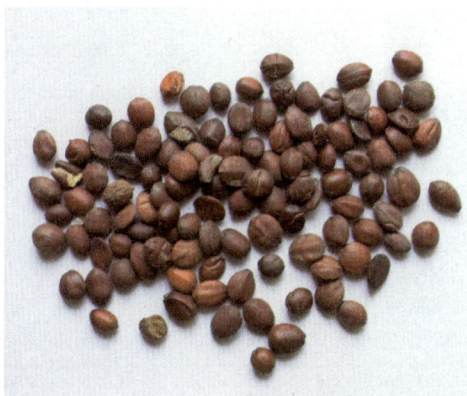

土单方精选

方一

组成　酸枣仁 30 克。

制法　将酸枣仁砸碎，水煎。

用法　每天 2 次，15 天为 1 个疗程。

主治　心律失常。

方二

组成　酸枣仁适量。

制法　将酸枣仁研细末。

用法　每次 3 ~ 6 克，每天 2 次。

主治　久咳肺虚。

方三

组成　酸枣仁 10 ~ 15 克。

制法　将酸枣仁焙焦研为细末。

用法　分 1 ~ 2 次服，每天 1 剂，用竹叶煎汤送服效果更好。

主治　失眠。

方四

组成　酸枣仁 30 克。

制法　将酸枣仁研碎，加白砂糖适量做成丸子。

用法　每次 2 克，每天 2 次。

主治　遗精。

首乌藤

别　　名	棋藤、交藤、夜交藤、药乌藤。
来　　源	本品为蓼科植物何首乌。
生境分布	生长于草坡、路边、山坡石隙及灌丛中。主产于河南、湖南、湖北、江苏、浙江等地。
采收加工	秋、冬二季采割，除去残叶，捆成把，晒干。切段，生用。
性味归经	味甘，性平。归心、肝经。
功效主治	养血安神，祛风通络。主治失眠多梦、血虚身痛、风湿痹痛、皮肤瘙痒、心脾两虚型老年神经症。
使用注意	躁狂属实火者慎服。

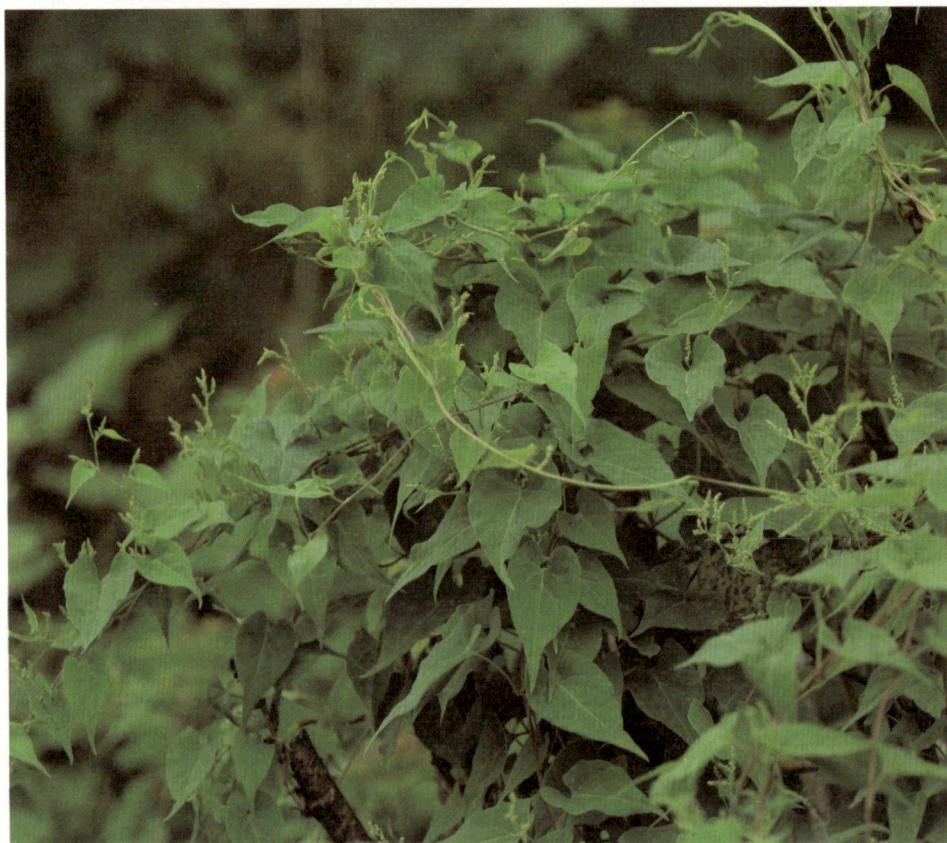

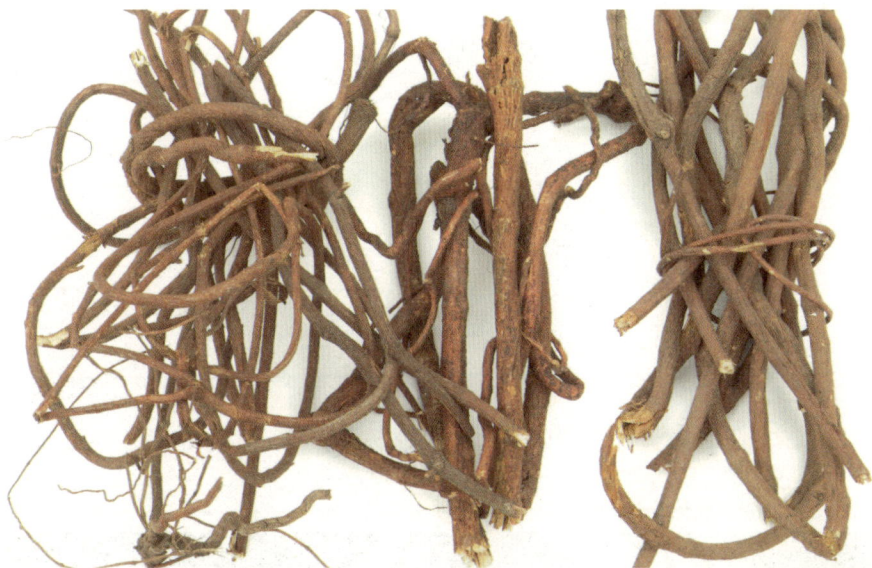

土单方精选

方一

组成	首乌藤 60 克。
制法	水煎。
用法	分 2 次服，每天 1 剂。
主治	失眠。

方二

组成	首乌藤 30 克。
制法	将首乌藤晒干切段，入锅加水煎煮 1 小时，去渣取汁，调入蜂蜜 15 克。
用法	每晚睡前顿服。
主治	心脾两虚型老年神经症。

方三

组成	首乌藤 60 克。
制法	将首乌藤用温水浸泡片刻，加清水 500 毫升煎至 300 毫升，加粳米 50 克、白糖适量、大枣 2 个、水 200 毫升共煮至粥稠，盖紧盖焖 5 分钟。
用法	每晚睡前 1 小时热服，连服 10 天为 1 个疗程。
主治	神经衰弱心血不足、失眠多梦者。

合欢皮

别　　名	合昏皮、夜合皮、马樱花、合欢木皮。
来　　源	本品为豆科植物合欢。
生境分布	生长于林边、路旁及山坡上。全国大部分地区都有分布，主产于长江流域各省。
采收加工	夏、秋二季剥取，晒干，切段。用清水浸泡洗净，捞出，闷润后再切块或切丝，晒干。
性味归经	味甘，性平。归心、肝、肺经。
功效主治	解郁安神，活血消肿。主治心神不安、忧郁失眠、肺痈、疮肿、跌仆伤痛、硅肺、蜘蛛咬伤。
使用注意	孕妇慎用。

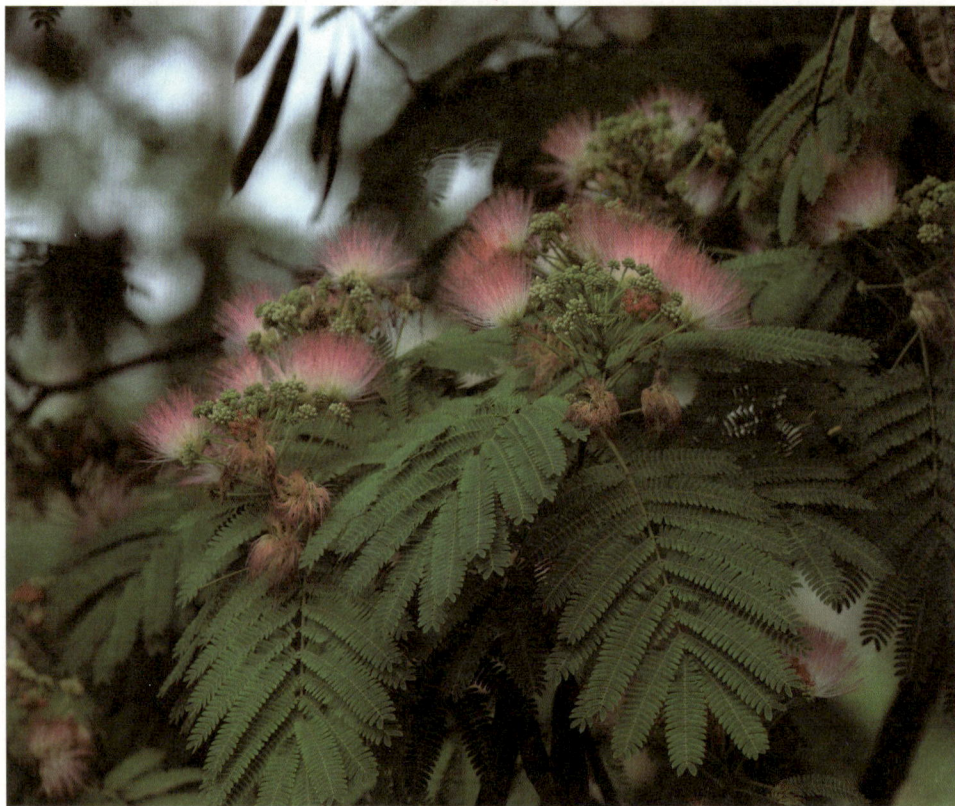

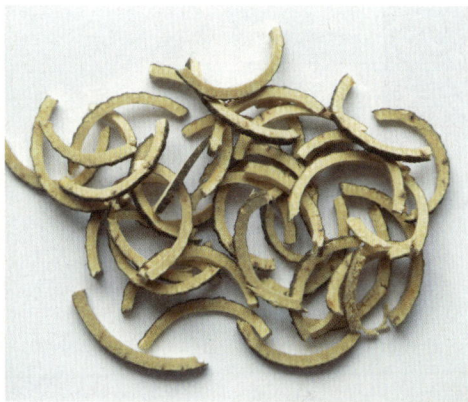

土单方精选

方一

组成　合欢皮 25 克。

制法　水煎。

用法　每天 1 剂，连服数天。

主治　肺脓肿久吐脓血不净者。

方二

组成　合欢皮 9 克。

制法　水煎。

用法　每天 1 剂，连服数天。

主治　肺痈。

方三

组成　合欢皮适量。

制法　水煎。

用法　分 2 次服，每天 1 剂。

主治　硅肺。

方四

组成　合欢皮适量。

制法　将合欢皮烘干，研细末。

用法　麻油调搽患处。

主治　蜘蛛咬伤。

远志

别　　名	棘菀、细草、小草根、苦远志、关远志。
来　　源	本品为远志科植物远志或卵叶远志。
生境分布	生长于海拔 400 ～ 1 000 米的路旁或山坡草地。主产于山西、陕西、吉林、河南、河北等地。
采收加工	春、秋二季采挖，除去须根及泥沙，晒干。生用或炙用。
性味归经	味苦、辛，性温。归心、肾、肺经。
功效主治	安神益智，交通心肾，祛痰，消肿。主治心肾不交引起的失眠多梦、健忘惊悸、神志恍惚、咳痰不爽、疮疡肿毒、乳房肿痛、各种痈疽初起、神经性头痛。
使用注意	凡实热或痰火内盛者，以及有胃溃疡或胃炎者慎用。

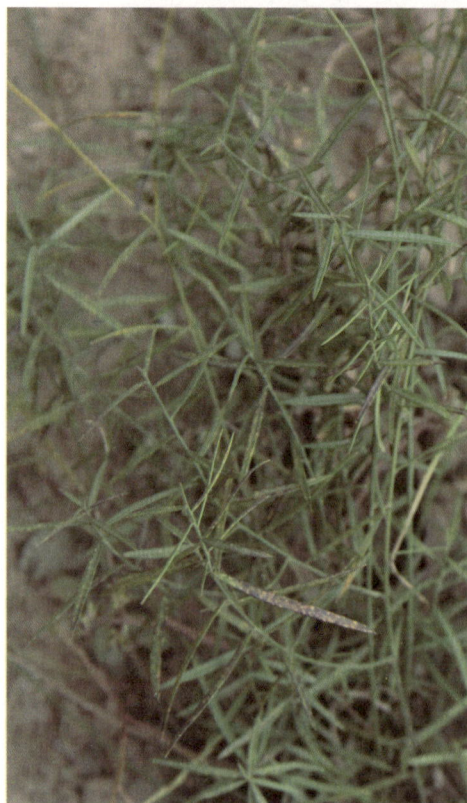

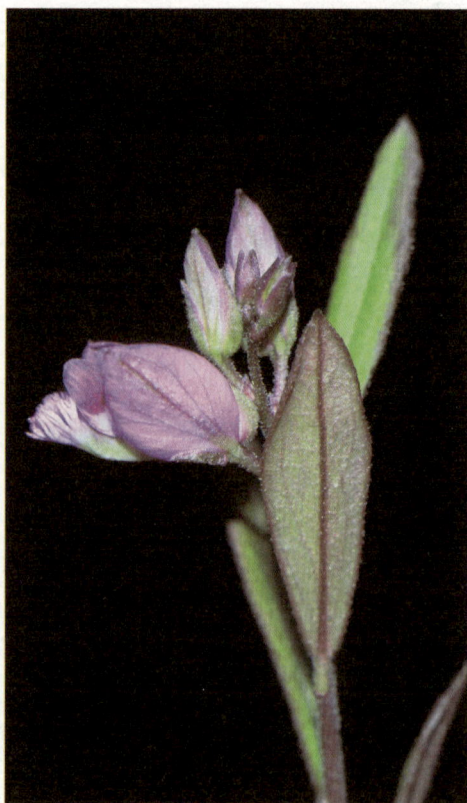

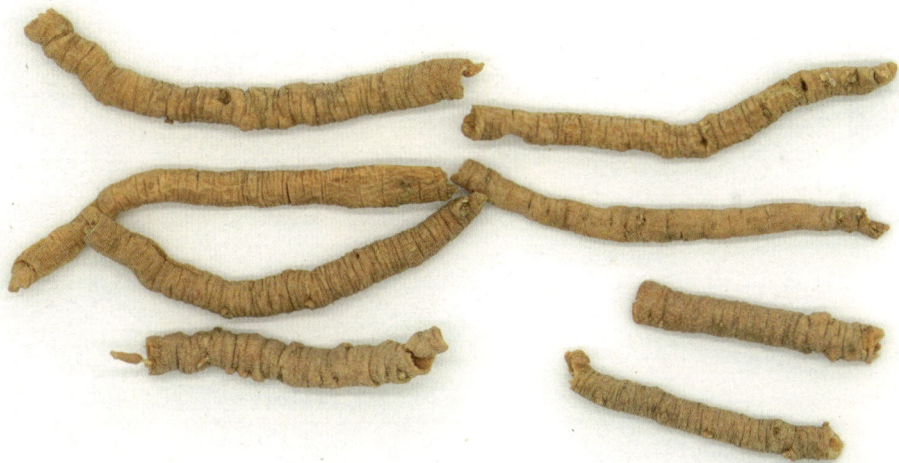

土单方精选

方一

组成 远志适量。

制法 将远志晒干，水煎。

用法 分 2 ~ 3 次服，每天 15 克。

主治 神经衰弱。

方二

组成 远志 10 克。

制法 将远志用淘米水浸泡去心，晒干，研细面，入黄酒 100 毫升搅匀，浸泡 1 天。

用法 饮服，渣敷患处 1 昼夜，连用数天。

主治 各种痈疽初起（禁食辛热刺激性较强的食物）。

方三

组成 远志 9 克。

制法 将远志与大枣 7 个共水煎。

用法 分 2 次服，每天 1 剂。

主治 神经性头痛。

蒺藜

别　　名	蒺藜、旁通、即藜、升推、白蒺藜、蒺藜子、杜蒺藜。
来　　源	本品为蒺藜科植物蒺藜。
生境分布	生长于沙丘、路旁。主产于河南、河北、山东、安徽等地。
采收加工	秋季果实成熟时采收。割植株，晒干，打下果实，除去杂质。炒黄或盐炙用。
性味归经	味辛、苦，性微温；有小毒。归肝经。
功效主治	平肝疏肝，祛风明目。主治头痛眩晕、胸胁胀痛、乳闭乳痈、目赤翳障、风疹瘙痒、腰痛、白癜风、小儿秋季腹泻。
使用注意	孕妇慎用。

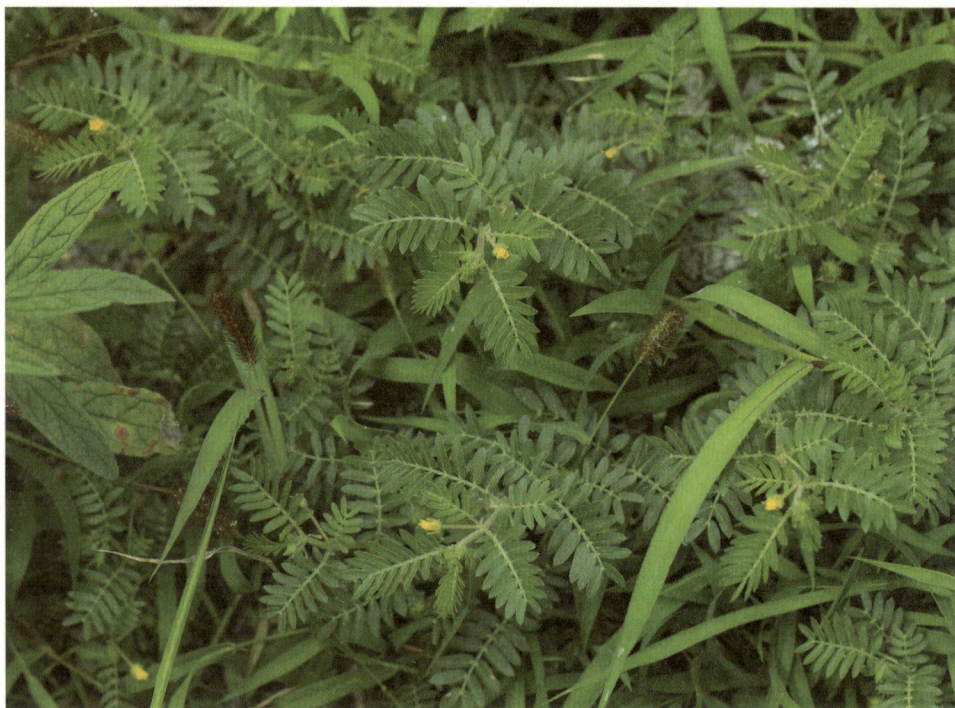

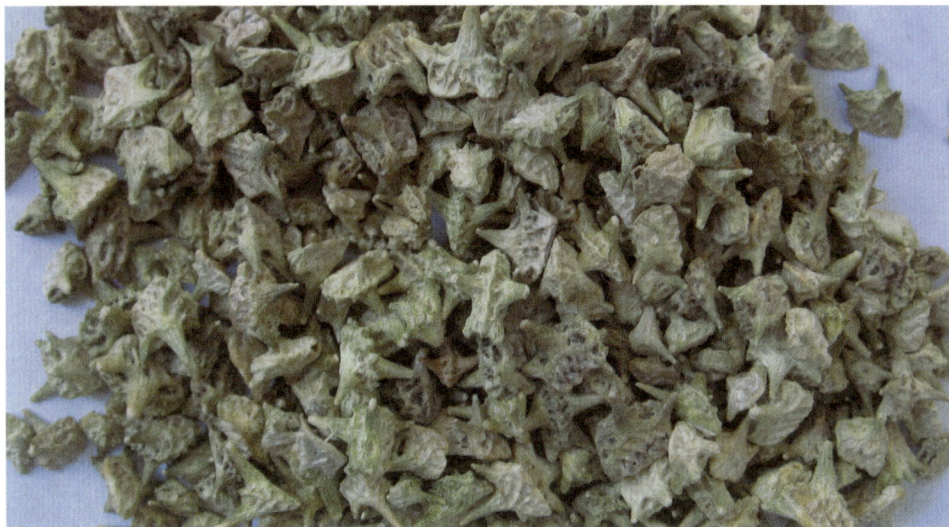

土单方精选

方一

组成 刺蒺藜适量。

制法 将刺蒺藜研为末。

用法 每次9克，空腹食前温酒调下。

主治 腰痛。

方二

组成 刺蒺藜500克。

制法 将刺蒺藜水煎2次，浓缩至10∶1浸膏，再按1∶4加糖晒干成颗粒，每包30克。

用法 每次半包，温开水冲服，每天2次。

主治 白癜风。

方三

组成 刺蒺藜30~60克。

制法 将刺蒺藜加1 000毫升水煎至500毫升。

用法 温洗双下肢膝以下，同时搓揉足底、足背及腓肠肌，每次20分钟，早、晚各1次。

主治 小儿秋季腹泻。

平肝息风药·息风止痉药土单方精选

天麻

别　名	赤箭、赤箭芝、明天麻、定风草根。
来　源	本品为兰科植物天麻。
生境分布	生长于腐殖质较多而湿润的林下，向阳灌丛及草坡也有。主产于安徽、陕西、四川、云南、贵州等地。
采收加工	立冬后至次年清明前采挖，冬季茎枯时采挖者名"冬麻"，质量优良；春季发芽时采挖者名曰"春麻"，质量较差。采挖后，立即洗净，蒸透，敞开低温晒干。用时润透或蒸软，切片。
性味归经	味甘，性平。归肝经。
功效主治	息风止痉，平肝抑阳，祛风通络。主治小儿惊风、癫痫抽搐、破伤风、头痛眩晕、高血压、骨肉瘤、眩晕、风湿痹痛。
使用注意	津液衰少，血虚、阴虚者慎用天麻；不可与御风草根同用，否则有令人肠结的危险。

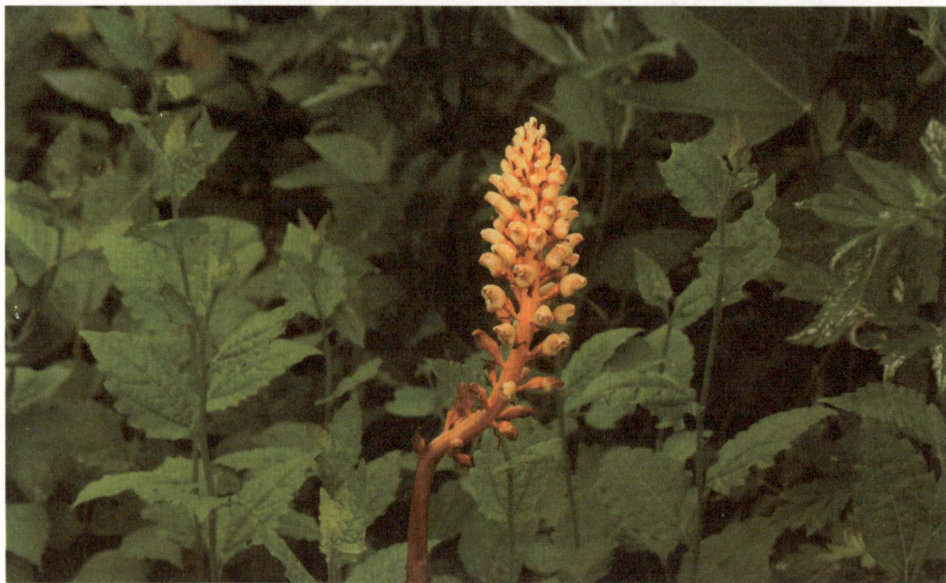

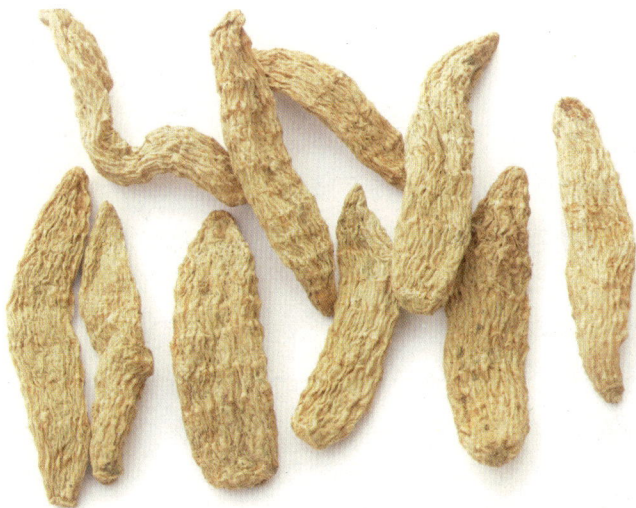

土单方精选

方一

组成 天麻 50 克。

制法 水煎。

用法 分 2 次服，每天 1 剂。

主治 高血压。

方二

组成 天麻 9 克。

制法 将天麻研为末，鸭蛋 1 个，放盐水中浸泡 7 天后取出，开一个小孔，倒出适量（相当于天麻的容积）蛋清，把天麻末装入蛋内，麦面和饼密封鸭蛋，置火中煨熟。

用法 每晨空腹服 1 个。

主治 骨肉瘤。

方三

组成 天麻 30 克。

制法 将天麻用酒泡透，切片焙干，压碾成细末。

用法 每次 9 克，每天 1 次。

主治 眩晕。

开窍药土单方精选

石菖蒲

别　　名	菖蒲叶、菖蒲、水剑草、药菖蒲、剑叶菖蒲、山菖蒲。
来　　源	本品为天南星科植物石菖蒲。
生境分布	生长于阴湿环境，在枝叶密度较大的树下也能生长。我国长江流域以南各省均有分布，主产于四川、浙江、江苏等地。
采收加工	秋、冬二季采挖，除去须根及泥沙，晒干。生用。
性味归经	味辛、苦，性温。归心、胃经。
功效主治	开窍豁痰，醒神益智，化湿开胃。主治神昏癫痫、健忘失眠、耳鸣耳聋、脘痞不饥、噤口下痢、疝气、风湿性关节炎。
使用注意	阴虚阳亢的人慎服。石菖蒲中挥发油能兴奋脊髓神经，引起抽搐等证，外界刺激可诱发和加剧，可因强直性惊厥而死亡。凡阴亏血虚及精滑多汗者不宜用。

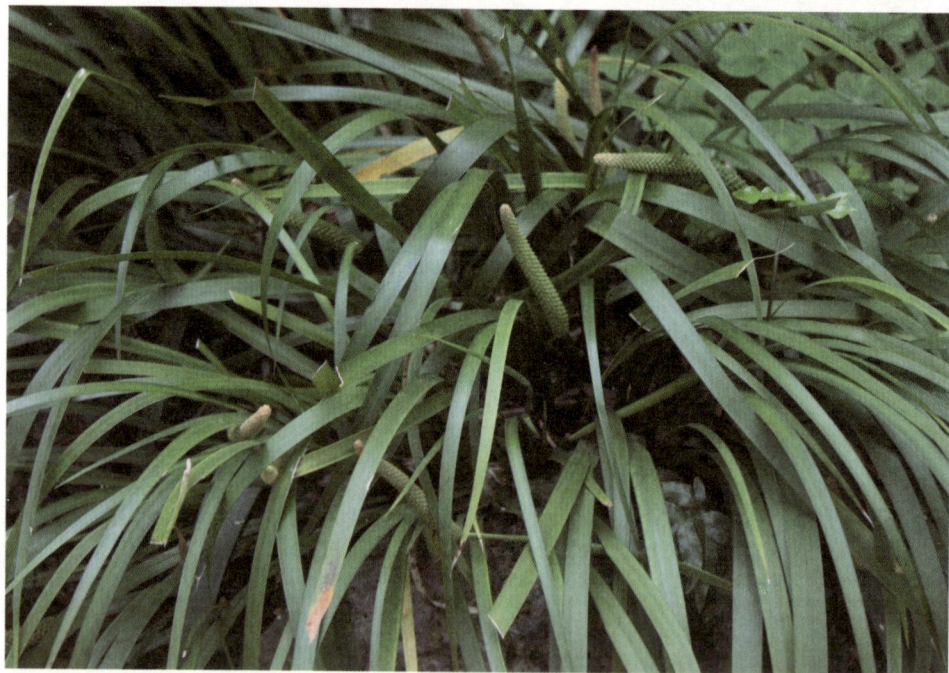

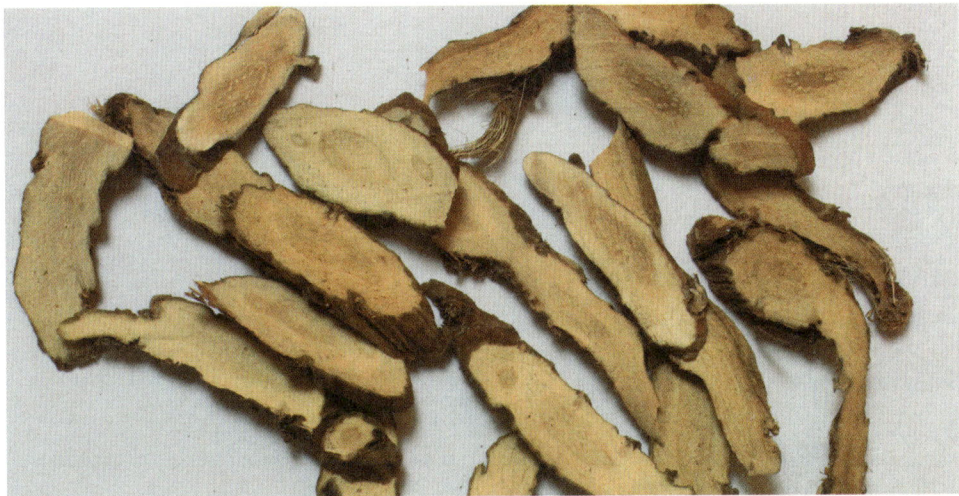

土单方精选

方一
组成 石菖蒲 9 克。
制法 水煎。
用法 分 3 次服，每天 1 剂，30 天为 1 个疗程，可连续服用。
主治 癫痫。

方二
组成 石菖蒲 15 克（鲜石菖蒲用量加倍）。
制法 将石菖蒲炒至微黑，加适量红糖共煎汤。
用法 分 1 ~ 2 次服，每天 1 剂。
主治 疝气。

方三
组成 石菖蒲 6 ~ 9 克。
制法 水煎。
用法 分 2 ~ 3 次服，每天 1 剂，连服 10 ~ 20 天。
主治 耳聋。

方四
组成 石菖蒲 200 克。
制法 将石菖蒲浸泡于 50 度白酒 1 000 毫升内 30 天。
用法 每次 15 毫升，每天 2 次，连服 30 天。
主治 风湿性关节炎。

人参

别　　名	黄参、地精、神草。
来　　源	本品为五加科植物人参。
生境分布	生长于昼夜温差小的海拔 500 ～ 1 100 米山地缓坡或斜坡地的针阔混交林或杂木林中。主产于吉林、辽宁、黑龙江。野生者名"山参"；栽培者称"园参"。
采收加工	园参一般应栽培 6 ～ 7 年后收获。鲜参洗净后晒干者称"生晒参"；蒸制后晒干者称"红参"；加工断下的细根称"参须"。山参经晒干称"生晒山参"。切片或粉碎用。
性味归经	味甘、微苦，性微温。归脾、肺、心、肾经。
功效主治	大补元气，复脉固脱，补脾益肺，生津养血，安神益智。主治体虚欲脱、肢冷脉微、肺虚喘咳、津伤口渴、呃逆、心律失常、心房颤动、气血虚亏、久病虚羸、惊悸失眠、阳痿宫冷。
使用注意	不宜与藜芦同用。实证、热证而正气不虚者忌服。畏五灵脂、萝卜。服人参时不宜喝茶、食萝卜，以免影响药力。

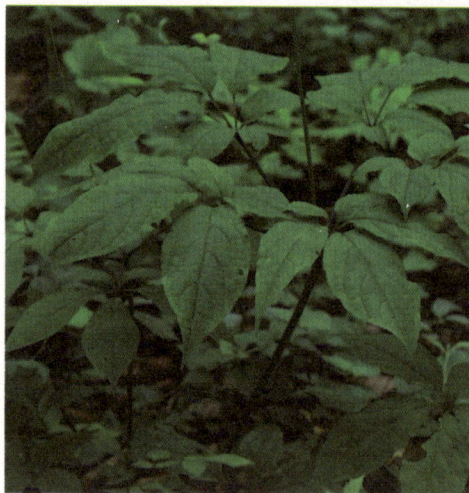

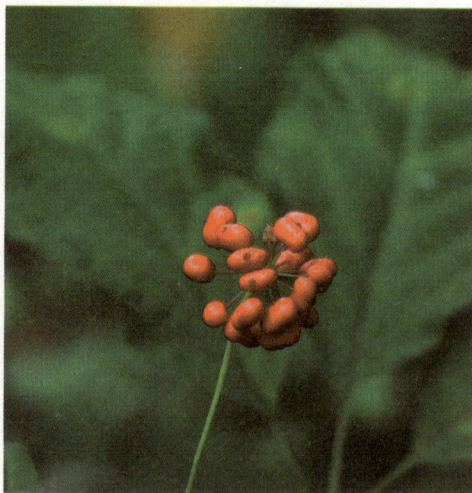

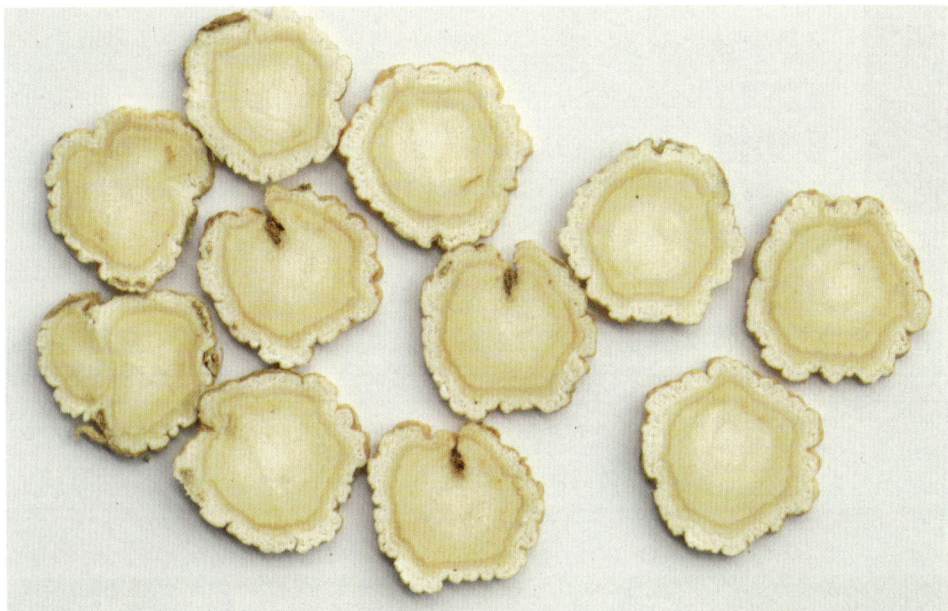

土单方精选

方一

组成　人参 15 克。

制法　将人参研细末。

用法　分 3 次服，温开水送服。

主治　呃逆。

方二

组成　人参 3 ～ 5 克。

制法　将人参切成薄片。

用法　分 1 ～ 2 次含嚼咽下，每天 1 剂，连含咽 7 ～ 15 天。

主治　心律失常。

方三

组成　人参 10 克。

制法　水煎。

用法　代茶饮服或 3 次分服，每天 1 剂。

主治　心房颤动。

党参

别　　名	叶子菜、潞党参、汶党参、上党参、防风党参、仙草根。
来　　源	本品为桔梗科植物党参、素花党参或川党参。
生境分布	生长于山地林边及灌丛中。主产于山西、陕西、甘肃、四川、云南、贵州、湖北、河南、内蒙古及东北等地；现大量栽培。
采收加工	秋季采挖洗净，晒干，切厚片，生用。
性味归经	味甘，性平。归脾、肺经。
功效主治	健脾益肺，养血生津。主治脾肺气虚、食少倦怠、咳嗽虚喘、气血不足、面色萎黄、心悸气短、功能失调性子宫出血。
使用注意	本品不宜与藜芦同用。本品虽药性平和，但味甘能补气生热助邪，虚弱无实邪者宜用。气滞者禁用，正虚邪实者不宜单独用。

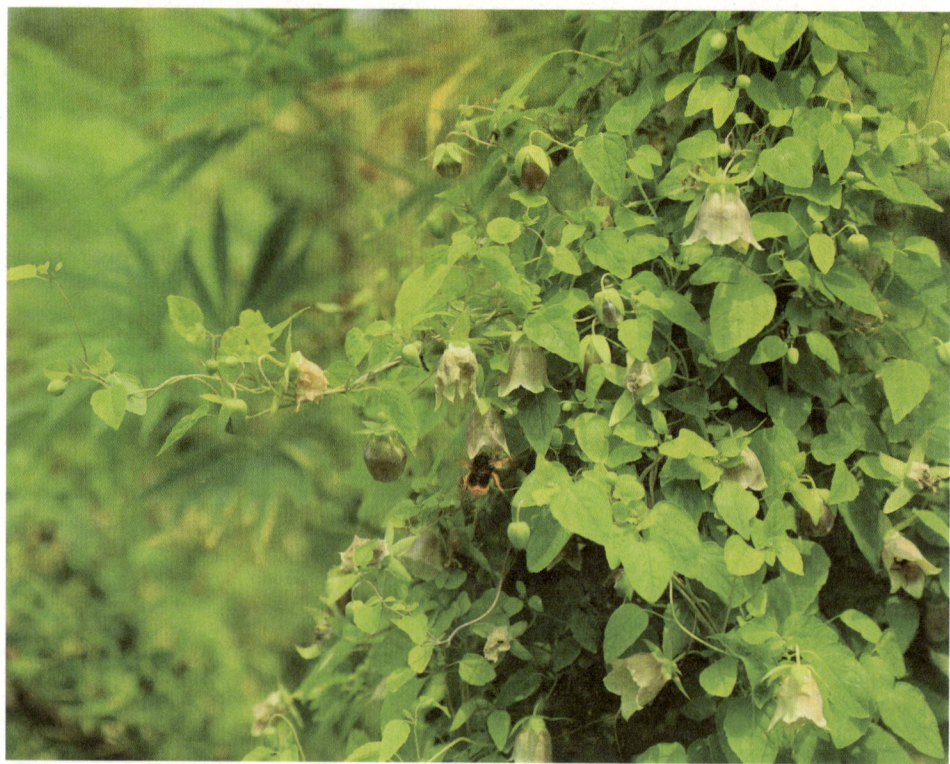

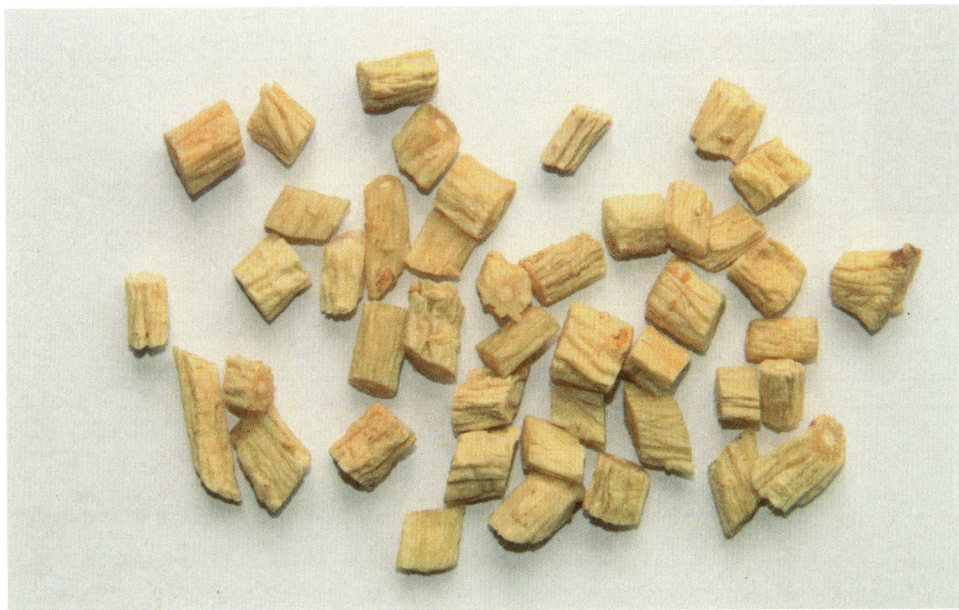

土单方精选

方一		
组成	党参 30 ～ 60 克。	
制法	水煎。	
用法	于月经期或行经第 1 天开始连服 5 天。	
主治	功能失调性子宫出血。	

方二		
组成	党参 20 克。	
制法	水煎。	
用法	分 2 次服，每天 1 剂。	
主治	产后血晕。	

方三		
组成	党参 15 克。	
制法	党参与大枣 10 个共水煎 2 次，去渣取汁。	
用法	食枣喝汤，每天 2 次，每天 1 剂。	
主治	缺铁性贫血脾虚气弱。	

黄芪

别　　名	绵芪、绵黄芪、黄耆、箭芪。
来　　源	本品为豆科植物蒙古黄芪或膜荚黄芪。
生境分布	生长于土层深厚、土质疏松、肥沃、排水良好、向阳高燥的中性或微酸性砂质壤土，平地或向阳的山坡均可种植。主产于内蒙古、山西、黑龙江等地。
采收加工	春、秋二季采挖，除去须根及根头，晒干，切片，生用或蜜炙用。
性味归经	味甘，性微温。归肺、脾经。
功效主治	补气升阳，固表止汗，利水消肿，生津养血，行滞通痹，托毒排脓，敛疮生肌。主治气虚乏力、食少便溏、中气下陷、久泻脱肛、便血崩漏、表虚自汗、慢性肾功能衰竭、肾病综合征、胃下垂、系统性红斑狼疮、血虚萎黄、半身不遂、痹痛麻木、痈疽难溃、久溃不敛。
使用注意	疮疡初起，表实邪盛及阴虚阳亢等证，不宜用。降压可用至30克以上，治疗乙型肝炎用量不宜过大。

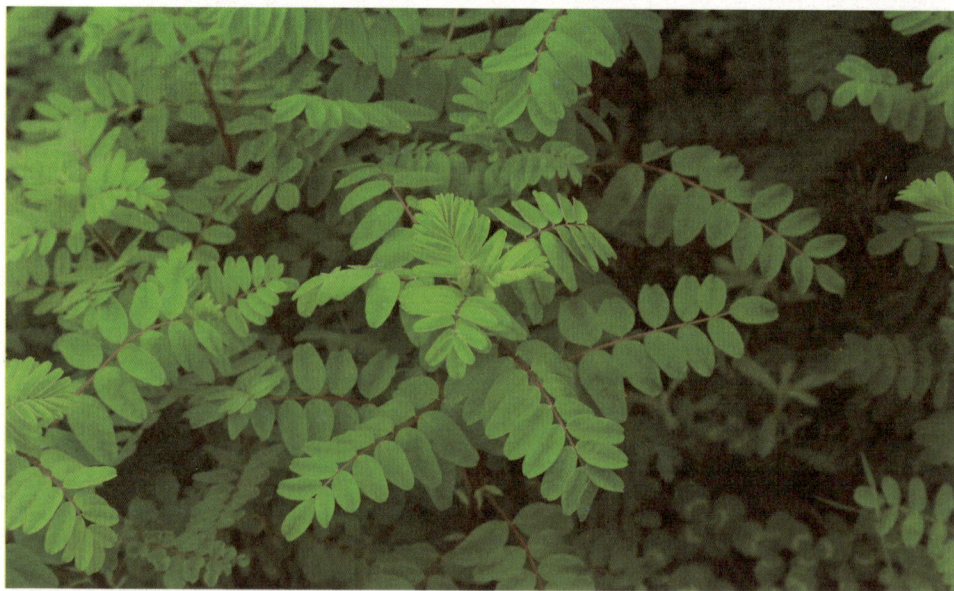

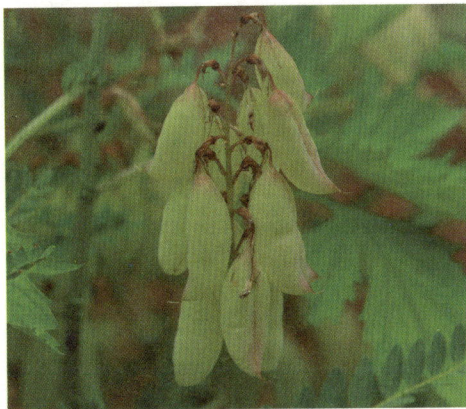

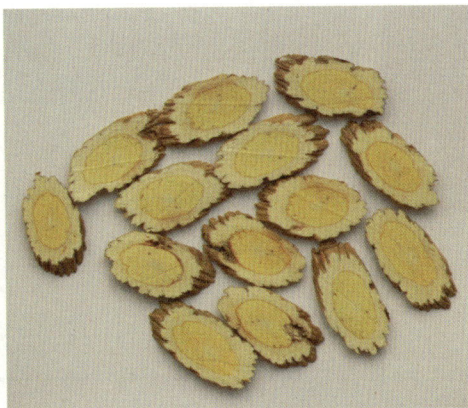

土单方精选

方一

组成	黄芪 30 克。
制法	水煎。
用法	口服或加入汤料中煲汤口服，每天 2 次，长期服用。
主治	慢性肾功能衰竭。

方二

组成	黄芪 30 克。
制法	水煎。
用法	分 2 次口服，每天 1 剂，1 个月为 1 个疗程。
主治	肾病综合征。

方三

组成	黄芪 10 ～ 20 克。
制法	水煎。
用法	每次 6 克，每天 2 ～ 3 次，饭前吞服。
主治	胃下垂。

方四

组成	黄芪 30 ～ 90 克。
制法	水煎。
用法	分 2 次服，每天 1 剂，2 ～ 12 个月为 1 个疗程。
主治	系统性红斑狼疮。

白术

别　　名	于术、山连、浙术、冬白术、山姜、天蓟。
来　　源	本品为菊科植物白术。
生境分布	原生长于山区丘陵地带，野生种在原产地几已绝迹。现广为栽培，主产于浙江、湖北、湖南等地。
采收加工	冬季采收，烘干或晒干，除去须根，切厚片，生用或土炒、麸炒用。
性味归经	味苦、甘，性温。归脾、胃经。
功效主治	健脾益气，燥湿利水，止汗，安胎。主治脾虚食少、腹胀泄泻、痰饮眩悸、水肿、自汗、胎动不安、便秘、白细胞减少症、婴幼儿腹泻。土白术健脾，和胃，安胎。主治脾虚食少、泄泻便溏、胎动不安。
使用注意	本品性偏温燥，热病伤津及阴虚燥渴者不宜。

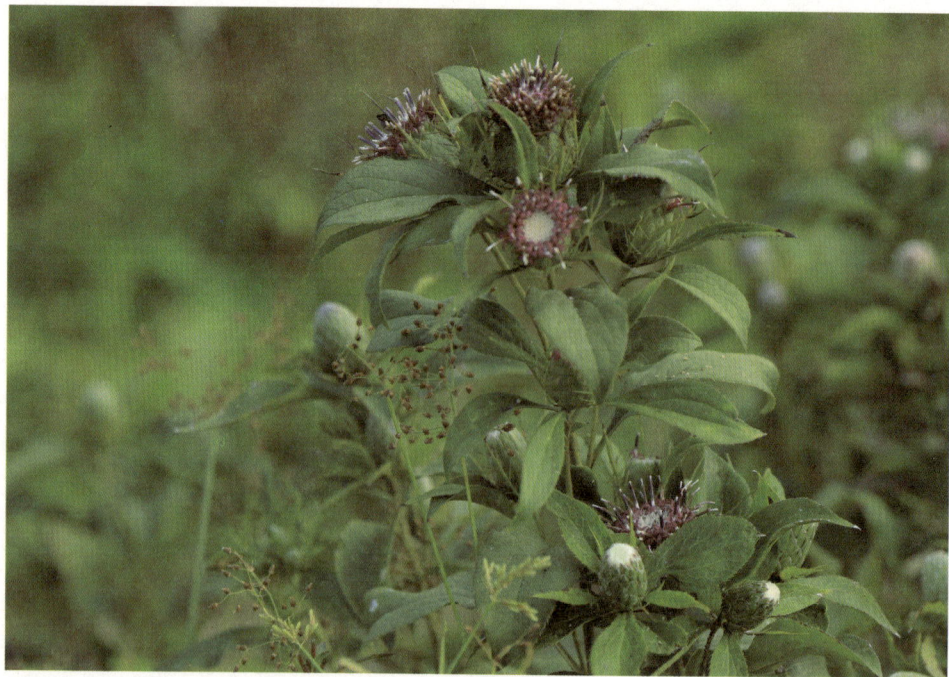

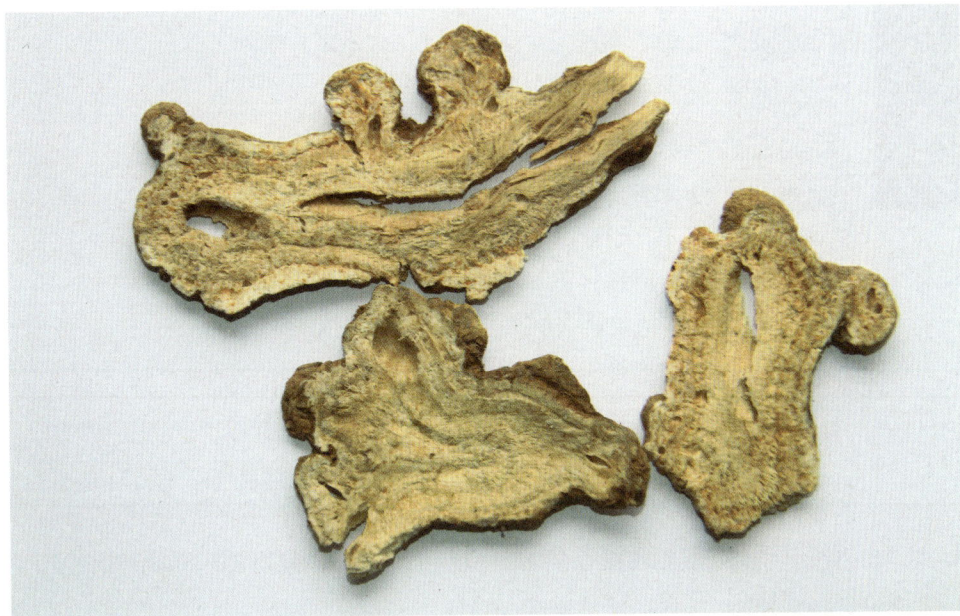

土单方精选

方一

组成　白术 60 克。

制法　水煎。

用法　每天 2 次，早、晚分服。

主治　便秘。

方二

组成　白术 30 克。

制法　水煎。

用法　口服，早、晚各 1 次，每天 1 剂。

主治　白细胞减少症。

方三

组成　白术 30 克。

制法　将白术研细末，加 300 毫升水，煎取 100 毫升，纱布过滤。

用法　取 40 毫升做保留灌肠，每天 1 次。

主治　婴幼儿腹泻。

山药

别　　名	山芋、薯蓣、玉延、土薯、怀山药、薯药。
来　　源	本品为薯蓣科植物薯蓣。
生境分布	生长于丘陵、山地、溪边、林缘等。
采收加工	冬季茎叶枯萎后采挖，切去根头，洗净，除去外皮及须根，晒干；也有选择肥大顺直的晒干山药，置清水中，浸至无干心，闷透，切齐两端，用木板搓成圆柱状，晒干，打光。习称"光山药"。
性味归经	味甘，性平。归脾、肺、肾经。
功效主治	补脾养胃，生津益肺，补肾涩精。主治脾虚食少、久泻不止、肺虚喘咳、肾虚遗精、带下、尿频、虚热消渴、肺结核、腹泻。麸炒山药补脾健胃。主治脾虚食少、泄泻便溏、白带过多。
使用注意	湿热性腹泻禁服。脾虚泄泻而湿盛胀满或积滞内停者也不宜服。

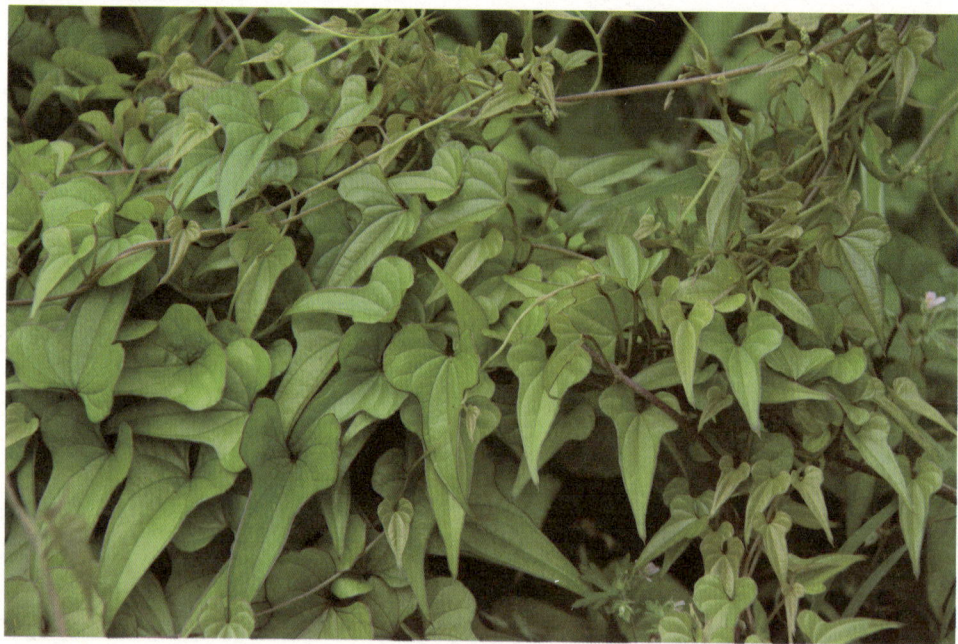

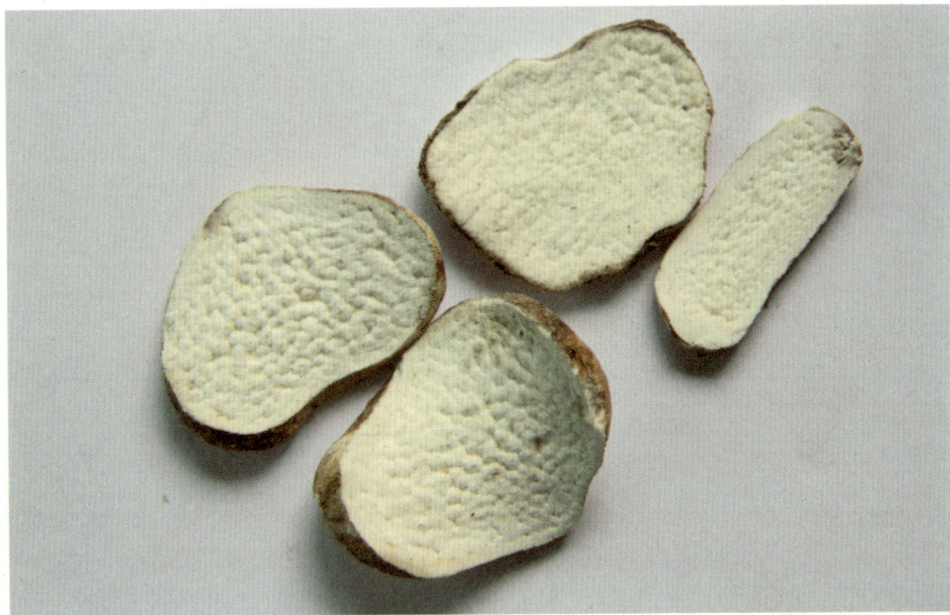

土单方精选

方一

组成	山药 100 ~ 200 克。
制法	水煎。
用法	分 2 次服用，每天 1 剂。
主治	肺炎发热咳喘者。

方二

组成	山药 120 克。
制法	水煎。
用法	代茶频饮，每天 1 剂，连用 8 天。
主治	肺结核。

方三

组成	山药 300 克。
制法	将山药烘干，研细末。
用法	每天 3 次，连服 3 ~ 5 天。
主治	腹泻。

甘草

别　　名	甜草、甜草根、密草、红甘草、粉草、粉甘草、国老。
来　　源	本品为豆科植物甘草、胀果甘草或光果甘草。
生境分布	生长于干旱、半干旱的荒漠草原、沙漠边缘和黄土丘陵地带。主产于内蒙古、新疆、甘肃等地。
采收加工	春、秋采挖，以秋采者为佳。除去须根，晒干，切厚片，生用或蜜炙用。
性味归经	味甘，性平。归心、肺、脾、胃经。
功效主治	补脾益气，清热解毒，祛痰止咳，缓急止痛，调和诸药。主治脾胃虚弱、倦怠乏力、心悸气短、咳嗽痰多、脘腹、四肢挛急疼痛、痈肿疮毒、缓解药物毒性、烈性、胃与十二指肠溃疡病、肺结核、消化性溃疡、便秘。
使用注意	不宜与芫花、京大戟、海藻、甘遂同用。本品有助湿壅气之弊，湿盛胀满、水肿者不宜用。大剂量久服可导致水钠潴留，引起浮肿。

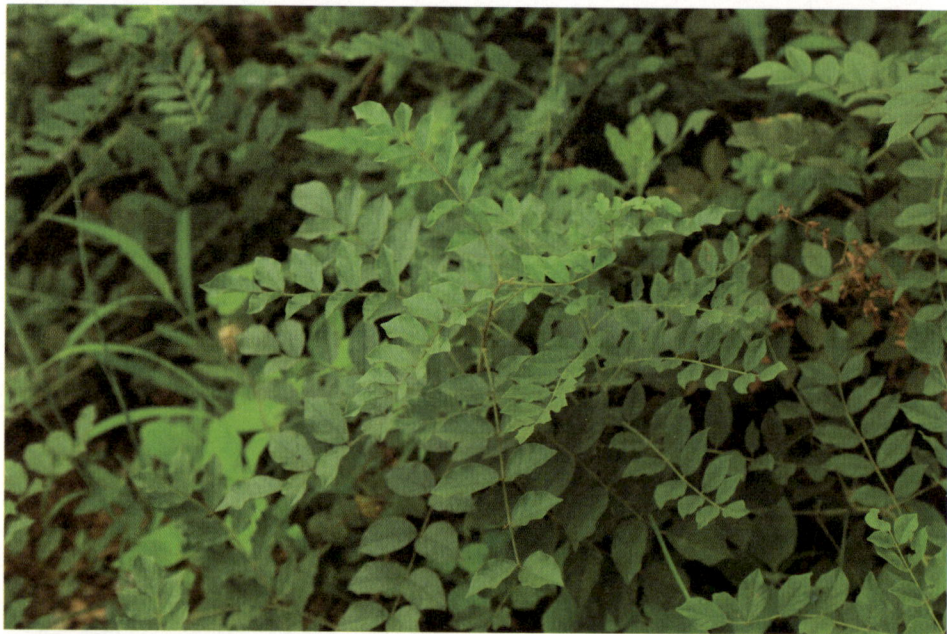

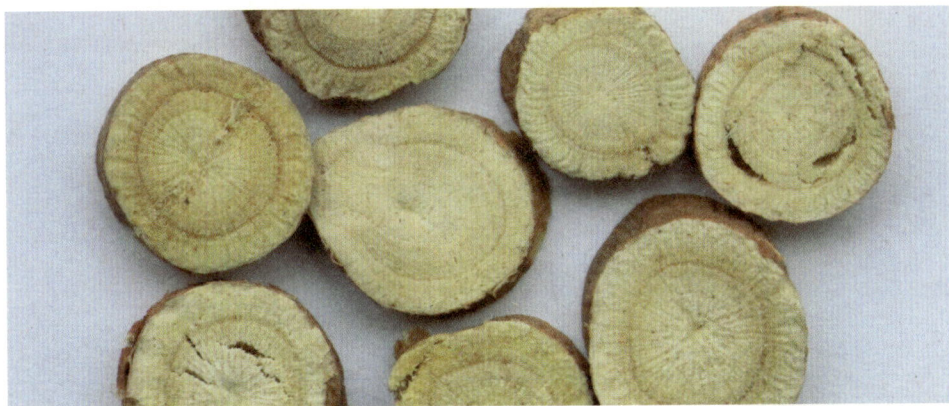

土单方精选

方一

组成	甘草 10 克。
制法	水煎。
用法	每天 2 次。
主治	胃与十二指肠溃疡病。

方二

组成	甘草 18 克。
制法	将甘草加水煎至 150 毫升。
用法	口服，每天 3 次。
主治	肺结核。

方三

组成	甘草适量。
制法	将甘草洗净焙干，研为细末。
用法	口服，每次 3 ~ 5 克，每天 3 次，连服 3 ~ 4 周。
主治	消化性溃疡。

方四

组成	甘草 2 ~ 3 克。
制法	将甘草放入 15 ~ 20 毫升开水中泡服。
用法	代茶频饮，每天 1 次，一般连服 7 ~ 15 天。
主治	便秘。

杜仲

别　　名	思仲、思仙、木绵、扯丝片、丝连皮、丝楝树皮。
来　　源	本品为杜仲科植物杜仲。
生境分布	生长于山地林中或栽培。分布于长江中游及南部各省，河南、陕西、甘肃等地均有栽培。
采收加工	4～6月采收，去粗皮堆置"发汗"至内皮呈紫褐色，晒干。生用或盐水炒用。
性味归经	味甘，性温。归肝、肾经。
功效主治	补肝肾，强筋骨，安胎。主治肝肾不足、腰膝酸痛、筋骨无力、头晕目眩、妊娠漏血、胎动不安、肾虚腰痛、中风半身不遂、遗精肾虚者。
使用注意	炒用破坏其胶质，更利于有效成分煎出，故比生用效果好。本品为温补之品，阴虚火旺者慎用。

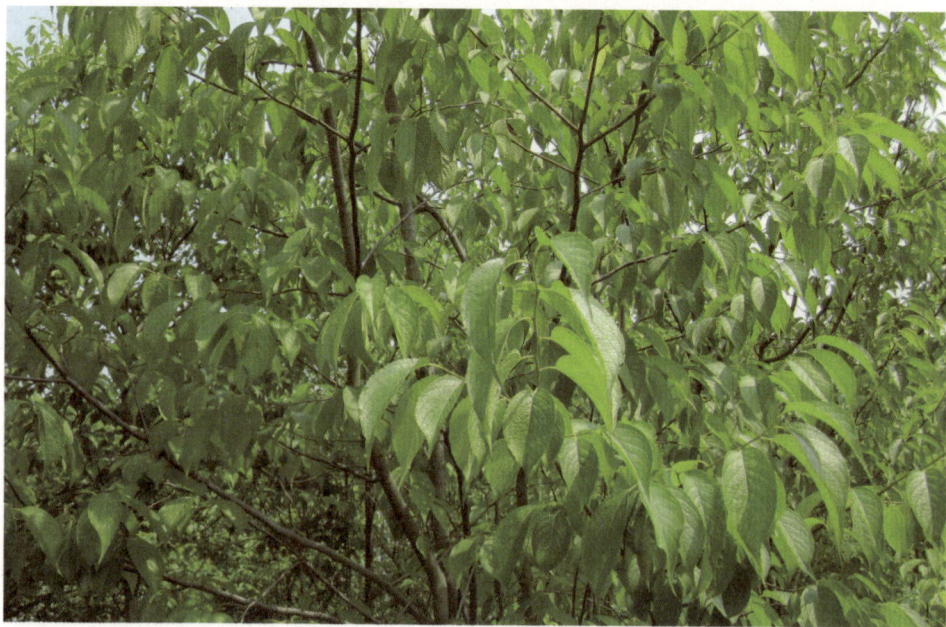

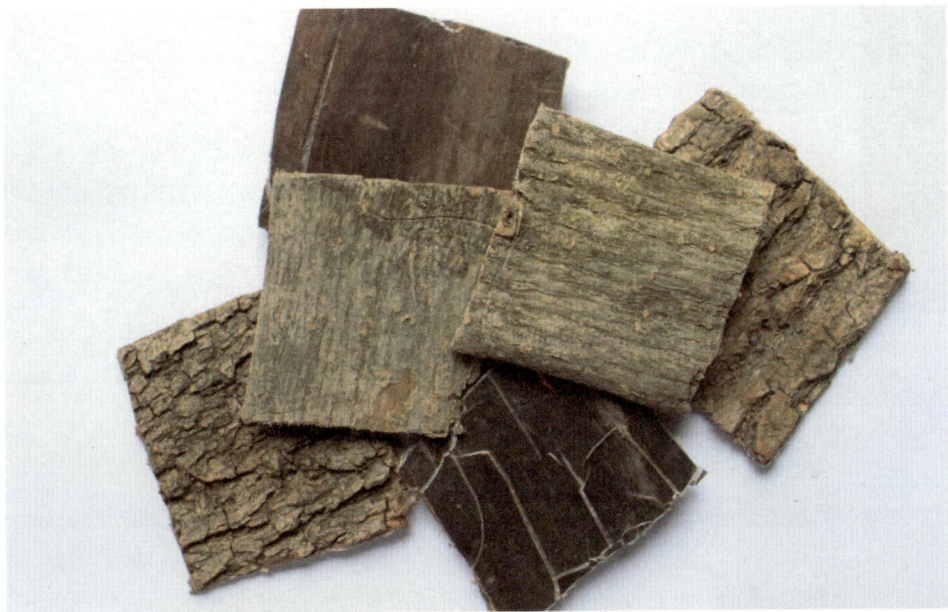

土单方精选

方一

组成　杜仲适量。

制法　将杜仲研细末。

用法　每天温酒送服，每次6克。

主治　肾虚腰痛。

方二

组成　杜仲500克。

制法　将杜仲切碎，加白酒2 000毫升共浸7天。

用法　随量饮服。

主治　中风半身不遂。

方三

组成　杜仲6克。

制法　将杜仲研细末，装入适量猪肾内，以湿纸包煨熟服。

用法　每天1剂。

主治　遗精肾虚者。

肉苁蓉

别　　名	肉松蓉、纵蓉、苁蓉、大芸、寸芸。
来　　源	本品为列当科植物肉苁蓉或管花肉苁蓉。
生境分布	肉苁蓉生长于盐碱地、干河沟沙地、戈壁滩一带。寄生在红沙、盐爪爪、着叶盐爪、珍珠、西伯利亚白刺等植物的根上。分布于内蒙古、陕西、甘肃、宁夏、新疆等地。管花肉苁蓉生长于水分较充足的柽柳丛中及沙丘地，常寄生长于柽柳属植物的根上。
采收加工	春季苗未出土或刚出土时采挖，除去花序。切片生用，或酒制用。
性味归经	味甘、咸，性温。归肾、大肠经。
功效主治	补肾阳，益精血，润肠通便。主治肾阳不足、精血亏虚、阳痿不孕、腰膝酸软、白带、肠燥便秘、虚劳贫血、腰肌劳损。
使用注意	本品能助阳、滑肠，故阴虚火旺及大便泄泻者不宜服。肠胃实热、大便秘结者亦不宜服。

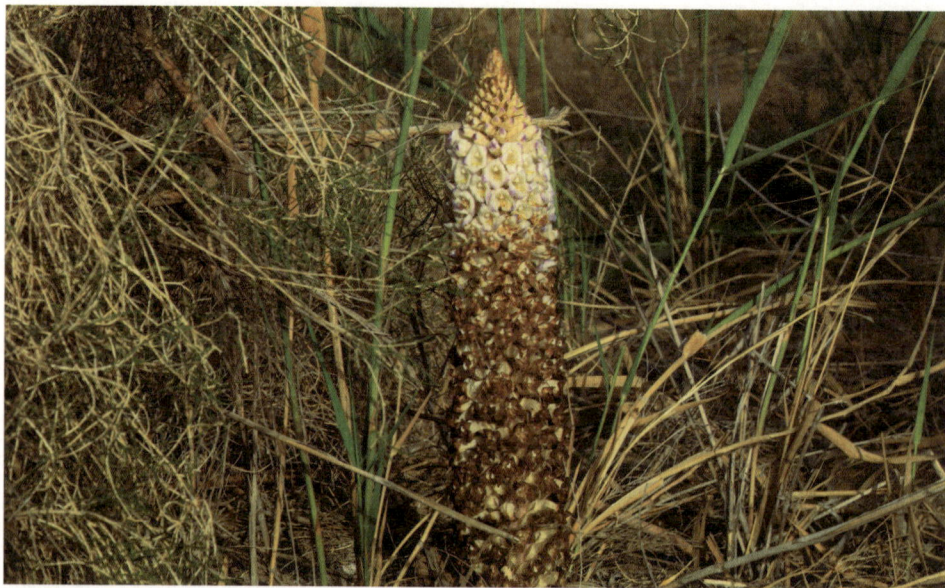

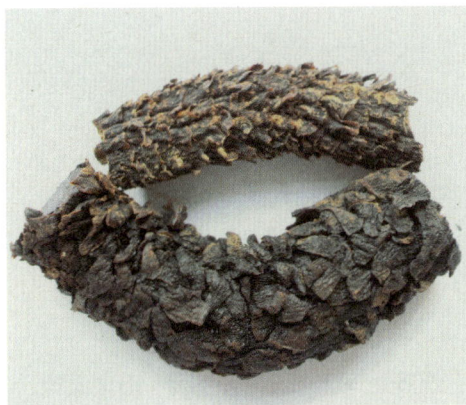

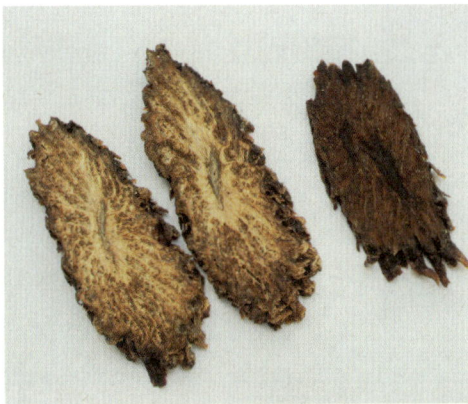

土单方精选

方一

组成 肉苁蓉 15 ~ 20 克。

制法 水煎。

用法 分 2 ~ 3 次服，每天 1 剂。

主治 便秘。

方二

组成 肉苁蓉 10 ~ 20 克。

制法 水煎。

用法 分早、晚 2 次服，每天 1 剂。

主治 白带。

方三

组成 肉苁蓉 300 克。

制法 将肉苁蓉研细末备用。

用法 温开水送服，每次 5 克，每天 3 次，2 个月为 1 个疗程。

主治 虚劳贫血。

方四

组成 鲜肉苁蓉 250 克。

制法 将肉苁蓉刮去鳞，用酒洗净，切片，与羊肉 100 克（切碎）共置砂锅内加水煮羹。

用法 加适量调料食用，隔天 1 次，连服 5 ~ 7 次。

主治 腰肌劳损。

补骨脂

别　　名	破故纸、黑胡纸、胡故子、故子、胡韭子。
来　　源	本品为豆科植物补骨脂。
生境分布	生长于山坡、溪边、田边。主产于陕西、河南、山西、江西、安徽、广东、四川、云南等地。栽培、野生均有，以河南、四川等地较多。
采收加工	秋季果实成熟时采收，晒干。生用，炒或盐水炒用。
性味归经	味苦、辛，性温。归肾、脾经。
功效主治	温肾助阳，纳气平喘，温脾止泻。主治肾阳不足、阳痿遗精、遗尿尿频、腰膝冷痛、白细胞减少症、白癜风、寻常疣、肾虚腰痛、五更泄泻；外用治白癜风、斑秃。
使用注意	本品性质温燥，能伤阴助火，故阴虚火旺及大便秘结者忌服。

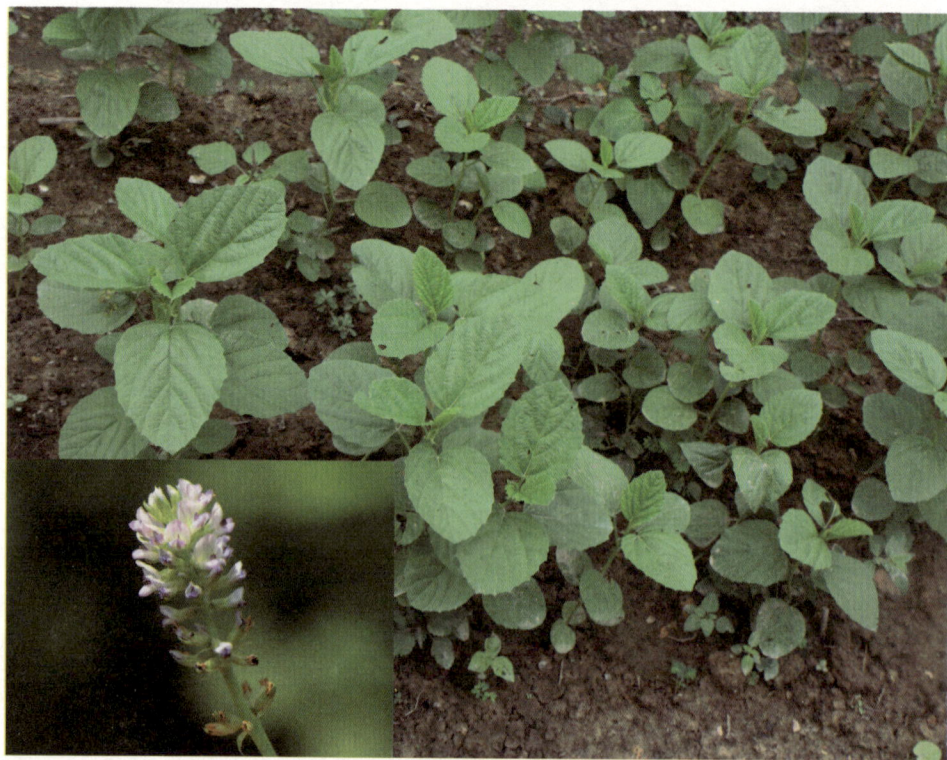

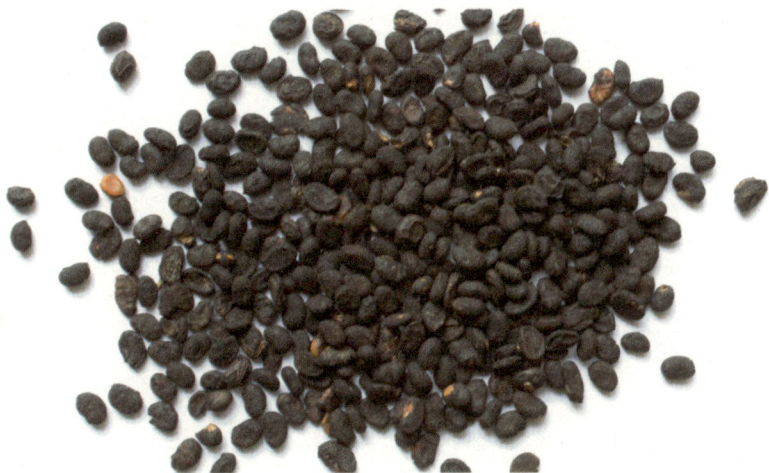

土单方精选

方一

组成 补骨脂适量。

制法 将补骨脂微炒，研为细末，和适量蜂蜜做成丸子，每丸重约 6 克。

用法 每次 1 ~ 3 丸，或服粉剂 3 克，每天 3 次，盐开水送下，4 周为 1 个疗程。如效果不显，可停药 10 天，再开始第 2 个疗程。

主治 白细胞减少症。

方二

组成 补骨脂 50 克。

制法 将补骨脂放入 200 毫升白酒里泡 7 天。

用法 用此药酒擦患处，每天 2 ~ 3 次。

主治 白癜风。

方三

组成 补骨脂 30 克。

制法 将补骨脂压碎并加入 70% 酒精 100 毫升中浸泡 1 周，过滤备用。

用法 用棉签蘸少许补骨脂酊滴于疣表面，每天数次至痊愈为止。

主治 寻常疣。

方四

组成 补骨脂 60 克。

制法 将补骨脂炒研细末。

用法 温酒送服，每次 6 克，每天 3 次，长期服用。

主治 肾虚腰痛。

益智仁

别　　名	益智子、益忘子、益智、英华库、益智粽。
来　　源	本品为姜科植物益智。
生境分布	生长于林下阴湿处或栽培。主产于广东、广西、云南、福建等地。
采收加工	夏、秋季间果实由绿转红时采收，晒干。砂炒后去壳取仁，生用或盐水微炒用。用时捣碎。
性味归经	味辛，性温。归脾、肾经。
功效主治	暖肾固精缩尿，温脾止泻摄唾。主治脾肾虚遗尿、小便频数、遗精白浊、脾寒泄泻、腹中冷痛、口多垂涎、小儿遗尿。
使用注意	阴虚火旺或湿热所致遗精、尿频、崩漏等证禁服。本品有耗气之弊，宜与补气药同用。

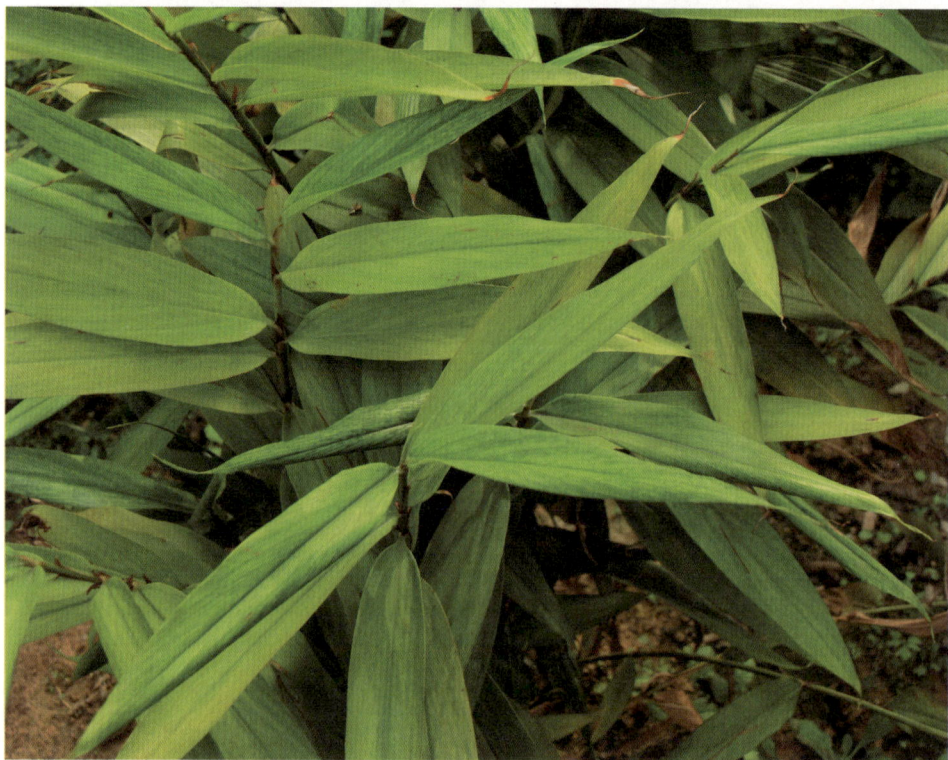

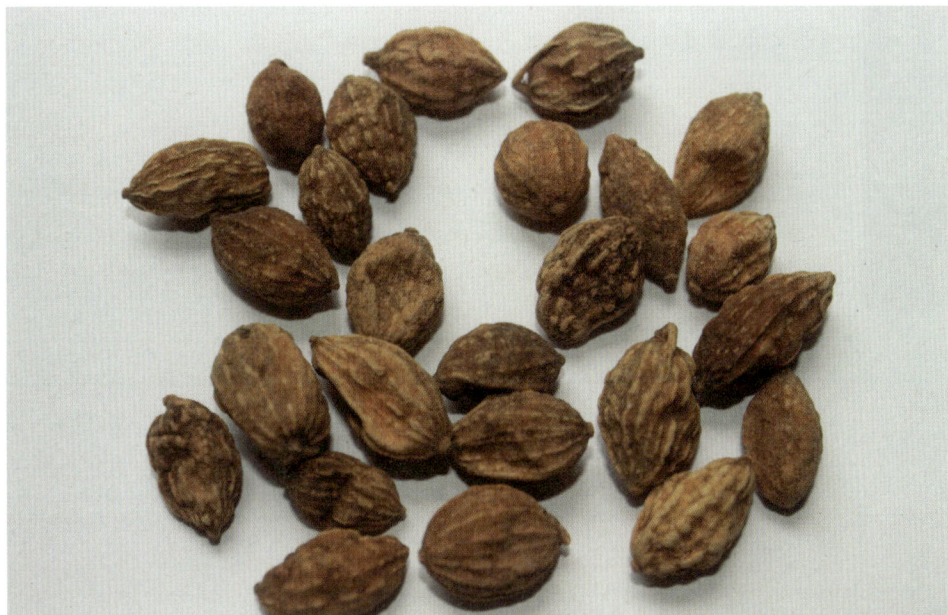

土单方精选

方一		
组成	益智仁 15 ~ 30 克。	
制法	水煎。	
用法	分 2 次服，每天 1 剂。	
主治	寒泻。	

方二		
组成	益智仁 20 个。	
制法	将益智仁压碎，加食盐少许，水煎。	
用法	分 2 次服，每天 1 剂。	
主治	小便不禁。	

方三		
组成	益智仁适量。	
制法	将益智仁醋炒研细末。	
用法	每次 1 克，每天吞服 2 ~ 3 次。	
主治	小儿遗尿。	

核桃仁

别　　名	核桃、羌桃、肾者、胡桃、胡桃仁、吴桃、播罗子、唐楸子、陈平珍果。
来　　源	本品为胡桃科植物落叶乔木胡桃果实。
生境分布	生长于山地及丘陵地带，多栽培于平地。我国各地广泛栽培，华北、西北、东北地区尤多。
采收加工	9～10月果熟时采收，除去肉质果皮，晒干敲破，取出种仁。生用或炒用。
性味归经	味甘，性温。归肾、肺、大肠经。
功效主治	补肾，温肺，润肠。主治肾阳不足、腰膝酸软、阳痿遗精、虚寒喘嗽、大便秘结、慢性中耳炎、接触性皮炎、耳聋、肾结石、膀胱结石。
使用注意	阴虚火旺、痰热咳嗽及便溏者不宜用。

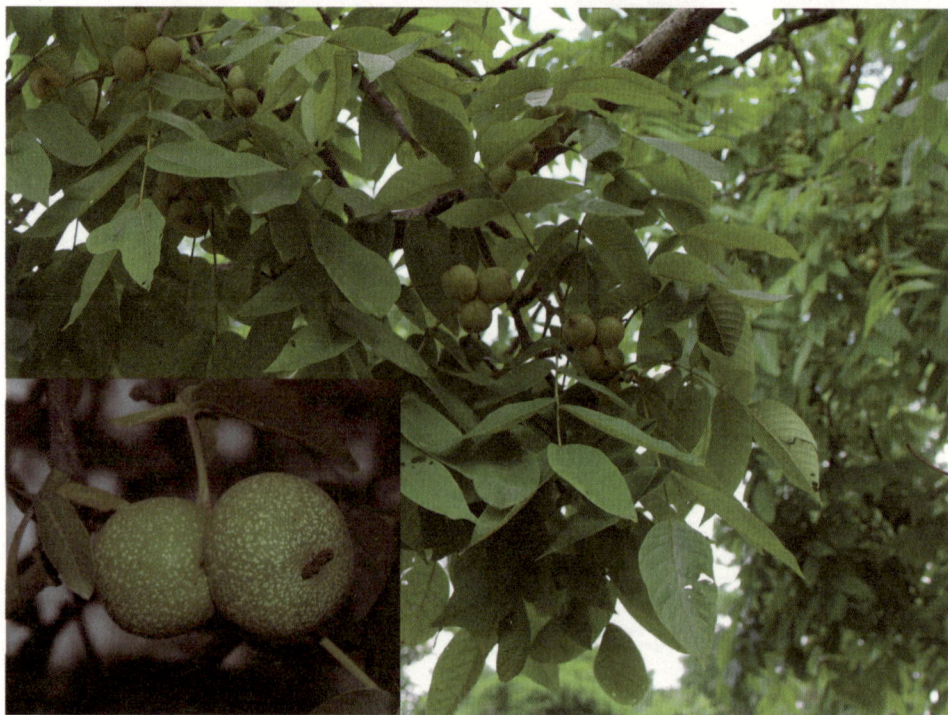

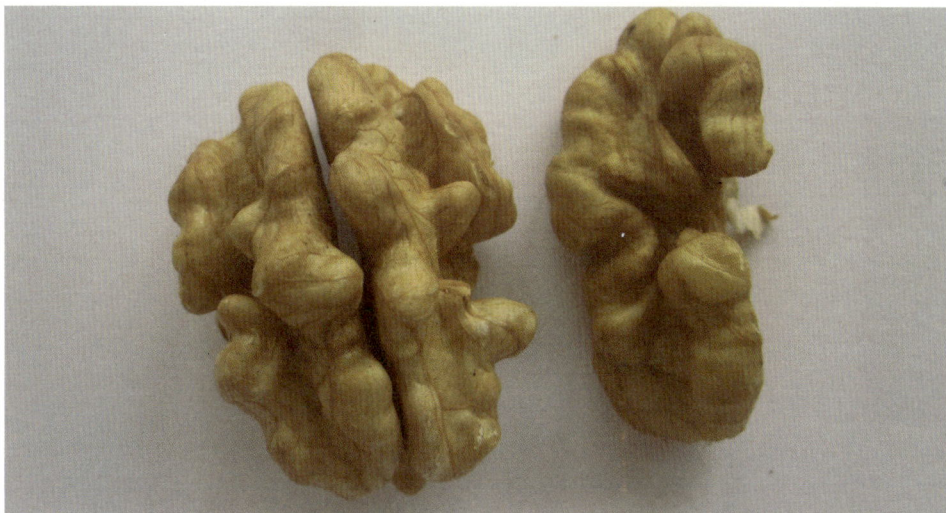

土单方精选

方一

组成　核桃仁适量。

制法　将核桃仁捣烂，加适量麻油调匀。

用法　用消毒棉签蘸搽患耳，每天 2 ～ 3 次。

主治　慢性中耳炎。

方二

组成　核桃仁适量。

制法　将核桃仁捣碎，炒黑以出油为度，研成糊状。

用法　冷后均匀外敷患处。

主治　接触性皮炎。

方三

组成　核桃仁 6 ～ 7 枚。

制法　水煎。

用法　顿服，每天 1 剂。

主治　耳聋。

方四

组成　核桃仁 500 克。

制法　将核桃仁以香油炸黄，与白糖 50 克共研末。

用法　开水或玉米须熬水送服，每天早、晚各 5 克。

主治　肾结石、膀胱结石。

韭菜子

别　　名	韭菜仁、韭子。
来　　源	本品为百合科植物韭菜。
生境分布	生长于田园，全国各地有栽培，以河北、山西、吉林、河南、山东、安徽等地产量较大。野生与栽培均有。
采收加工	秋季采集成熟果序，晒干，搓出种子，生用或盐水炙用。
性味归经	味辛、甘，性温。归肝、肾经。
功效主治	温补肝肾，壮阳固精。主治肝肾亏虚、腰膝酸痛、阳痿遗精、遗尿尿频、白浊带下、胃痛、产后缺乳。
使用注意	阴虚火旺者忌服。

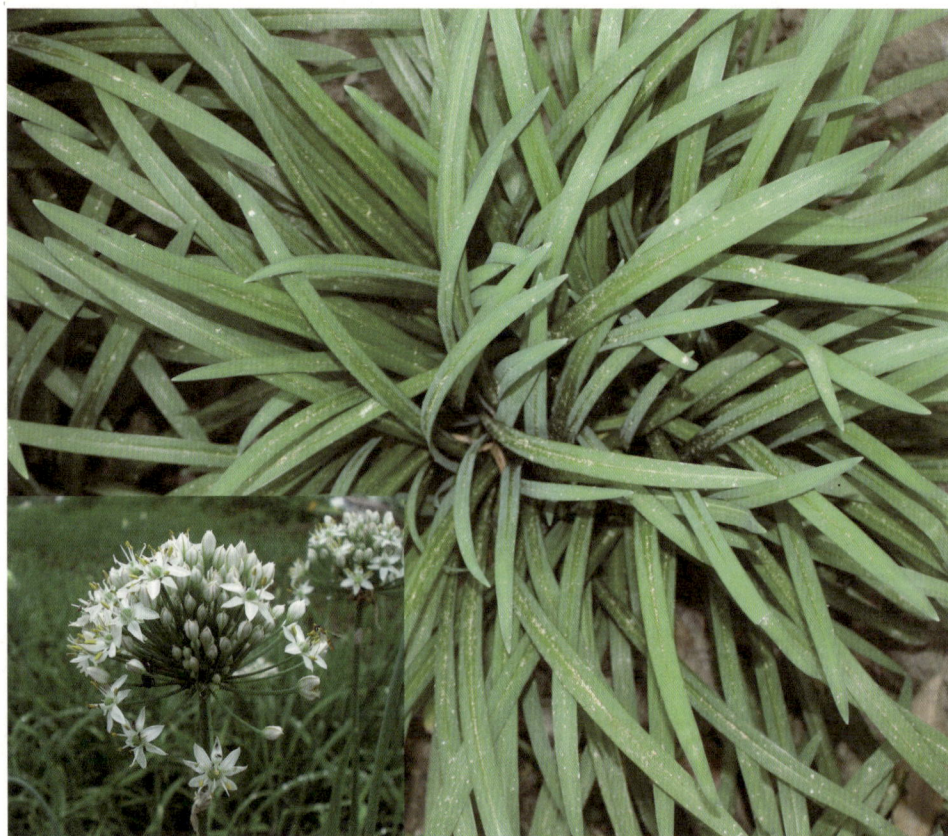

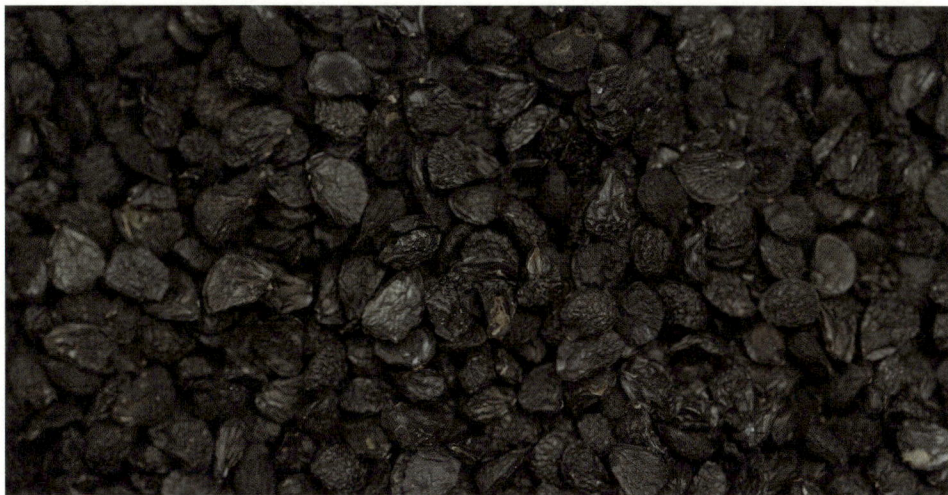

土单方精选

方一

组成	韭菜子 100 克。
制法	将韭菜子焙干研细末。
用法	每次以 25 毫升白酒冲服，每天 3 次。
主治	遗精。

方二

组成	韭菜子 3 克。
制法	将韭菜子研细末，和在面饼内蒸食。
用法	分 2 次食用，连服 3～5 天。
主治	小儿遗尿。

方三

组成	韭菜子 1.5～3 克。
制法	将韭菜子焙干研细末。
用法	白糖开水冲服，每天 1 剂。
主治	胃痛。

方四

组成	韭菜子 15 克。
制法	水煎。
用法	分 2～3 次服，每天 1 剂。
主治	产后缺乳。

补虚药·补血药土单方精选

当归

别　　名	云归、西当归、秦归、马尾归、岷当归。
来　　源	本品为伞形科植物当归。
生境分布	生长于高寒多雨的山区；多栽培。主产于甘肃省东南部的岷县（秦州），陕西、四川、云南、湖北等省也有栽培。
采收加工	秋末采挖，除尽芦头、须根，待水分稍行蒸发后按大小粗细分别捆成小把，用微火缓缓熏干或用硫黄烟熏，防蛀防霉，切片生用，或经酒拌、酒炒用。
性味归经	味甘、辛，性温。归肝、心、脾经。
功效主治	补血活血，调经止痛，润肠通便。主治血虚萎黄、眩晕心悸、月经不调、经闭痛经、虚寒腹痛、风湿痹痛、肠燥便秘、跌仆损伤、痈疽疮疡、上消化道出血、带状疱疹。
使用注意	湿盛中满、大便泄泻者忌服。

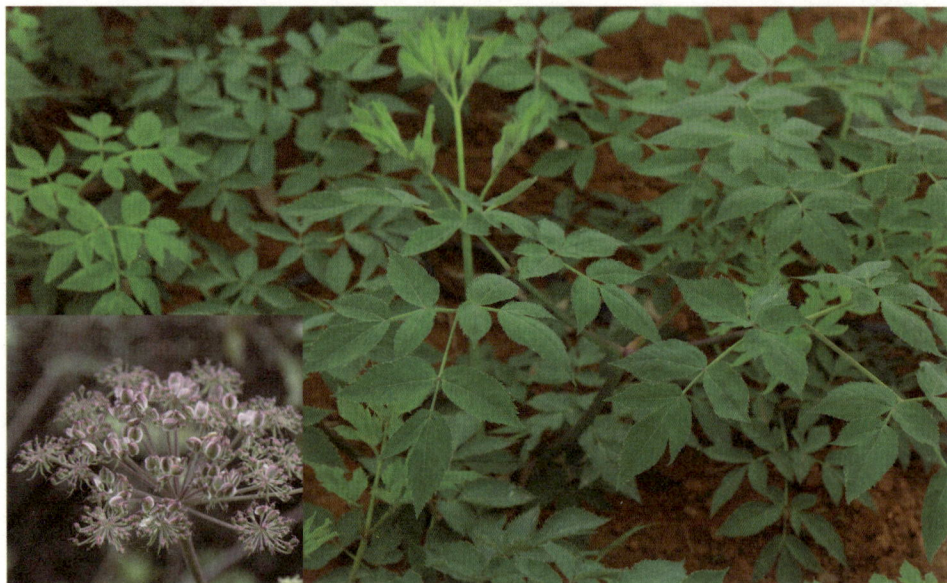

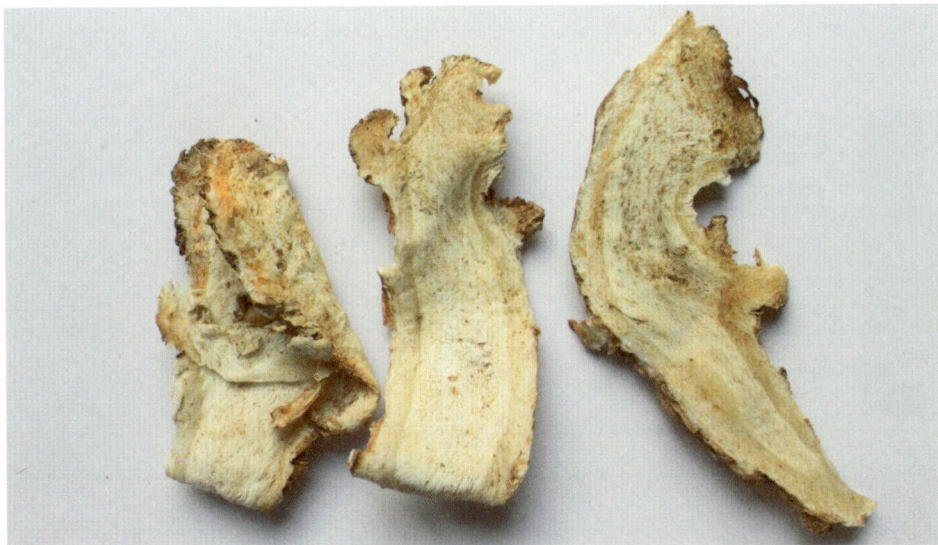

土单方精选

方一

组成 当归 100 克。

制法 将当归烘干研为细粉，备用。

用法 每次 4.5 克，每天 3 次，吞服。服药期间一般不禁食，可半流质饮食。出血量多、血压下降者可适当补液。

主治 上消化道出血（除外食道静脉破裂出血）。

方二

组成 当归 50 克。

制法 将当归加适量水煎煮 2 次，合并煎煮液得 1 000 毫升，过滤后备用。

用法 面部美容：洗净面部后，用脱脂棉蘸少许当归液，在面部色素沉着的地方不断搓擦，使皮肤吸收当归液中的有效成分，达到治疗色素性皮肤病的效果。护发：洗头毕，在双手上倒少许当归液反复搓揉头发和头部，使其达到护发效果。

主治 面部色素性皮肤病、头发枯黄无光泽。

方三

组成 当归适量。

制法 将当归烘干，研为细粉，备用。

用法 按年龄大小每次服 0.5 ~ 1 克，每隔 4 ~ 6 小时 1 次，吞服。

主治 带状疱疹。

熟地黄

别　　名	熟地。
来　　源	本品为玄参科植物地黄。
生境分布	主要为栽培，亦野生长于山坡及路边荒地等处。主产河南孟州市、温县、武陟、博爱，浙江苋桥、仙居，陕西、山西、江苏等地。
采收加工	通常以酒、砂仁、陈皮为辅料经反复蒸晒，至内外色黑油润，质地柔软黏腻。切片用，或炒炭用。
性味归经	味甘，性微温。归肝、肾经。
功效主治	滋阴补血，益精填髓。主治血虚萎黄、心悸怔忡、月经不调、崩漏下血、肝肾阴虚、腰膝酸软、骨蒸潮热、盗汗遗精、内热消渴、眩晕、耳鸣、须发早白、高血压、电光性眼炎。
使用注意	本品性质黏腻，较生地黄更甚，有碍消化，凡气滞痰多、脘腹胀痛、食少便溏者忌服。重用久服宜与炒仁、陈皮等同用，以免黏腻碍胃。

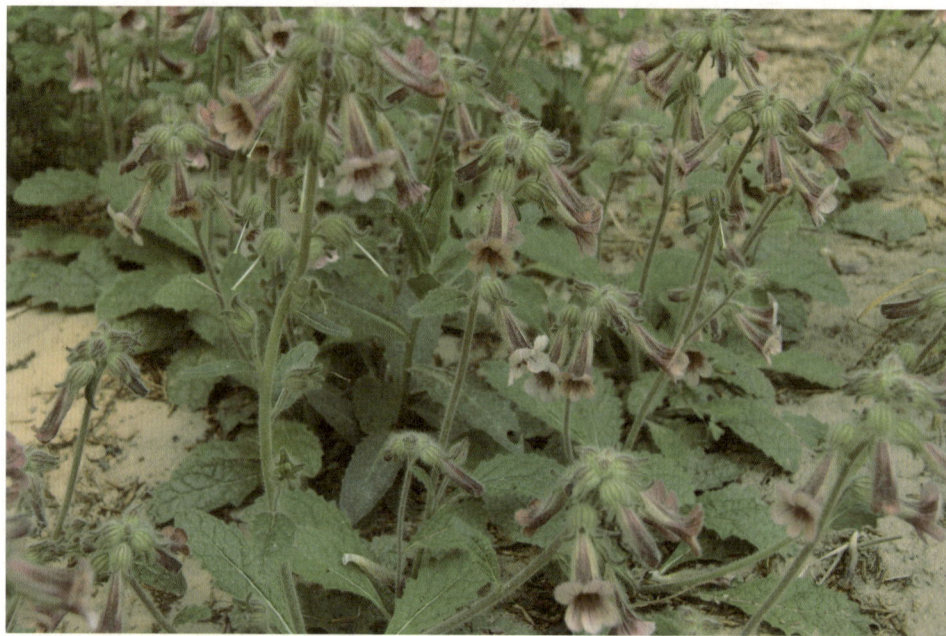

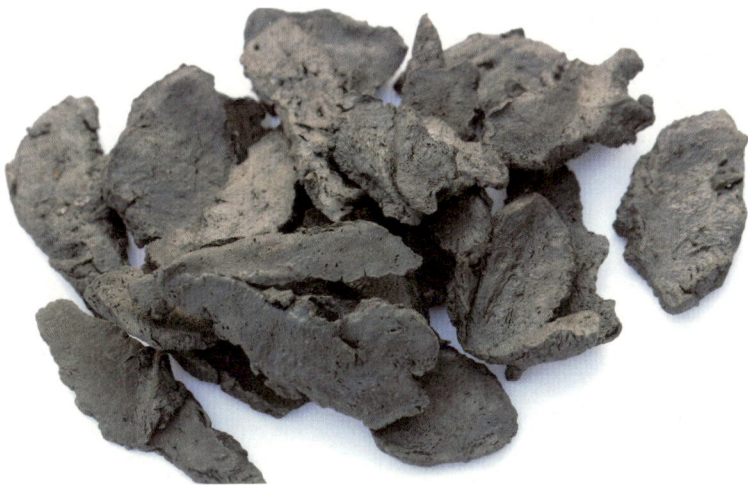

土单方精选

方一
组成 熟地黄 30 ~ 50 克。
制法 水煎。
用法 口服，每天 1 剂，连服 2 周。
主治 高血压。

方二
组成 熟地黄适量。
制法 将熟地黄洗净切片，每片约 2 厘米厚，4 片即够用。
用法 用时令病人平卧或头向后仰，将熟地片贴在眼睛上，2 分钟左右轮换 1 次，可重复使用。
主治 电光性眼炎。

方三
组成 熟地黄 60 克。
制法 将熟地黄煎取药汁。再用粳米 100 克，加水如常法煮粥，煮沸后加入地黄汁和生姜 2 片，煮成稀粥食用。
用法 每天 1 剂。
主治 老年人肝肾两亏、阴血不足、头晕目眩、腰膝酸软、两耳听力减退、过早衰老等症。

白芍

别　　名	白芍药、金芍药。
来　　源	本品为毛茛科植物芍药。
生境分布	生长于山坡、山谷的灌丛或草丛中。全国各地均有栽培。主产于浙江、安徽、四川等地。
采收加工	夏秋季采挖，去净泥土和支根，去皮，沸水浸或略煮至受热均匀，晒干。用时润透切片。一般生用或酒炒或清炒用。
性味归经	味苦、酸，性微寒。归肝、脾经。
功效主治	养血调经，敛阴止汗，柔肝止痛，平抑肝阳。主治血虚萎黄、月经不调、自汗、盗汗、胁痛、腹痛、四肢挛痛、头痛眩晕、支气管哮喘、习惯性便秘、不安腿综合征。
使用注意	阳衰虚寒之证不宜用。反藜芦。

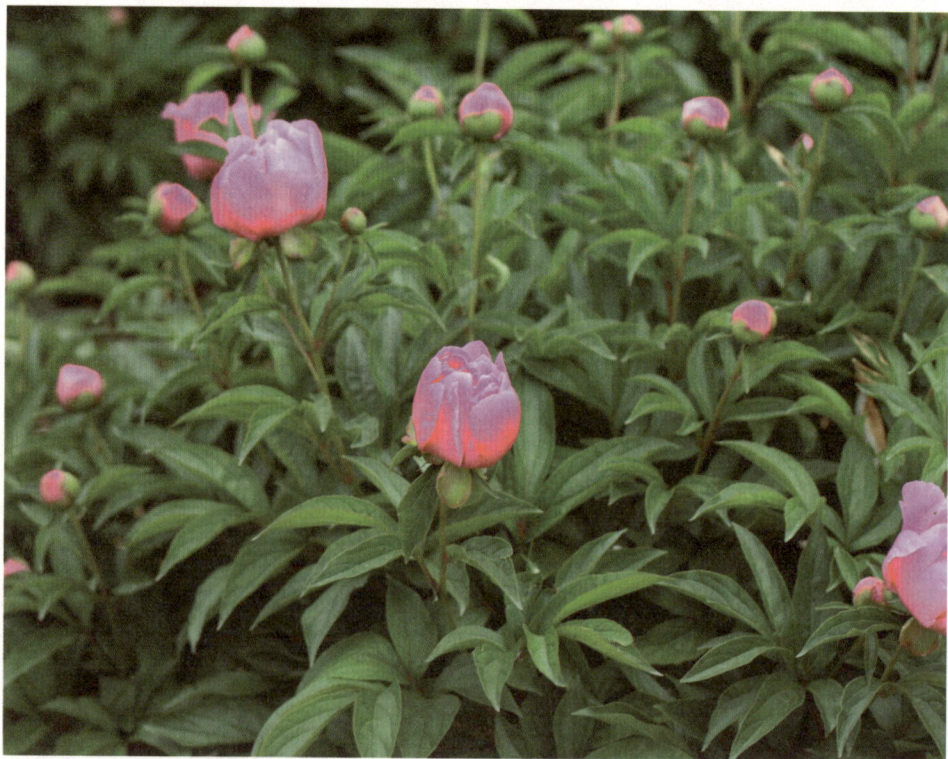

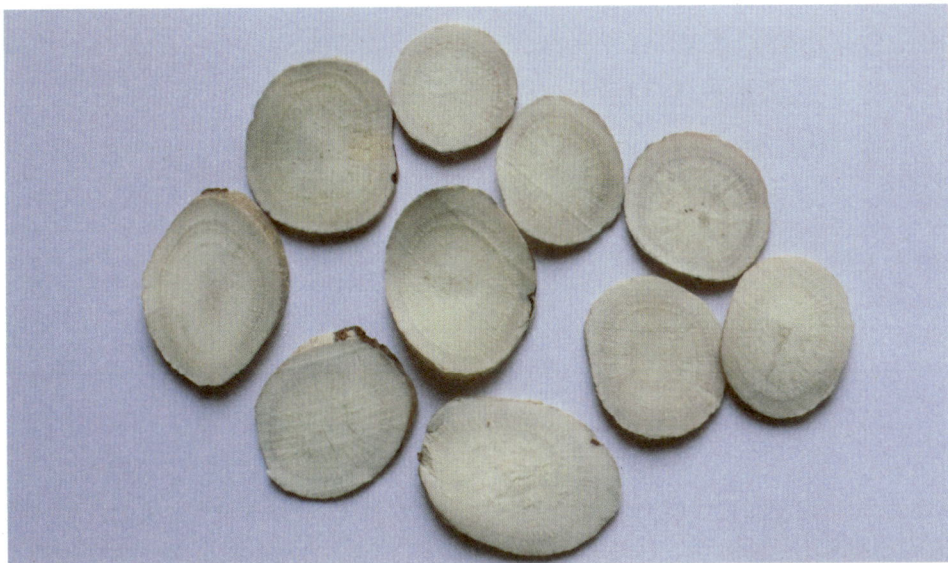

土单方精选

方一

组成 白芍适量。

制法 将白芍与甘草按 2 : 1 的剂量混合，共研为细末。

用法 每次以 30 克细末加开水 100 ~ 150 毫升，煮沸 3 ~ 5 分钟。澄清后温服，每天 1 ~ 2 次。一般药后 30 ~ 120 分钟即可止喘。

主治 支气管哮喘。

方二

组成 生白芍 24 ~ 40 克。

制法 将白芍加生甘草 10 ~ 15 克水煎。

用法 口服，每天 1 剂。

主治 习惯性便秘。

方三

组成 白芍 15 克。

制法 将白芍和炙甘草 15 克一起，加水 3 杯，煎成 1 杯。

用法 分 2 次服，日暮 1 杯，2 小时后再喝 1 杯。

主治 不安腿综合征。

何首乌

别　　名	首乌、赤首乌、夜合、赤葛、地精。
来　　源	本品为蓼科植物何首乌。
生境分布	生长于墙垣、叠石旁。我国大部分地区有产。主产于河南、湖北、安徽、四川等地。
采收加工	秋后茎叶枯萎时或次年未萌芽前掘取其块根。削去两端，洗净，切片，晒干或微烘，称生首乌；若以黑豆煮汁拌蒸，晒后变为黑色，称制首乌。
性味归经	味苦、甘、涩，性微温。归肝、心、肾经。
功效主治	解毒，消痈，截疟，润肠通便。主治疮痈、瘰疬、风疹瘙痒、久疟体虚、肠燥便秘、贫血、下消化道出血、须发早白。
使用注意	大便溏泄及湿痰较重者不宜用。

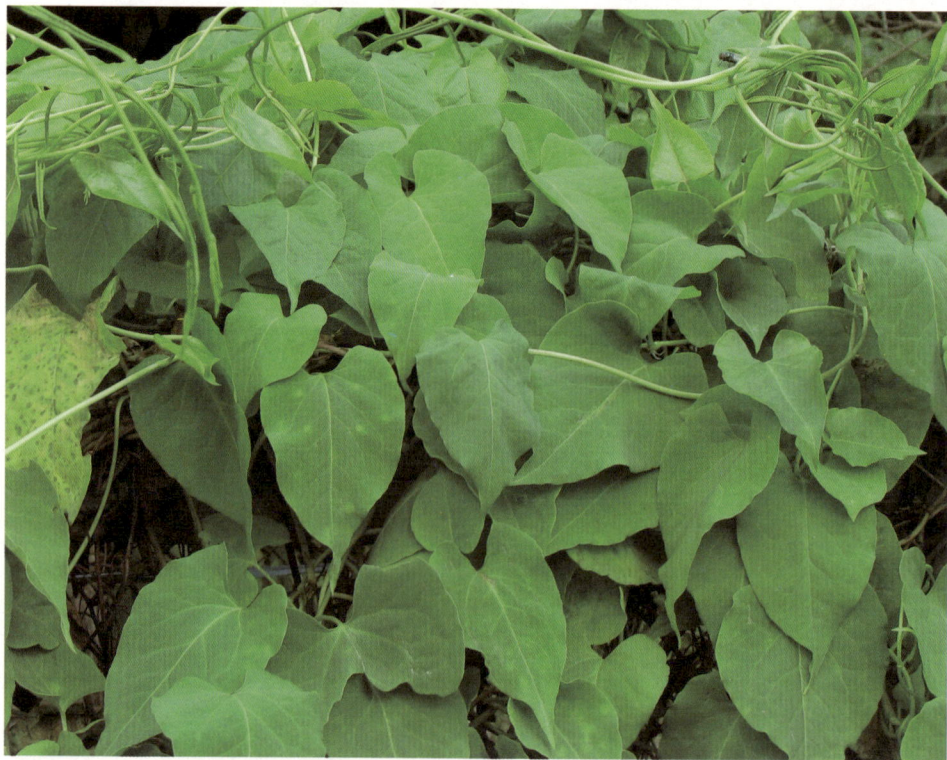

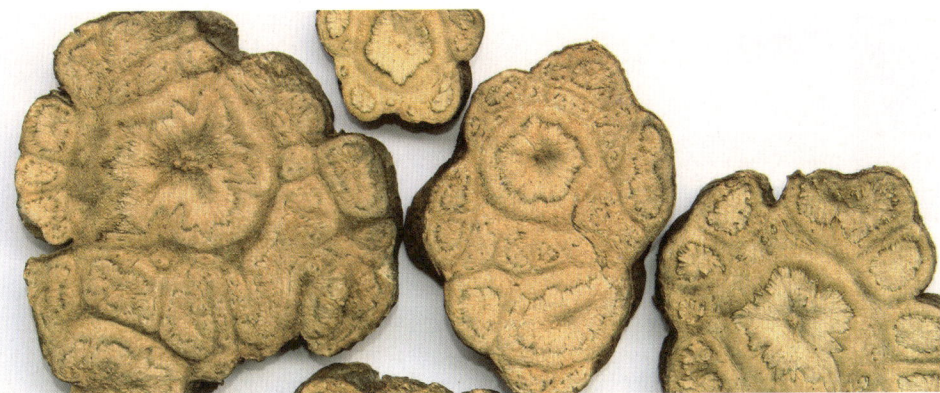

土单方精选

方一

组成	何首乌适量。
制法	将何首乌经提取浸膏制成片剂。
用法	口服，每次5片，每天3次。
主治	血虚体弱，头晕耳鸣，须发早白等。

方二

组成	何首乌240克。
制法	将何首乌放白米饭上蒸之晒之，捣为细末。
用法	每天早晨用鸡蛋一个，打碎倾入碗内，加何首乌末15克，调匀，蒸食。
主治	贫血。

方三

组成	何首乌15～30克。
制法	水煎。
用法	分2～3次服，每天1剂。
主治	便秘。

方四

组成	何首乌60克。
制法	将何首乌研细末。
用法	餐前米汤送服，每次6克。
主治	下消化道出血。

龙眼肉

别　　名	龙眼、蜜脾、龙眼干、比目、益智、桂圆肉。
来　　源	本品为无患子科植物常绿乔木龙眼。
生境分布	生长于低山丘陵台地半常绿季雨林。主产于广东、福建、台湾、广西等地。
采收加工	夏、秋果实成熟时采摘，烘干或晒干，除去壳、核，晒至干爽不粘，贮存备用。
性味归经	味甘，性温。归心、脾经。
功效主治	补益心脾，养血安神。主治气血不足、心悸怔忡、健忘失眠、血虚萎黄、过敏性紫癜、三叉神经痛。
使用注意	湿盛中满或有停饮、痰、火者忌服。

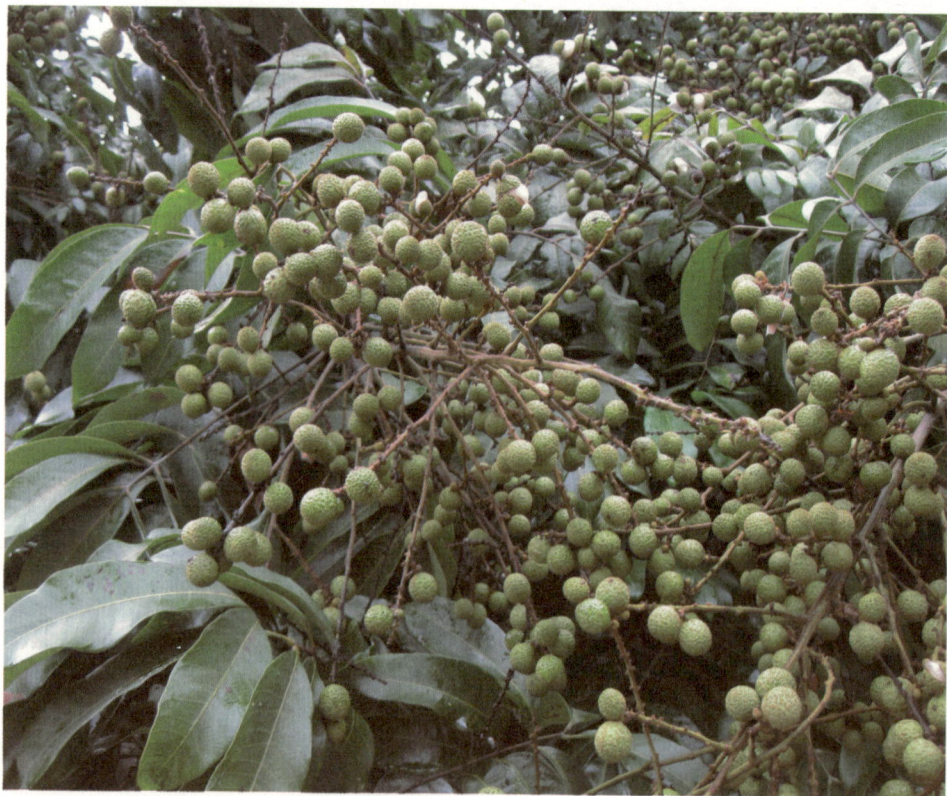

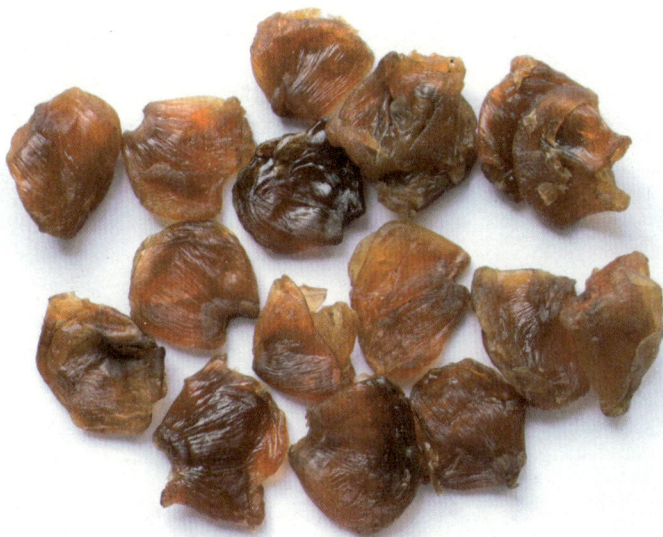

土单方精选

方一

组成 龙眼肉 100 克。

制法 将龙眼肉放开水内用小火炖 30 分钟。

用法 加入白糖调服，每天 1 剂，间断服用。

主治 贫血。

方二

组成 龙眼肉 10 ~ 15 克。

制法 将龙眼肉与鹌鹑蛋 4 个（打碎、去壳）、红糖各 15 克共放碗内（加水，有鸡鸭浓汤更好）蒸熟。

用法 每天清晨服 1 次，常服更妙。

主治 过敏性紫癜。

方三

组成 龙眼肉 100 克。

制法 将龙眼肉捣碎与鸡蛋 2 个共炖至蛋熟，去蛋壳后再炖 1 小时。

用法 兑白糖服，每天 2 次分服。

主治 三叉神经痛。

百合

别　名	白百合、夜合花、卷丹、山丹、中庭、白花百合、蒜脑薯。
来　源	本品为百合科植物百合或细叶百合。
生境分布	生长于山野林内及草丛中。全国各地均产。以湖南、浙江产者为多。
采收加工	秋季采挖。洗净，剥取鳞叶，置沸水中略烫，晒干，生用或蜜炙用。
性味归经	味甘，性寒。归肺、心经。
功效主治	养阴润肺，清心安神。主治阴虚燥咳、劳嗽咳血、血虚惊悸、失眠多梦、精神恍惚、耳聋、耳痛、小儿耳鸣。
使用注意	甘寒滑利之品，风寒咳嗽，中寒便溏者忌服。

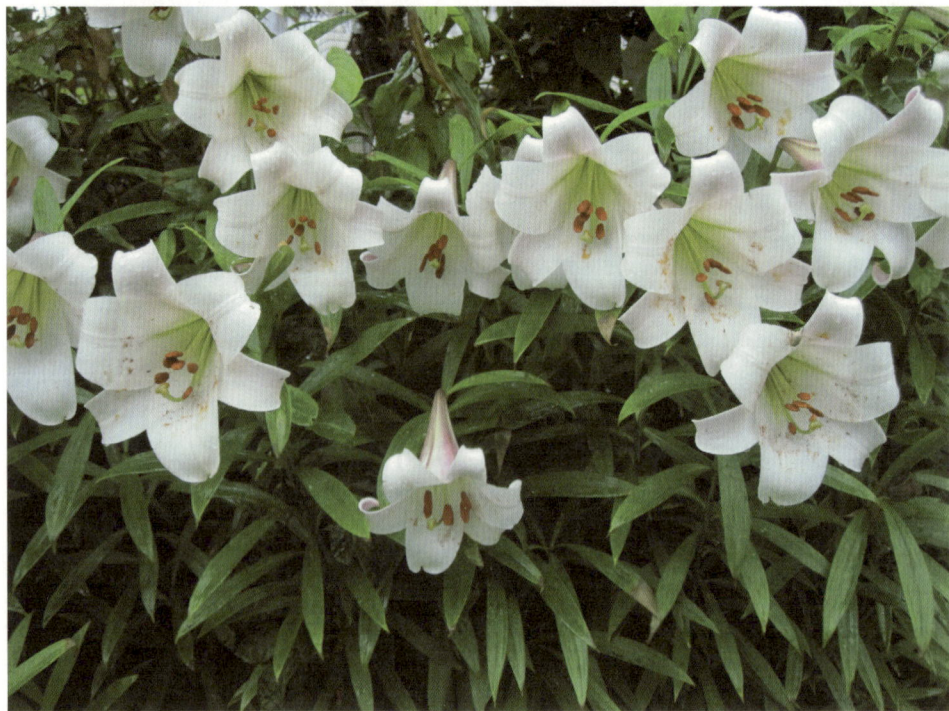

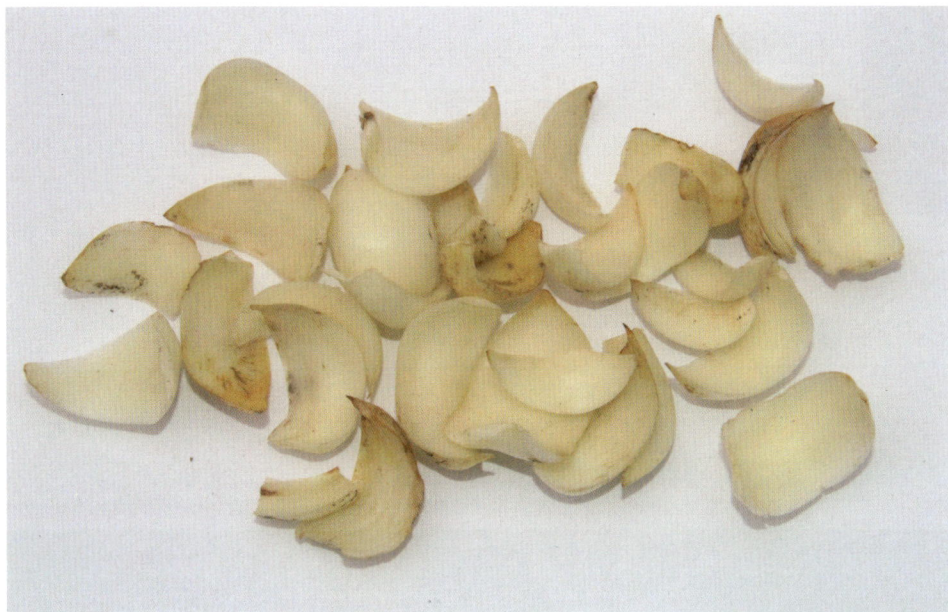

土单方精选

方一

组成　百合50克。

制法　将百合浸泡20分钟后水煎。

用法　煎汁分2次服用。亦可长期使用。

主治　失眠。

方二

组成　百合适量。

制法　将百合研细末。

用法　用温开水送服，每次6克，每天2次。

主治　耳聋、耳痛。

方三

组成　百合适量。

制法　将百合研细末。

用法　温水调服，每次3克（乳后服）。

主治　小儿耳鸣。

麦冬

别　　名	麦门冬、寸冬、韭叶麦冬。
来　　源	本品为百合科植物麦冬。
生境分布	生长于土质疏松、肥沃、排水良好的壤土和沙质土壤。主产于四川、浙江、江苏等地。
采收加工	夏季采挖，反复曝晒、堆置，至七八成干时除去须根，晒干，打破生用。
性味归经	味甘、微苦，性微寒。归心、肺、胃经。
功效主治	养阴生津，润肺清心。主治肺燥干咳、阴虚痨嗽、喉痹咽痛、津伤口渴、冠心病、心绞痛、糖尿病、心烦失眠、肠燥便秘。
使用注意	脾胃虚寒、痰湿内阻、暴感风寒之咳嗽均慎服。

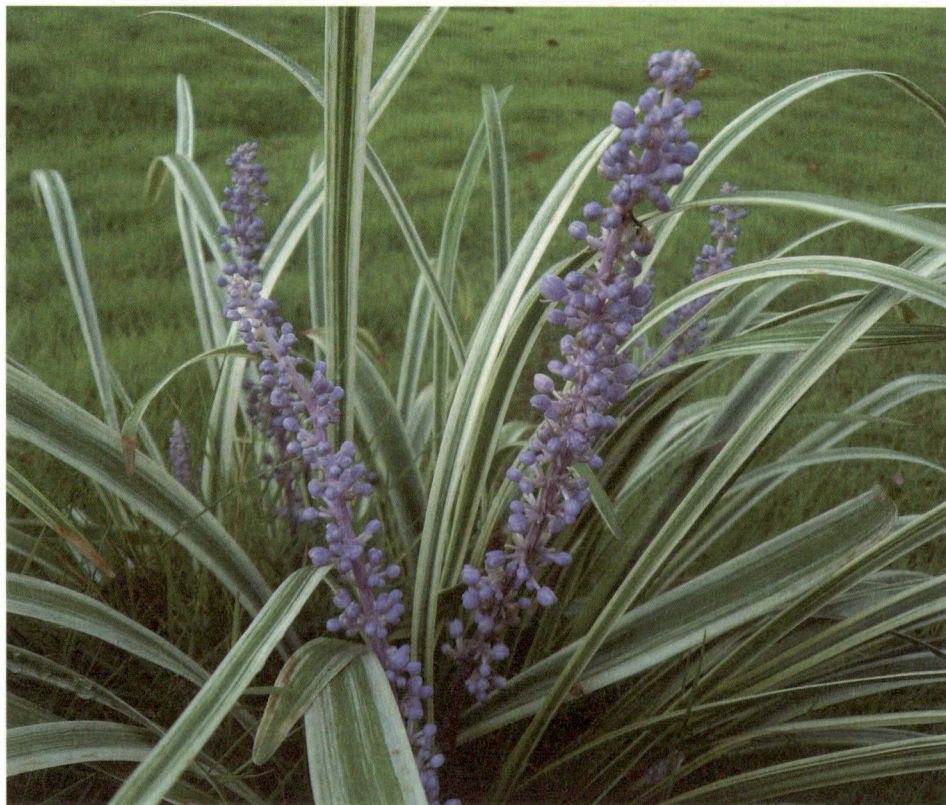

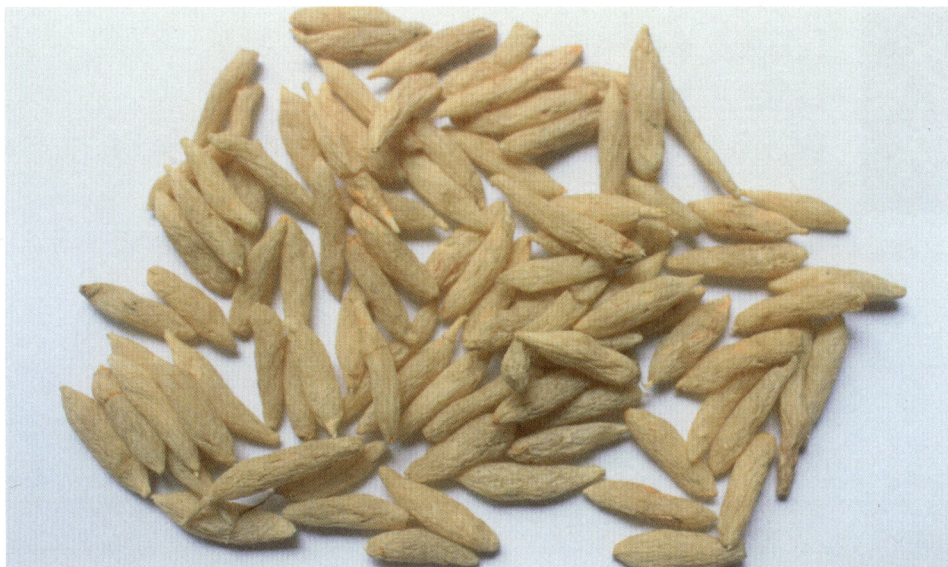

土单方精选

方一

组成　麦冬 45 克。

制法　将麦冬加水煎煮 2 ~ 3 次，合并煎液，浓缩成 30 ~ 45 毫升。

用法　分 3 次服用，每天 1 剂，连服 3 ~ 18 个月。

主治　冠心病、心绞痛。

方二

组成　麦冬 50 克。

制法　将麦冬切碎，煎汤。

用法　代茶饮服，每天 1 剂，连用 3 个月。

主治　糖尿病。

方三

组成　麦冬 2 500 克（鲜品，去心）。

制法　将麦冬捣烂煮熟，绞取汁，加入蜂蜜 500 克，放锅内（不用铁锅）以重汤煮，不断搅拌，待液稠如饴，盛于瓷器中备用。

用法　每次用温酒调服 1 匙，每天 2 次。

主治　素体阴虚。

天冬

别　　名	天棘、丝冬、天门冬、武竹。
来　　源	本品为百合科植物天冬。
生境分布	生长于阴湿的山野林边、山坡草丛或丘陵地带灌丛中。主产于贵州、四川、广西等地。
采收加工	秋、冬二季采挖，洗净，除去茎基和须根，置沸水中煮或蒸至透心，趁热除去外皮，洗净，晒干，切片或段，生用。
性味归经	味甘、苦，性寒。归肺、肾经。
功效主治	养阴润燥，清肺生津。主治肺燥干咳、顿咳痰黏、腰膝酸痛、骨蒸潮热、内热消渴、热病津伤、咽干口渴、肠燥便秘、红眼病、肺炎、痈疽。
使用注意	本品甘寒滋腻之性较强，脾虚泄泻、痰湿内盛者忌用。

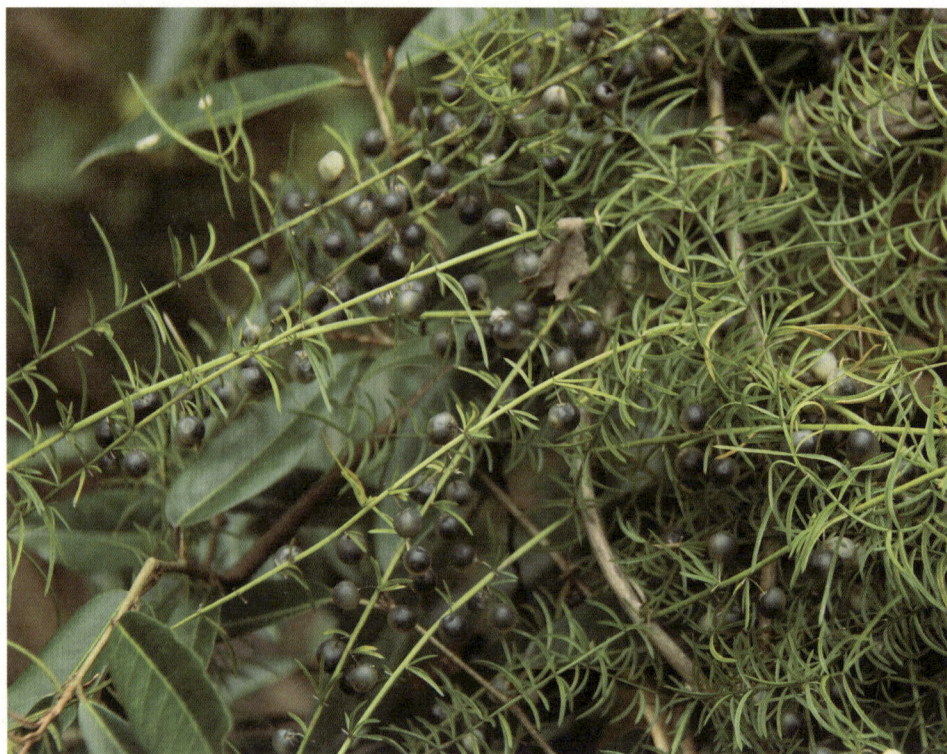

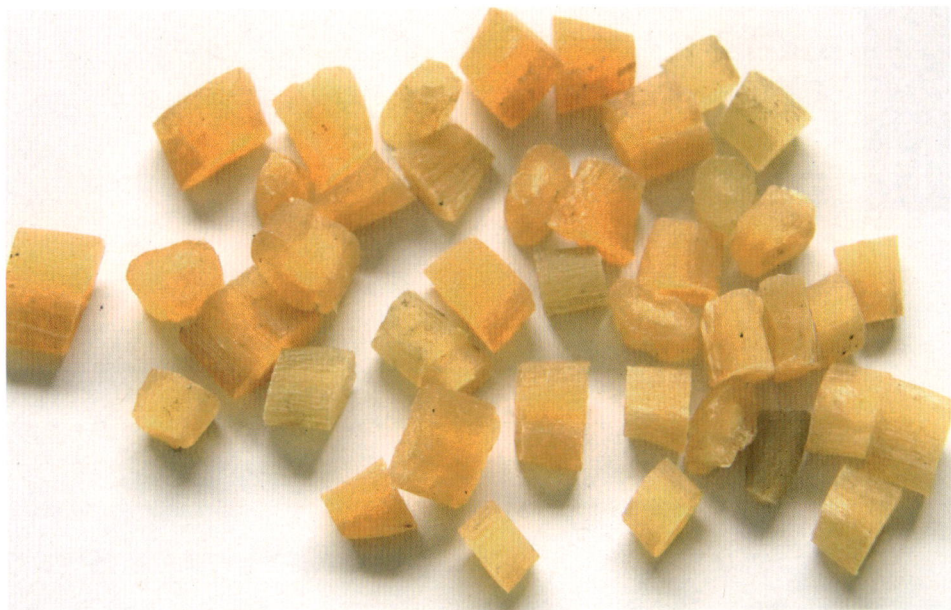

土单方精选

方一

组成	天冬 10 克。
制法	将天冬捣匀加适量雄黄用凉水调拌好。
用法	敷于两脚心处，每天 1 次，连敷 3 ～ 5 天。
主治	红眼病。

方二

组成	天冬 15 ～ 25 克。
制法	水煎。
用法	每天 1 剂。
主治	肺炎。

方三

组成	天冬 150 ～ 250 克。
制法	将天冬洗净捣细，以好酒过滤，取汁。
用法	1 次服下，每天 1 剂。
主治	痈疽。

石斛

别　　名	杜兰、林兰、吊兰花、石兰、金钗石斛、千年竹。
来　　源	本品为兰科植物金钗石斛、鼓槌石斛或流苏石斛的栽培品及其同属植物近似种。
生境分布	生长于海拔 100～3 000 米高度之间，常附生长于树上或岩石上。主产于四川、贵州、云南等地。
采收加工	全年均可采取，以秋季采收为佳。烘干或晒干，切段，生用。鲜者可栽于砂石内，以备随时取用。
性味归经	味甘，性微寒。归胃、肾经。
功效主治	益胃生津，滋阴清热。主治热病津伤、口干烦渴、胃阴不足、食少干呕、病后虚热不退、阴虚火旺、骨蒸劳热、目暗不明、筋骨痿软、胃痛、晒干综合征。
使用注意	湿温病无化燥伤津者不用；杂病脾胃虚寒，苔厚腻，便溏者也不宜用。

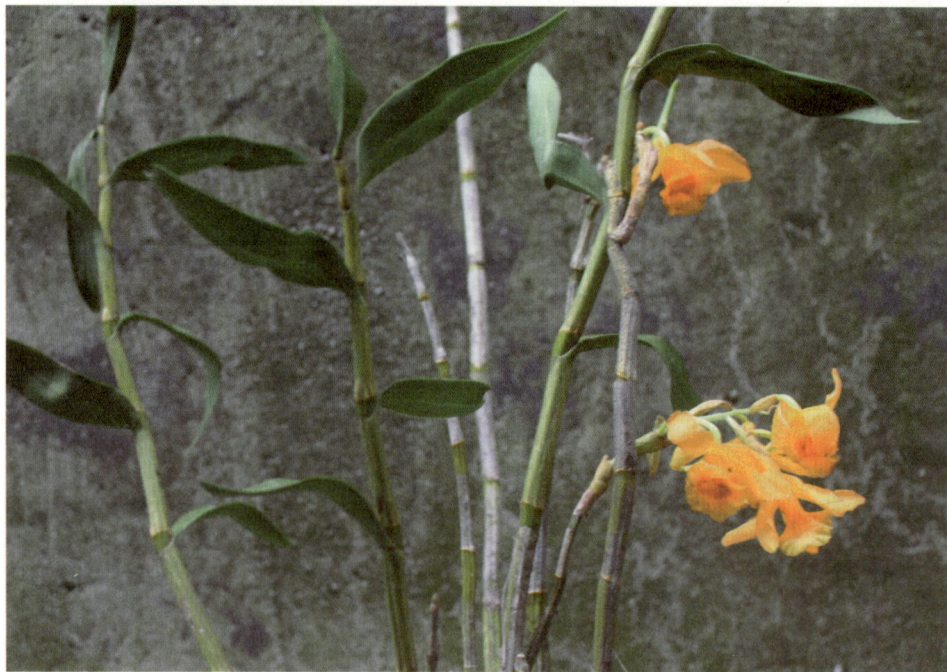

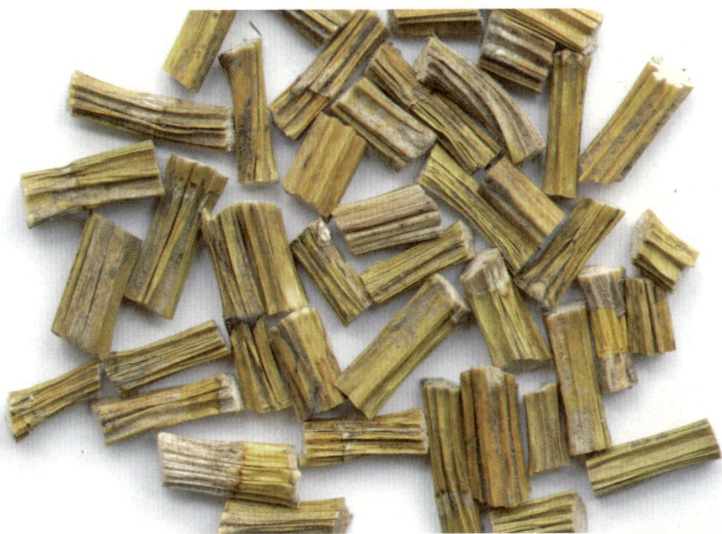

土单方精选

方一

组成　石斛 30 克。

制法　将石斛加适量水久煎取汁约 100 毫升，去渣，用粳米、冰糖同入砂锅内加水煮粥。

用法　稍温顿服，每天 2 次。

主治　胃痛。

方二

组成　石斛 15 克。

制法　将石斛洗净，水煎，取汁加大米 100 克煮粥，待熟时调入白糖适量，再煮一二沸即成。

用法　趁温服食，每天 1 剂。

主治　晒干综合征。

方三

组成　石斛 9 克。

制法　将石斛加玉竹 6 克水煎。

用法　分 2 次服，每天 1 剂，连服 3～5 天。

主治　胃热痛。

黄精

别　　名	鹿竹、菟竹、重楼、白及黄精、鸡头参、玉竹黄精。
来　　源	本品为百合科植物滇黄精、黄精或多花黄精。按形状不同，又分为"大黄精""鸡头黄精""姜形黄精"。
生境分布	生长于林下、灌丛或山坡阴处。主产于河北、内蒙古、陕西；滇黄精主产于云南、贵州、广西；多花黄精主产于贵州、湖南、云南等地。
采收加工	春、秋二季采挖，洗净，置沸水中略烫或蒸至透心，晒干，切厚片用。
性味归经	味甘，性平。归脾、肺、肾经。
功效主治	补气养阴，健脾，润肺，益肾。主治脾胃气虚、体倦乏力、胃阴不足、口干食少、肺虚燥咳、劳嗽咳血、精血不足、腰膝酸软、须发早白、内热消渴、白细胞减少症、房颤、神经衰弱、佝偻病。
使用注意	本品滋腻，易助湿滞气。凡脾虚有湿、咳嗽痰多、中寒便溏及痞满气滞者不宜服。

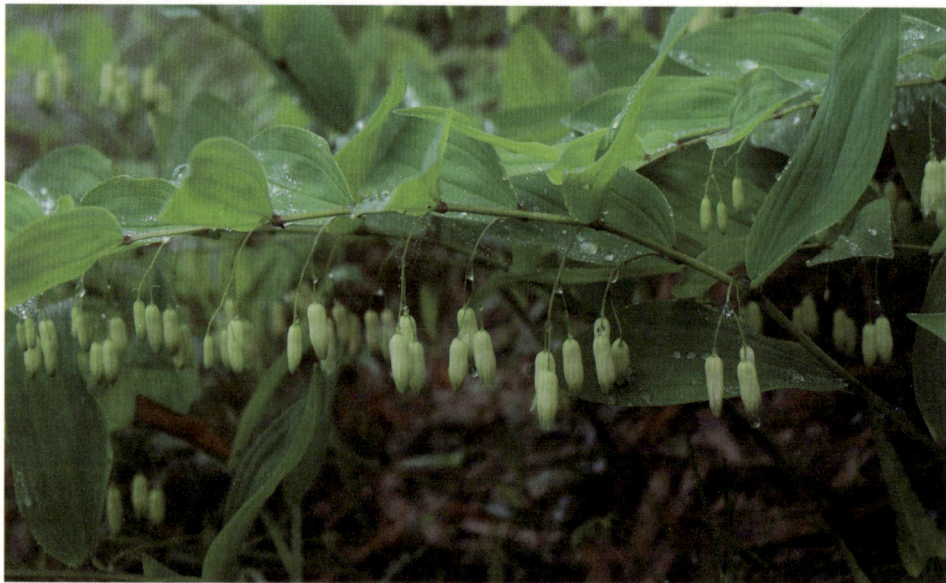

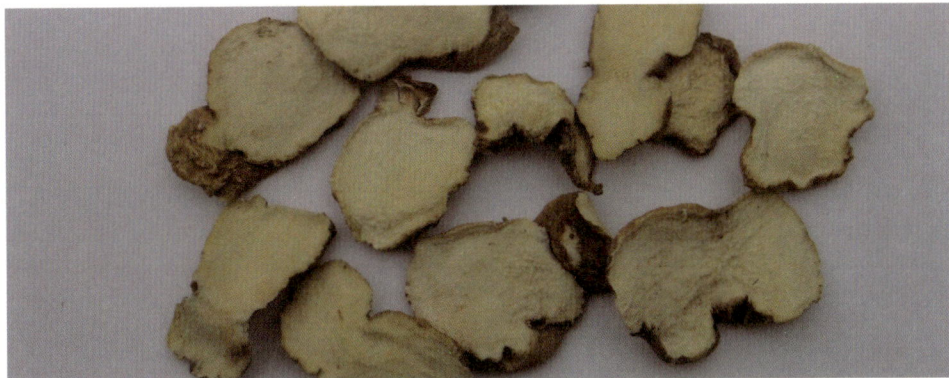

土单方精选

方一

组成 黄精适量。

制法 将黄精洗净加水煎熬去渣，再兑以糖浆配成 100% 的溶液，相当于每毫升溶液中含 1 克黄精。

用法 每次服 10 毫升，每天 3 次，4 周为 1 个疗程。

主治 白细胞减少症。

方二

组成 黄精 30 克。

制法 水煎。

用法 每天 2 次，每天 1 剂，15 天为 1 个疗程。

主治 房颤。

方三

组成 黄精适量。

制法 将黄精洗净蒸熟。

用法 嚼碎服下，每次 3 ~ 5 克，每天 1 ~ 2 次。

主治 神经衰弱。

方四

组成 黄精 50 克。

制法 将黄精泡发透后，用铝锅煮至烂熟液干，放入蜂蜜 100 克煮沸调匀。

用法 每天服 1 汤匙。

主治 佝偻病。

枸杞子

别　　名	枸杞果、枸杞豆、山枸杞、西枸杞、枸杞红实。
来　　源	本品为茄科植物宁夏枸杞。
生境分布	生长于山坡、田野向阳晒干处。主产于宁夏、甘肃、新疆等地。
采收加工	夏、秋二季果实呈橙红色时采收，晾至皮皱后，再晒至外皮干硬，果肉柔软，生用。
性味归经	味甘，性平。归肝、肾经。
功效主治	滋补肝肾，益精明目。主治虚劳精亏、腰膝酸痛、眩晕耳鸣、阳痿遗精、内热消渴、血虚萎黄、目昏不明、肥胖症、肾虚火旺型牙龈出血、慢性萎缩性胃炎。
使用注意	外有表邪，内有实热，脾胃湿盛肠滑者忌用。

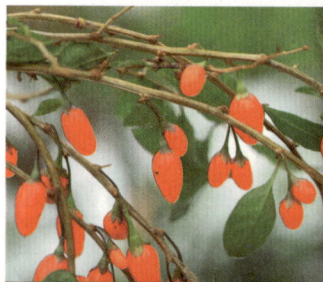

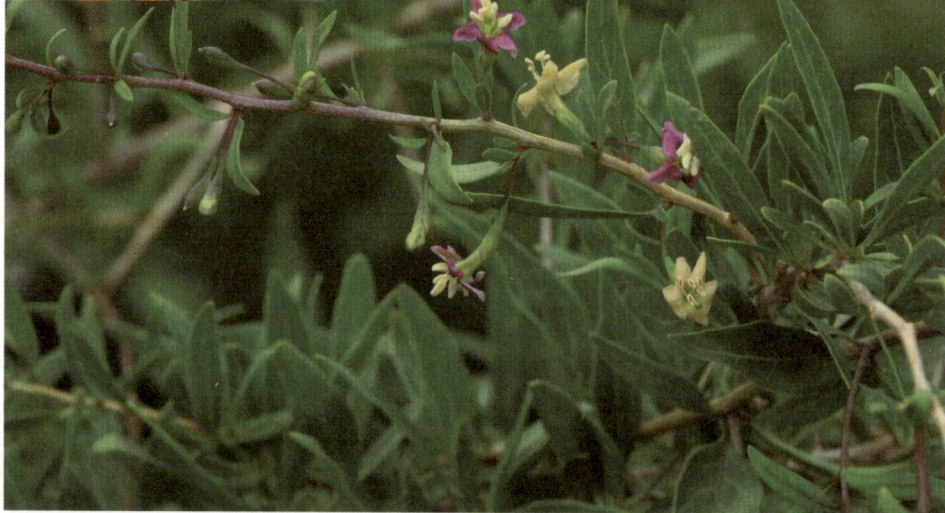

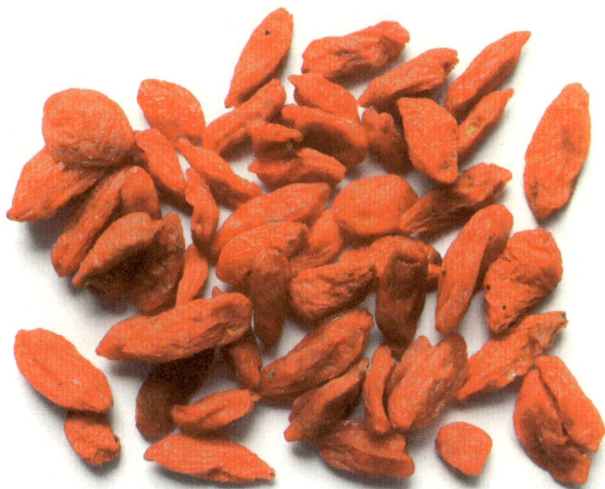

土单方精选

方一

组成	枸杞子适量。
制法	将枸杞子烘干粉碎分装。
用法	分 2 次于空腹时嚼服，每天 20 克，2 个月为 1 个疗程。
主治	慢性萎缩性胃炎。

方二

组成	枸杞子 30 克。
制法	水煎。
用法	早、晚各 1 次，每天水冲代茶饮，1 个月为 1 个疗程。
主治	肥胖症。

方三

组成	枸杞子适量。
制法	将枸杞子洗净备用。
用法	嚼食，每天 12 ~ 15 克，连食 1 个月。
主治	阳痿。

方四

组成	枸杞子 9 ~ 12 克。
制法	水煎。
用法	分 2 次服，每天 1 剂，二煎加水复渣取汤漱口。
主治	肾虚火旺型牙龈出血。

五味子

别　　名	会及、玄及、乌梅子、山花椒、软枣子。
来　　源	本品为木兰科植物五味子。习称"北五味子"。
生境分布	生长于半阴阴湿的山沟、灌丛中。主产于辽宁、黑龙江、吉林，河北也产。
采收加工	秋季果实成熟时采取。晒干。生用或经醋、蜜拌蒸晒干用。
性味归经	味酸、甘，性温。归肺、心、肾经。
功效主治	收敛固涩，益气生津，补肾宁心。主治久咳虚喘、梦遗滑精、遗尿尿频、久泻不止、自汗盗汗、津伤口渴、内热消渴、心悸失眠、健忘、心悸、丙氨酸氨基转移酶升高。
使用注意	凡表邪未解，内有实热，咳嗽初起，麻疹初期，均不宜用。

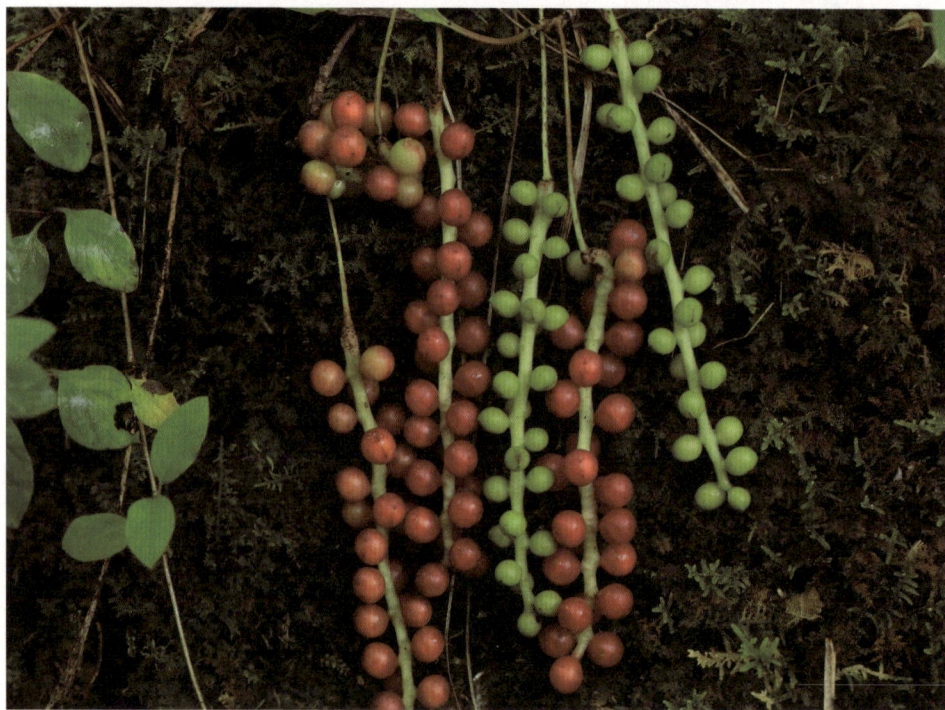

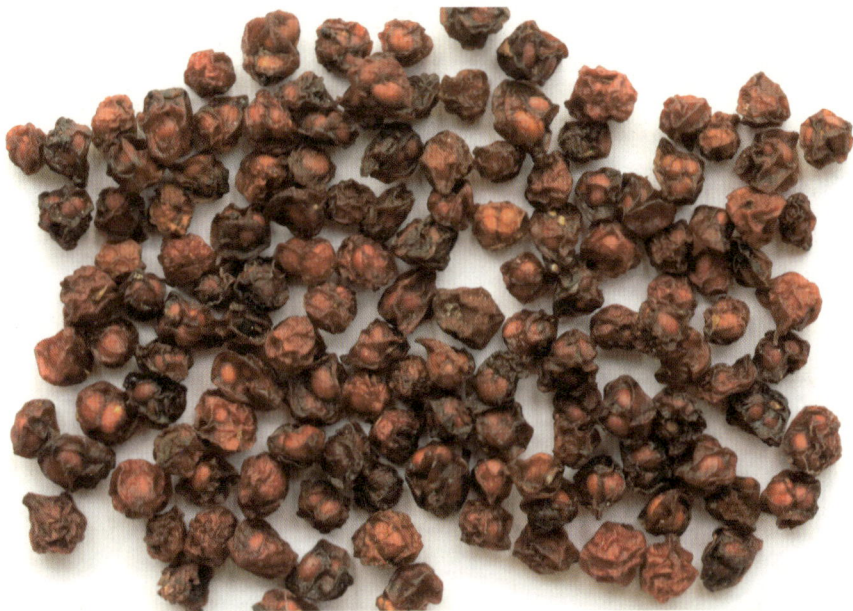

土单方精选

方一

组成 五味子 125 克。

制法 将五味子炒熟研末，浸入烧酒 400 毫升中，30 天后服用。

用法 每次 3 毫升，加入 7 毫升温开水服，每天 2 次。

主治 神经衰弱的失眠、健忘、心悸。

方二

组成 五味子适量。

制法 将五味子加工制成片剂。

用法 口服每天 3 次，每次 4 片。

主治 失眠、健忘、心悸、自汗、盗汗，以及肝炎转氨酶过高。

方三

组成 五味子 500 克。

制法 将五味子研为细末，蜂蜜 500 克，和适量蜂蜜做成丸子，每丸 10 克。

用法 温开水送服，每次 1 丸，每天 2 次。

主治 丙氨酸氨基转移酶升高。